◎ 主编 贾美云 宋科

基于护理程序的教学查房

——内科篇

郑州大学出版社

图书在版编目(CIP)数据

基于护理程序的教学查房.内科篇／贾美云，宋科
主编. -- 郑州：郑州大学出版社，2025.6. -- ISBN
978-7-5773-1136-4

Ⅰ.R47

中国国家版本馆 CIP 数据核字第 2025PJ3129 号

基于护理程序的教学查房：内科篇
JIYU HULI CHENGXU DE JIAOXUE CHAFANG：NEIKE PIAN

策划编辑	薛　晗		封面设计	陈　青
责任编辑	薛　晗		版式设计	陈　青
责任校对	何鹏彬		责任监制	朱亚君

出版发行	郑州大学出版社		地　址	河南省郑州市高新技术开发区
经　销	全国新华书店			长椿路 11 号(450001)
发行电话	0371-66966070		网　址	http://www.zzup.cn
印　刷	新乡市豫北印务有限公司			
开　本	710 mm×1 010 mm　1／16			
本册印张	15.5		本册字数	264 千字
版　次	2025 年 6 月第 1 版		印　次	2025 年 6 月第 1 次印刷

书　号	ISBN 978-7-5773-1136-4	定　价	89.00 元(共两册)

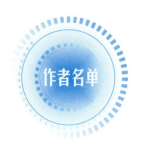

作者名单

主　审　郭　磊

主　编　贾美云　宋　科

副主编　（按姓氏笔画排序）

王文静　王红业　王俊英　刘文文　刘亚杰

刘珍英　许　慧　杜丽萍　李伟丽　何思思

张会聪　张保江　郑　珊　赵玉洁　赵金艳

侯晓丽　秦元梅　阎振华　阎　颖　鲁　杰

编　委　（按姓氏笔画排序）

马　蕊　王　芳　王　悦　王亚静　王雪艳

牛　哲　田　娅　司晓娜　邢晓裴　刘亚非

关宁笑　孙丹丹　苏珊珊　杨敬随　李明艳

李　凯　李香瑞　李瑞婧　谷培利　沈松颖

张　丽　张　峥　张姣娜　张晓娜　张慧培

陈　晨　陈　鹏　郑利萍　郑　蕾　宗淑君

赵　宁　荆　山　荆松宾　俞凤英　姜　芳

祖萌萌　高　波　郭淑霞　梅晓宇　常　娟

董慧君　敬　丽　韩慧娟　谢晓玉　薄　婧

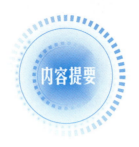

内容提要

　　本书系统地介绍了护理程序在临床护理教学查房中的应用,内容涵盖护理教学查房的概念、意义、标准化护理教学查房的设计、护理程序的应用以及临床常用教学查房模式;重点是通过在外科、内科、重症系统中护理教学查房实际案例的应用,详细地展示护理程序在教学查房中的应用方法及流程。本书适合各级医院护理教育者、临床带教老师以及实习护士阅读使用,可为教学医院开展临床护理教学工作提供参考和借鉴,也可为实习护士提升整体临床思维提供思路。

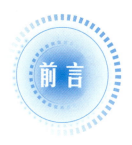

前言

护理,作为一门实践性极强的专业,要求学生们在掌握扎实理论知识的同时,还需具备将理论灵活运用于临床实践的能力。然而,在多年的临床护理教学中,我们观察到许多护理专业学生在进入临床实习后,往往面临着理论与实践难以有效结合的困惑。如何将常见病、多发病患者的临床表现、症状体征、护理评估、护理问题、护理措施等相关疑问如"剥洋葱"似地层层剖析,将之与教科书中的理论知识相呼应,是大家的关注重点。基于此,郑州人民医院护理团队将护理程序和临床护理教学查房紧密结合,探索了一种基于护理程序的标准化教学查房模式,并组织临床护理专家共同编撰了《基于护理程序的教学查房》一书。

全书从护理教学查房的理论基础、实施方法、实践技巧及注意事项等方面,结合代表性案例和问答式解析,以学生为主体,带教老师为引导全程示范。通过查房前明确目的与任务、选择患者并查阅相关资料,查房实施时组织师生出诊、全面了解患者情况、进行护理技术操作并开展讨论,查房后对学生的表现进行评价、指导、总结与反馈,为读者提供了护理教学查房的实际操作方法和技巧,并且针对查房过程中遇到的问题和困惑提出了有效的解决方案和建议。在案例分析中提出的临床思维能力、人文关怀精神、团队合作和患者参与等观点,为读者提供了更全面、深入的护理教学查房知识和经验。本书可作为护理专业学生、临床护理人员、护理管理者、护理教育者以及对护理知识感兴趣的其他人员的参考用书。

本书编写团队紧跟护理教学查房发展前沿,对护理临床实习护士教学管理不断深入研究,倾情奉献了自己的学识与经验,但我们的经验和水平有限,书中难免有纰漏和不足之处,恳请并欢迎广大读者批评指正,同时也诚恳地希望各位读者、专家提出宝贵意见,共同推动护理教学查房工作的不断发展和完善。

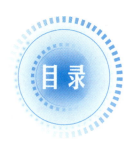

目 录

第一章
呼吸与危重症医学科护理教学查房

学生在本科室进行为期四周的学习。第一周完成入科宣教、明确教学计划,熟悉呼吸系统疾病的护理常规、常见的专科技能操作,了解常见药物的作用及不良反应。第二周针对各种呼吸系统急慢性疾病的护理要点进行带教指导,带教老师应了解各位学生对专科知识掌握情况、对教学查房的理解程度。

一、慢性阻塞性肺疾病患者护理教学查房

查房患者:张××,男,85 岁,住院号 8018507,诊断为慢性阻塞性肺疾病。

查房形式:PPT 汇报+现场查体+情景展示。

主持人:护士长。

参加人员:护理部主任、科护士长、护士长、责任护士、病区总带教、带教老师、实习同学等。

查房流程:

护士长:我们完成了第一、二周的教学任务,第三周确定对 26 床张××慢性阻塞性肺疾病患者进行教学查房,同学们在带教老师指导下查阅文献、拓展相关知识;学生通过护理评估,确定患者护理问题及预期目标;针对护理问题由学生主导、老师为辅实施了相应护理措施。

慢性阻塞性肺疾病(COPD),也称为慢阻肺,是一种影响全球数百万人的常见慢性疾病。根据 COLD 2024 指南,慢阻肺目前是全球三大死亡原因之一,全球有超过 2 亿人患有慢阻肺,全球每年约有 300 万人因慢阻肺死亡,占全球所有死亡人数的 6%。慢阻肺既可预防又可治疗,许多患者长年遭受疾病折磨,并因慢阻肺或其并发症而过早死亡。慢阻肺的发病率随年龄增加而增加,在慢阻肺患者中,合并症可出现在较早的年龄;

发病率也可能受到与吸烟、衰老和（或）慢阻肺相关慢性合并症的影响。面对如此复杂的慢性病，它都有哪些临床表现和护理要点，如何做好慢病管理和宣教，需要我们重点探讨和学习。下面由病区总带教王护士继续主持。

病区总带教王护士：本次护理查房选取我科最常见的疾病——慢性阻塞性肺疾病，希望通过本次查房同学们能够完成以下各项教学目标。

知识目标：掌握慢性阻塞性肺疾病的护理常规（重点）。

技能目标：①掌握指导患者有效咳嗽的方法；②掌握呼吸功能锻炼的方法（难点）。

素质目标：①提高护患沟通能力；②能够独立思考，提出合理的措施和建议。

病区总带教王护士：本次教学查房主要从以下6个方面进行。慢性阻塞性肺疾病相关知识回顾、病历汇报、现场查体、护理程序成果汇报、知识拓展、查房总结。首先进行第一部分，主要通过互动问答的形式对上周业务学习的内容进行回顾，我提出相关问题，由同学进行回答，大家踊跃发言。

◀ **（一）相关知识回顾**

问题：①引起慢阻肺的危险因素有哪些？②慢阻肺的临床表现有哪些？

实习生小关：老师，引起慢阻肺的危险因素有很多，吸烟是引起慢阻肺最重要的危险因素，长期接触二手烟也会增加罹患慢阻肺的风险；长期吸入污染空气，如烟雾、灰尘、化学气体等；长期接触粉尘、化学物质、工厂废气等有害物质；患有呼吸道疾病（支气管炎、哮喘）；免疫功能紊乱、气道高反应性、自主神经功能失调、年龄增大等机体因素和气候等环境因素均与慢阻肺的发生和发展有关。

实习生小余：结合上周的业务学习和该患者的症状，我来回答慢阻肺的临床表现。慢阻肺起病缓慢，病程较长，早期可没有自觉症状，反复急性发作而病情加重。慢阻肺的标志性症状有慢性咳嗽、咳痰、气短或呼吸困难、胸闷或喘息，晚期患者有体重下降、食欲减退。

病区总带教王护士：同学们的回答都很正确，也比较全面，相信对上次业务学习的相关内容都有了一定的掌握，接下来进入今天的第二部分，病历汇报。

(二)病历汇报

实习生小程:患者张××,26 床,男,85 岁。以"反复咳嗽、咳痰 30 年、加重伴发热 4 d"为主诉入院,患者入院后完成各项评估,自理能力轻度依赖,营养评估 2 分,跌倒评估 9 分(中风险),压力性损伤评估低风险,既往有高血压 10 余年,无食物、药物过敏史,吸烟史 70 余年。完善肺功能检查提示:中度阻塞性肺通气功能障碍,小气道功能减低;吸入万托林气雾剂 400 μg 20 min 后支气管舒张试验阴性,第一秒用力呼气量(FEV₁)绝对值增加 280 mL、改善 11%。胸部 CT 结果:双肺肺炎、肺气肿、肺大疱。诊疗经过:患者入院后完善相关检查,给予哌拉西林他唑巴坦抗感染,静脉应用甲泼尼龙、多索茶碱,联合雾化布地奈德、沙丁胺醇抗炎平喘、舒张气道,痰热清止咳化痰,布地格福吸入剂每日 2 次,低流量吸氧 2 L/min,每天规律肺康复锻炼(缩唇呼吸、腹式呼吸,每次 10 ~ 15 min,每日 2 ~ 3 次)。

为患者实施各种动态评估及实施各项护理措施时发现患者持续鼻导管吸氧 2 L/min,慢阻肺患者为什么给予低流量、低浓度持续给氧?

病区总带教王护士:吸氧是治疗慢阻肺最基本的手段,慢阻肺患者常伴有 CO_2 的潴留,呼吸中枢的化学感受器对 CO_2 反应性差,主要依赖低氧刺激呼吸中枢维持其通气,持续低流量吸氧(1 ~ 2 L/min),使氧分压维持在安全范围而不致引起呼吸抑制,因血氧升高太快,会减弱缺氧对呼吸中枢的反射性兴奋作用,导致通气量降低,出现 CO_2 潴留。

 (三)现场查体

病区总带教王护士:接下来进行床旁查体,由实习生小关和小程同学共同完成,请各位移步至患者床旁,查体主要从两个方面进行,包括常规查体与专科查体。

实习生小关:常规查体结果如下。患者神志清,精神饮食好,呼吸平稳,情绪稳定,生命体征平稳:体温 36.6 ℃,脉搏 89 次/min,呼吸 20 次/min,血压 145/89 mmHg,血氧饱和度 94%。口腔黏膜完整、无破损、无白色斑点,叩诊心脏相对浊音界正常;腹部平坦,无腹壁静脉曲张,无移动性浊音,肠鸣音正常,未见胃肠型及蠕动波;腹软,全腹无压痛、反跳痛及肌紧张;肝脾肋下未触及,墨菲征阴性;肝肾区无叩击痛;双下肢无水肿;大小便正常,视力听力减退,夜眠好。

实习生小程:专科查体结果如下。①视诊:肋间隙增宽,呈桶状胸;面色灰暗,口唇无发绀;以腹式呼吸为主,频率 20 次/min,双肺呼吸运动对称,呼吸节律规整。②触诊:双肺语音震颤一致,未触及胸膜摩擦音。③叩诊:双肺呈过清音,上界位于锁骨下 1 cm,下界在肩胛下角线第 10 肋间,呼吸移动度 4 cm。④听诊:双肺呼吸音低,可闻及细湿啰音。

◀ (四) 护理程序成果汇报

病区总带教王护士: 刚才完成了床旁查体及护理问题评估、护理措施落实情况,接下来进入今天查房汇报的第四部分。

前期带领同学们进行护理评估、列出护理诊断;提出护理目标,并针对性地对患者进行各项护理措施的落实。现在,大家结合患者目前病情、查体结果及护理评估,对该患者的整体护理过程按照护理程序逐个进行汇报。

实习生小尹:

护理诊断:"气体交换受损",与通气和换气功能障碍有关。

护理目标:维持正常的气体交换,SpO_2 维持在 92% 以上。

护理措施:持续低流量低浓度吸氧 2 L/min,改善缺氧状态,进而改善患者的胸闷、呼吸困难等症状,观察用氧效果,如胸闷症状有无缓解、血氧饱和度情况等。为患者制订个性化的呼吸功能锻炼计划,指导患者进行腹式呼吸、缩唇呼吸、吹气球等,以增强呼吸肌力量,督促其坚持锻炼。鼓励患者每日晨起及傍晚进行有氧运动,如散步、打太极拳,以提高心肺功能。让患者知晓吸烟是本病最主要的环境发病因素,协助其制订戒烟计划,并提供戒烟技巧及支持。为患者提供高热量、高蛋白、富含维生素饮食,鼓励少食多餐,避免过饱或过饥。

护理评价:通过与患者的交流,患者知晓戒烟的必要性及重要性,处于戒烟初期阶段;掌握呼吸功能锻炼的方法,在护理人员督促下按时进行腹式呼吸和缩唇呼吸锻炼;自诉无胸闷症状,SpO_2 维持在 93% ~ 95%。

实习生小方:

护理诊断:"清理呼吸道无效",与痰液黏稠、无效咳嗽有关。

护理目标:咳嗽症状减轻,呼吸道通畅。

护理措施:每日饮水 1 500 ~ 2 000 mL,每天进行压缩雾化吸入稀释痰液,促进痰液排出。指导患者正确的有效咳嗽、咳痰方法,每日 3 ~ 4 次。每日机械深度排痰 2 次使痰液松动,利于痰液的排出。遵医嘱应用止咳、化痰类药物,观察用药效果。每日观察咳嗽、咳痰情况,痰液的性状、颜色及量,以及咳痰是否通畅。

护理评价：通过与患者沟通交流，患者已掌握有效咳嗽的方法，咳嗽、咳痰症状较前减轻。我也掌握了压缩雾化吸入及叩背的方法、注意事项和禁忌证，在老师的指导下能够熟练进行操作。

实习生小王：

护理诊断："焦虑"，与健康状况的改变有关。

护理目标：患者焦虑症状减轻。

护理措施：与患者建立良好的护患关系，向患者和家属讲解慢阻肺的相关知识和康复要点，使患者了解该病的普遍性，消除患者的焦虑、恐惧感，对病情的正常表现有所认识。治疗期间，向患者讲解药物作用、治疗方案及预后，提高患者治疗的信心，消除患者的焦虑，使其积极配合治疗。鼓励患者家属、朋友多陪伴，让患者感受到温暖，给予支持，让患者依赖感有所寄托。

护理评价：再次与患者交流，患者能积极配合治疗，对疾病康复充满信心。

实习生小陈：

护理诊断："有跌倒的风险"，与高龄、视力听力减退有关。

护理目标：患者住院期间无跌倒事件发生。

护理措施：进行预防跌倒健康宣教，指导患者掌握"起床三部曲"。动态评估跌倒风险，病情变化及特殊用药时再次进行评估。有效巡视，关注地面是否湿滑。日常活动随时有人照顾，卧床时使用床档。合理用药，观察患者用药后的反应，避免同时口服多种药物。

护理评价：患者了解自身跌倒风险，起床时正确掌握起床"三部曲"，住院期间无跌倒事件发生。

 （五）知识拓展

1. 缩唇呼吸和腹式呼吸的演示

病区总带教王护士：感谢同学们的积极发言，通过今天的教学查房，我们了解到慢性阻塞性肺疾病（COPD）是以气道不可逆性阻塞为特征的疾病，也是我国老年人的多发病、常见病，大部分的中重度患者活动能力受到限制和影响。呼吸困难是慢性阻塞性肺疾病患者重要的症状之一，也是使其致残的主要因素，呼吸功能锻炼能帮助其改善通气、缓解病情，缩唇呼吸和腹式呼吸是 COPD 患者简单有效的康复治疗方法。下面由实习生小关进行演示。

实习生小关：

缩唇呼吸：取坐位、立位或卧位，调整呼吸，闭嘴经鼻吸气，然后通过缩唇（吹口哨样）缓慢呼气，同时收缩腹部。吸气与呼气时间比为 1∶2 或 1∶3。

腹式呼吸：取立位、平卧位或半卧位，两手分别放于前胸部和上腹部。用鼻缓慢吸气时，膈肌最大程度下降、腹肌松弛、腹部凸出、手感到腹部向上抬起。呼气时经口呼出，腹肌收缩、膈肌松弛、膈肌随腹腔内压增加而上抬，推动肺部气体排出，手感到腹部下降。

2. 思考问题

病区总带教王护士：感谢小关同学的演示，以上就是我们今天查房的全部内容，接下来有两道课后作业留给大家。①COPD 患者出院宣教的重点有哪些？②患者吸氧过程中我们应观察什么？

（六）查房总结

护士长总结：感谢各位带教老师和实习同学在本次教学查房中的努力和付出。本次查房采用以学生为中心的教学方式，学生提出问题、查找资料、寻求答案，激发了同学们极大的热情和兴趣，变被动为主动，培养了学生独立思考问题、分析问题、解决问题的能力。整个查房课堂气氛活跃，大家回答得非常好提醒同学们注意关注患者的动脉血气结果分析，查体时肺部听诊定位要准确，饮食指导应具体到食物。护理教学查房是学生们转换护士角色的重要教学形式，同时也是知识整合的过程，利于同学们把知识点整合成知识链，促进理论知识的转化，以达到很好完成教学目标的效果。希望同学们在今后的实习过程中，能够始终保持积极主动的学习态度，应用护理程序思维为患者提供更好的护理服务。

护理部宋主任总结：本次教学查房大家准备得很充分，病历选择也符合常见病、多发病的原则，通过这次查房同学们能将自己所学的理论知识和临床实践相结合，主动发现和解决问题，每个人的综合素质和专业技术能力都得到了提高。需要强调的是，护理工作不仅仅是为患者提供治疗和护理，更需要关注患者的心理和社会需求，提高共情和沟通能力，更好地为患者服务。谢谢！

◆ 参考文献 ◆

[1] 张继华,张丽琼,杨耀鹏,等.营养和心理干预联合肺康复训练操对慢阻肺患者的疗效[J].中华医学杂志,2020,100(2):110-115.

[2] 尤黎明,吴瑛.内科护理学[M].7版.北京:人民卫生出版社,2022.

[3] 梁振宇,王凤燕,陈子正,等.2023年GOLD慢性阻塞性肺疾病诊断、管理及预防全球策略更新要点解读[J].中国全科医学,2023,26(11):1287-1298.

[4] 吴延,王广玲,聂作婷,等.2022年版《世界指南:老年人跌倒的预防与管理》解读[J].中国全科医学,2023,26(10):1159-1163,1171.

二、睡眠呼吸暂停低通气综合征患者护理教学查房

查房患者:康××,男,61岁,住院号8170478,诊断为睡眠呼吸暂停低通气综合征。

查房形式:PPT汇报+现场查体+情景展示。

主持人:护士长。

参加人员:护理部主任、科护士长、护士长、责任护士、病区总带教、各带教老师、实习同学等。

查房流程:

护士长:我们完成了第一、二周教学任务,在第三周确定对3床康××睡眠呼吸暂停低通气综合征患者进行教学查房,大家在带教老师指导下查阅文献、拓展相关知识;学生通过护理评估,确定患者护理问题及预期目标;针对护理问题由学生主导、老师为辅实施了相应护理措施。

睡眠呼吸暂停低通气综合征(sleep apnea hypopnea syndrome,SAHS)以睡眠打鼾、呼吸暂停、白天嗜睡为主要症状,多由于睡眠期间,反复发生上呼吸道的狭窄或阻塞,通气不足,造成间歇性缺氧、睡眠结构紊乱,诱发高碳酸血症,而产生的一系列症状,严重时还可累及心脑血管,甚至造成多器官损害。该病常见于肥胖的中年人群体,随着人们生活水平提高、生活方式改变,患病人数不断攀升,对患者正常的生活、工作带来了极大的威胁,国内多家医院的流行病学调查资料显示,SAHS的患病率为3.5%~4.8%。男女比例为(2~4):1,女性绝经后患病率明显增高。老年人睡眠呼吸暂停

低通气综合征发生率增加。这是一种睡眠时，呼吸反复停顿为特征的睡眠障碍，作为一种慢性进展性疾病，如果得不到重视，会影响患者睡眠、降低血氧饱和度，进一步导致高血压、冠心病等，还可能导致焦虑、抑郁、痴呆等神经精神症状，严重者甚至会在深夜睡眠过程中发生猝死。因此，早诊早治至关重要。此外，正在生理发育期的儿童经常打鼾，很有可能发生面部轮廓的改变。经常打鼾的孩子可能变丑。面对如此高发的睡眠呼吸暂停低通气综合征，给予患者正确的护理措施尤其重要。今天我们主要通过3床患者康××的教学查房一起来讨论学习睡眠呼吸暂停低通气综合征的相关知识。下面由病区总带教高护士继续主持。

病区总带教高护士：这次查房选择的是科室的典型疾病——睡眠呼吸暂停低通气综合征，希望通过本次查房同学们能够完成以下各项教学目标。

知识目标：掌握睡眠呼吸暂停低通气综合征相关知识（重点）。

技能目标：掌握多导睡眠监测操作技术（难点）。

素质目标：①提高对患者的关注度，促进护患沟通。②建立临床护理思维。

病区总带教高护士：本次查房主要从以下6个方面进行。睡眠呼吸暂停低通气综合征相关知识回顾、病历汇报、现场查体、护理程序成果汇报、知识拓展、查房总结。首先进行第一部分，主要通过互动问答的形式对上周业务学习的内容进行回顾，我提出相关问题，由同学进行回答，大家踊跃发言。

◀ （一）相关知识回顾

问题：①睡眠呼吸暂停低通气综合征发生的高危因素有哪些？②睡眠呼吸暂停低通气综合征的临床表现有哪些？③睡眠呼吸暂停低通气综合征的辅助检查有哪些？

实习生小方：睡眠呼吸暂停低通气综合征发生的高危因素如下。第一是家族遗传，父母患有睡眠呼吸暂停低通气综合征，那么子女的患病风险也相对较高；第二是性别因素，男性患者明显多于女性；第三绝经期女性由于缺乏雌激素保护，所以也是睡眠呼吸暂停低通气综合征的高发人群；第四肥胖，颈围、腰围增加和睡眠呼吸暂停低通气综合征严重程度呈正相关；第五年龄，老年人的患病率比中年人高；还有长期饮酒、吸烟、甲状腺功能减退等,也都是睡眠呼吸暂停低通气综合征的高危因素。

实习生小李:通过临床观察结合教材知识对问题"睡眠呼吸暂停低通气综合征的临床表现"进行总结回答。睡眠呼吸暂停低通气综合征的临床症状主要包括夜间打鼾、鼻塞、浅睡眠和觉醒次数增多、夜尿增多及白天过度嗜睡。

实习生小高:确诊睡眠呼吸暂停低通气综合征的辅助检查有多导睡眠监测(polysomnography,PSG)和呼吸初筛试验。其中多导睡眠监测是诊断呼吸暂停的"金标准"。

病区总带教高护士:同学们的回答都很正确,也比较全面,相信对上次业务学习的相关内容都有了一定的掌握,接下来进入今天的第二部分,病历汇报。

(二)病历汇报

实习生小高:患者康××,3 床,男,61 岁。以"睡眠打鼾 10 年,加重伴憋气 1 个月"为主诉入院,患者约 10 年前无诱因出现睡眠时打鼾,影响睡眠质量,白天有乏力、记忆力减退等症状,1 个月前患者出现睡眠时打鼾加重,且睡眠时经常憋醒、呼吸困难,吸氧和口服中成药效果欠佳,来医院就诊。神志清,精神差,饮食可,大便正常,小便次数多,心理状况烦躁,入院后生命体征:体温 36.5 ℃,血压 158/101 mmHg,心率 65 次/min,无疼痛,自理能力无依赖,无压疮和跌倒风险。既往史:高血压,过敏性鼻炎。过敏史:无。

辅助检查阳性结果:16 层 CT 平扫示左肺上叶多发异常密度影、局部钙化灶,考虑感染性病变。多导睡眠监测报告提示呼吸暂停通气指数(AHI)61 次/h,夜间最低 SpO_2 73%。重度睡眠呼吸暂停低通气综合征。实验室检查阳性指标:血气分析结果示 PaO_2 78 mmHg,SpO_2 85%,总胆固醇5.49 mmol/L。主要诊疗护理经过:给予头孢曲松抗感染+热毒宁清热解毒,给予无创正压通气(NPPV)治疗,辅助给予中药泡脚+失眠穴位贴应用。患者目前神志清,精神可,呼吸平稳,情绪低落,睡眠时打鼾、张口呼吸,伴憋气、头闷胀感,血氧饱和度在85% ~93%波动,睡眠差。

在给予患者护理评估中,发现该患者睡眠呼吸暂停比较重,我应该如何做好患者病情观察和相关疾病健康指导?

病区总带教高护士:给予患者睡眠呼吸暂停低通气综合征(SAHS)相关知识的宣教,重视健康生活方式对 SAHS 的影响,纠正误区,不是鼾声越大,睡眠质量越好,SAHS 也是导致高血压的主要继发原因之一。调整患者睡眠姿势,告诫患者减少平卧位睡姿,以侧卧低枕的睡眠姿势为主。引入物理催眠的方式,以"三阴交"穴位按摩促眠的方式为主,大大减少了催眠药的使用。加强夜间巡视,同时加强血压血氧监测,及时修正夜间患者不正确的睡眠姿势。进行 NPPV 治疗,NPPV 能降低 SAHS 患者的上气道阻力,保持上气道持续开放,有效缓解上气道阻塞引起的打鼾、呼吸暂停及缺氧,最终使 SAHS 患者的 AHI 降低。

 （三）现场查体

病区总带教高护士:由实习同学小李和小方共同完成查体,请各位移步至患者床旁。

实习生小李:常规查体结果如下。患者神志清,精神差,饮食可,气促,偶感心悸,大便正常,小便增多,询问患者睡眠情况,患者自述入睡快,但每晚憋醒 3～4 次,醒后心慌、口干,白天精神萎靡。交谈之中,患者可出现歪头、打盹情况,通过交流发现患者因长期睡眠障碍产生焦虑、抑郁情绪,患者表现出对病情担忧、睡眠恐惧,情绪低落。测量生命体征:体温 36.4 ℃,心率 78 次/min,呼吸 22 次/min,血压 155/89 mmHg,指脉氧饱和度 93%。

实习生小方:专科查体结果如下。①患者身高 175 cm,体重 110 kg,BMI 35.9 kg/m^2,体态肥胖。观察患者颈部粗短,颈部和腋下皮肤发黑,下颌骨后缩,张口查看舌体肥大,扁桃体无红肿、肥大。②测量患者颈围 45 cm,腰围 110 cm。③呼吸功能:查看呼吸频率、节律及深度,听诊双肺部呼吸音清。

 （四）护理程序成果汇报

病区总带教高护士:刚才完成了床旁查体及护理问题评估、护理措施落实,前期带领同学们进行护理评估、列出护理诊断;提出护理目标,并针对性地对患者进行各项护理措施的落实。接下来进入今天查房汇报的第四部分,大家结合患者目前病情、查体结果及护理评估,对该患者的整体护理过程按照护理程序逐个进行汇报。

实习生小赵:

护理诊断:低氧血症。

护理目标:血氧饱和度大于 95%。

护理措施:床头抬高 30°～40°,严密观察患者生命体征变化。给予无创正压通气,根据患者主观感受和血气分析结果,调整吸氧浓度。

护理评价:患者现血氧饱和度93%。

实习生小李:

护理诊断:"气体交换受损",与睡眠时发生呼吸暂停、低通气有关。

护理目标:患者无呼吸困难或者较前减轻。

护理措施:指导并协助患者采用有效措施维持侧卧位睡眠,适当抬高床头。戒烟戒酒。制定个性化减肥方案,控制高热量、高脂肪饮食摄入,指导患者进行呼吸功能锻炼,如缩唇呼吸、腹式呼吸,鼓励适度有氧运动(如快走),循序渐进增强心肺功能。行无创正压通气治疗,改善氧合。减少危险因素例如避免服用镇静催眠药物。

护理评价:截至今日查房汇报时,患者呼吸平稳,呼吸困难得到改善。

实习生小张:

护理诊断:"睡眠形态紊乱",与夜间频繁呼吸暂停导致睡眠片段化增多有关。

护理目标:提高患者睡眠质量。

护理措施:指导患者睡前佩戴无创呼吸机,可避免睡眠片段化,增加深度睡眠。有计划地安排护理活动,尽量减少对患者的干扰。限制患者睡前饮水量,白天适当进行功能锻炼,减少白天睡眠时间。配合睡前中药泡脚,穴位贴敷失眠贴,促进睡眠。

护理评价:患者自述睡眠质量好转,无夜间憋醒的情况,晚上起夜次数也减少了,效果显著,精神好转。

实习生小高:

护理诊断:"焦虑",与病情担忧、睡眠恐惧,情绪低落有关。

护理目标:焦虑症状好转。

护理措施:给予心理疏导,分享成功案例增强信心。倾听患者,了解患者焦虑背后的原因,获取家属支持,提供医学相关知识,共同改善患者焦虑状态,增强患者战胜疾病的信心。

护理评价:患者目前可与护士愉快交流,对睡眠不再恐惧。

实习生小高:

护理诊断:"潜在并发症",猝死。

护理目标:纠正夜间缺氧,持续正压通气(CPAP)治疗,未发生相关并发症。

护理措施：针对患者窒息、猝死的风险，提醒患者睡前佩戴好无创呼吸机，安置好呼吸机管路，避免管路压迫弯折。向患者及家属讲解佩戴无创呼吸机的重要性和必要性；加强夜间巡视，要密切关注患者的呼吸频率、节律和深度，特别是在睡眠期间，当血氧饱和度下降时需要及时处理。

护理评价：患者夜间呼吸机佩戴良好，鼾声和呼吸暂停改善明显，无夜间缺氧情况发生。

实习生小方：

护理诊断："无创通气颜面部受压破损"，与佩戴呼吸机面罩有关。

护理目标：保护鼻面部皮肤，避免压力性损伤的发生。

护理措施：定期检查受压皮肤，特别是鼻梁、脸颊和下巴，如有发红、压痕或破损，及时采取措施。加强对患者佩戴面罩指导，避免头戴过紧。保持脸部清洁卫生。可以使用泡沫敷料或者凝胶垫覆盖受压部位，从而降低压疮风险。加强营养，保持皮肤健康。

护理评价：患者至今皮肤完好，未发生压力性损伤。

 （五）知识拓展

1.多导睡眠监测的工作原理讲解

病区总带教高护士：感谢同学们的汇报，睡眠呼吸暂停低通气综合征是一种很常见的睡眠障碍，但很多人却没有意识到自己有这种疾病。睡眠呼吸暂停低通气综合征会影响深度睡眠，研究发现睡眠效率越差，SAHS 患者罹患糖尿病的概率越高。目前大量的临床研究已证实 SAHS 是糖尿病发生的独立危险因素。SAHS 会导致身体缺氧，对健康的危害是很大的。睡眠呼吸暂停低通气综合征会带来一些危害的症状，及时发现、及时治疗与调理很重要。下面请实习生小张给大家分享一下多导睡眠监测的工作原理。

实习生小张：多导睡眠监测（PSG）是一种监测睡眠和醒觉机体多种生理活动的技术，在实际应用中，PSG 持续同步记录脑电图、眼电图、肌电图、心电图和呼吸活动（包括血氧饱和度和呼吸模式），以及其他生理和躯体活动（如鼾声、体位等相关指标），目前仍认为是诊断睡眠呼吸暂停低通气综合征的标准手段。监测主要由两部分组成：①分析睡眠结构、进程和监测异常脑电图。②监测睡眠呼吸功能，发现睡眠呼吸障碍并分析类型和严重程度。

2.思考问题

病区总带教高护士：同学们进行了查房汇报和演示，最后，课后作业留给大家,睡眠呼吸暂停低通气综合征患者常见并发症有哪些?

 (六)查房总结

护士长总结:本次查房,一是强化了对睡眠呼吸暂停低通气综合征多维度护理评估重要性认识,全面把握病情才能精准施护;二是梳理了从基础护理到专科护理一系列关键措施,尤其在改善通气、控制并发症、心理支持方面要协同发力;三是强调持续学习更新知识,关注前沿治疗护理进展,提供个体化护理方案,希望同学们将所学知识灵活应用于临床,为患者的优质睡眠保驾护航。

同学们整体汇报得都很好,部分学生在回答提问时表现出对理论知识掌握不够扎实,建议加强课前预习和课后复习,巩固基础知识。在查体的过程中,大家要切实做到以"患者为中心",注重保护患者隐私,接触完患者之后要做好手卫生,部分学生在与患者或家属沟通时显得紧张或不自信,影响了沟通效果。建议加强沟通技巧培训,包括语言表达、情绪管理等方面,提高学生的沟通能力。另外,护理程序是一个持续、动态的过程,在执行护理程序的同时,会出现新的护理问题,这时我们就需要重新评估及时修正新的护理计划。

护理部总结:这次的查房大家准备很充分,效果很好,实习护生能主动发现问题、解决问题,积极主动地和患者沟通、交流,患者对于我们的护理也非常满意。希望在今后的教学查房中,同学们能将理论结合临床,真正做到知其然知其所以然,谢谢!

◇　**参考文献**　◇

[1]张鹏,张华,李国燕,等.无创正压通气对单纯 OSA 患者 S100A12 水平的影响[J].重庆医学,2019,48(17):2967-2970.

[2]尤黎明,吴瑛.内科护理学[M].7 版.北京:人民卫生出版社,2022.

[3]郝芳,张丽红,陈少伯.强化物理干预对高血压合并阻塞性睡眠呼吸暂停的疗效[J].武警医学,2022,33(7):553-555,559.

[4]王晓,王蕾.阻塞性睡眠呼吸暂停综合征患者认知障碍的研究进展[J].中风与神经疾病杂志,2024,41(5):436-439.

第二章

心血管内科护理教学查房

在心血管内科学习四周时间。第一周完成了入科宣教、明确了教学计划,熟悉了心血管内科的护理常规、常见的专科技能操作。第二周进行了常见心血管内科急慢性疾病的护理带教指导,带教老师们了解了各位学生对专科知识掌握情况、对教学查房的理解程度。

一、不稳定型心绞痛患者护理教学查房

查房患者:李××,男,55 岁,住院号 815713,诊断为不稳定型心绞痛。

查房形式:PPT 汇报+现场查体+情景展示。

主持人:护士长。

参加人员:护理部主任、科护士长、护士长、责任护士、病区总带教、各带教老师、实习同学等。

查房流程:

护士长:我们完成了第一、二周教学任务,在第三周确定对 8 床李××不稳定型心绞痛患者进行教学查房,大家在带教老师指导下查阅文献、拓展相关知识;学生通过护理评估,确定患者护理问题及预期目标;针对护理问题由学生主导、老师为辅实施了相应护理措施。

病区总带教杨护士:这次查房我们选择的是科室常见疾病——不稳定型心绞痛,希望通过本次查房同学们能够完成以下各项教学目标。

知识目标:①掌握不稳定型心绞痛的临床表现(重点)。②熟悉不稳定型心绞痛和急性心肌梗死的区别(难点)。

技能目标:①掌握心电监护的使用方法。②外周静脉留置针的穿刺技术。

素质目标:①建立临床护理思维。②提高判断疾病危重程度的能力。③了解叙事护理,提高沟通能力。④保护患者隐私。

　　病区总带教杨护士:本次查房主要从以下6个方面进行。不稳定型心绞痛相关知识回顾、病历汇报、现场查体、护理程序成果汇报、知识拓展、查房总结。首先进行第一部分,主要通过互动问答的形式对上周业务学习的内容进行回顾,我提出相关问题,由同学进行回答,大家踊跃发言。

◀ (一)相关知识回顾

　　问题:①不稳定型心绞痛的临床表现有哪些? ②不稳定型心绞痛和急性心肌梗死的区别有哪些?

　　实习生小孙:老师,不稳定型心绞痛的临床表现主要如下。胸痛部位主要位于胸骨体后,可波及心前区,界限不清,可放射至左肩、左臂,表现为压迫、发闷或紧缩感,可有烧灼感,持续时间可达数10 min,在休息时也可发生,使用常规缓解心绞痛药物只能暂时或不能完全缓解症状。一般具有以下3个特征之一:静息痛或夜间发生心绞痛,通常持续20 min以上;新近发生的心绞痛(病程在1个月内)且程度严重;近期心绞痛逐渐加重(包括发作的频度、持续时间、严重程度)和疼痛放射到新的位置。

　　实习生小王:不稳定型心绞痛和急性心肌梗死的主要区别如下。①疼痛时间:不稳定型心绞痛持续时间比较短,一般不会超过30 min,大多数患者会持续几分钟或十几分钟,而心肌梗死疼痛的时间会较长,一般会持续30 min或者更长时间。②疼痛性质:不稳定型心绞痛一般疼痛区域相对来说比较小,常见于左胸后侧,一般表现为钝痛感。心肌梗死疼痛感比较强烈,出现胸闷或心前区濒死感,常会伴有大汗淋漓。③心电图检查:不稳定型心绞痛在做心电图检查时,可能出现正常心电图并且没有任何异常,也可能出现心肌缺血的症状,表现为ST段下移。心肌梗死的心电图可能表现为ST段抬高型或者ST段下移,表现为比较明显的异常情况。④心肌酶指标:不稳定型心绞痛发作的时候,心肌酶指标是正常的数值,如果是心肌梗死,出现心肌损伤时,心肌酶指标会升高。⑤治疗:不稳定型心绞痛一般使用扩张血管的药物进行治疗,通过纠正心肌供血不足改善症状。心肌梗死则需要进行手术治疗,缓解心肌缺血、缺氧的症状。

　　病区总带教杨护士:同学们的回答比较全面,接下来进入今天的第二部分,病历汇报。

(二)病历汇报

　　实习生小范:患者李××,8床,男,55岁。以"间断胸闷2年余,再发3 d"

为主诉入院。2 年前无明显原因出现胸闷，呈憋闷感，持续约数分钟后可逐渐缓解，未治疗，3 d 前无明显原因上述症状再发，共发作 2 次。2 h 前午休时突发心前区钝痛，放射至左肩部，含服硝酸甘油 15 min 后疼痛缓解。既往有高血压病史，无过敏史。自理能力轻度依赖，跌倒低风险。查体双肺呼吸音清，未闻及干、湿性啰音及胸膜摩擦音。心前区无异常隆起及凹陷，心尖搏动不能明视。心尖搏动于左侧第 5 肋间锁骨中线内 0.5 cm，未触及心前区震颤及心包摩擦感。心率 65 次/min，律齐，未闻及杂音及心包摩擦音。双下肢无水肿。入院后完善相关检查，心电图示窦性心律、正常范围心电图。心肌酶结果回示超敏肌钙蛋白 0.155 2 ng/mL。16 层 CT 平扫：胸主动脉及冠状动脉钙化灶。治疗上给予抗血小板聚集、调脂稳定斑块、逆转心肌重构、营养心肌、改善循环、活血化瘀等药物应用。目前患者自主体位休息，未再诉胸闷不适，生命体征平稳，低盐低脂饮食，睡眠及大小便正常，情绪稳定。

（三）现场查体

病区总带教杨护士：由实习同学小孙和小王共同完成查体，请各位移步至患者床旁。

实习生小孙：常规查体结果如下。体温 36.3 ℃，脉搏 65 次/min，呼吸 19 次/min，疼痛 0 分，血压 133/86 mmHg，身高 173 cm，体重 68 kg。神志清楚，精神饮食好，自主体位，言语流利，对答切题，正常步态，可配合查体。皮肤弹性良好，无水肿，无皮下出血点，无色素沉着，末梢血液循环好。双侧眼睑无水肿，鼻外形正常，唇红，口唇无畸形，颈软无抵抗，胸廓对称无畸形。

实习生小王：专科查体结果如下。双肺呼吸音清，未闻及干、湿啰音及胸膜摩擦音。心前区无异常隆起及凹陷，心尖搏动不能明视。心尖搏动于左侧第 5 肋间锁骨中线内 0.5 cm，未触及心前区震颤及心包摩擦感。听诊心脏相对浊音界无明显扩大。心率 65 次/min，律齐，未闻及杂音及心包摩擦音。无颈静脉怒张，肝脾肋下未触及，双下肢无水肿。

（四）护理程序成果汇报

病区总带教杨护士：刚才完成了床旁查体及护理问题评估、护理措施落实情况，接下来进入今天查房汇报的第四部分。

前期带领同学们进行护理评估、列出护理诊断；提出护理目标，并针对性地对患者进行各项护理措施的落实。现在，大家结合患者目前病情、查体结果及护理评估,对该患者的整体护理过程按照护理程序逐个进行汇报。

实习生小孙:

护理诊断:"疼痛",与心肌缺血缺氧有关。

护理目标:患者诉疼痛程度减轻或消失。

护理措施:①休息与活动。心绞痛发作时应立即停止正在进行的活动,就地休息。②心理护理。安慰患者,解除紧张不安情绪,以减少心肌耗氧量。③疼痛观察。评估患者疼痛的部位、性质、程度、持续时间,观察患者有无焦虑、出冷汗、恶心、呕吐等伴随症状。疼痛发作时测血压、心率,做心电图,为判断病情提供依据。④用药护理。心绞痛发作时给予舌下含服硝酸甘油(嚼碎后含服效果更好),用药后注意观察患者胸痛变化情况,如服药后3~5 min 仍不缓解可重复使用。对于心绞痛发作频繁者,可遵医嘱给予硝酸甘油静脉滴注,应使用微量泵控制滴速,以防低血压发生。部分患者用药后出现面部潮红、头部胀痛、头晕、心动过速、心悸等不适,应告知患者是由于药物所产生的血管扩张作用导致,以解除顾虑。应用他汀类药物时,应严密监测转氨酶及肌酸激酶等生化指标,及时发现药物可能引起的肝功能损害和疾病。采用强化降脂治疗时,应注意监测药物的安全性。⑤减少或避免诱因。疼痛缓解后,与患者一起分析引起心绞痛发作的诱因。保持排便通畅,切忌用力排便,以免诱发心绞痛;调节饮食,禁烟酒;保持心境平和,改变焦躁易怒、争强好胜的性格等。

护理评价:患者主诉疼痛症状消失。

实习生小范:

护理诊断:"潜在并发症",心律失常、休克、急性左心力衰竭、猝死。

护理目标:心律失常、休克、心力衰竭能被及时发现和处理,不发生猝死。

护理措施:①心电监护。及时发现心率及心律的变化,发现频发室性期前收缩,成对出现或呈非持续性室性心动过速,多源性或 R-on-T 现象的室性期前收缩及严重的房室传导阻滞时,应立即通知医生,遵医嘱使用利多卡因等药物,警惕心室颤动或心搏骤停、心脏性猝死的发生。②监测电解质和酸碱平衡状况,因电解质紊乱或酸碱平衡失调时更容易并发心律失常。③血压监测。动态观察患者有无血压下降,是否伴有烦躁不安、面色苍白、皮肤湿冷、脉细而快、大汗淋漓、少尿、神志迟钝,甚至晕厥。一旦发现患者有血压下降趋势应及时报告医生,遵医嘱给予相应处理。④心力衰竭的观察与护理：急性冠脉综合征（ACS）患者在起病最初几天，甚至在梗死演变期可发生心力衰竭，特别是急性左心力衰竭。应严密观察患者有无呼吸困难、咳嗽、咳痰、少尿、低血压、心率加快等，听诊肺部有无湿啰音。避免情绪激动、饱餐、用力排便等可加重心脏负担的因素。必要时做好有创血流动力学监测，一旦发生心力衰竭，则按心力衰竭进行护理。准备好急救药物和抢救设备如除颤仪、临时起搏器等，随时做好抢救准备。

护理评价：避免和纠正了诱发因素，心律失常、低血压、心力衰竭得到了及时发现和处理，未发生猝死。

实习生小孙：

护理诊断："活动耐力下降"，与心肌氧的供需失调有关。

护理目标：能主动参与制订活动计划并按要求进行活动。主诉活动耐力增强，活动后无不适反应。

护理措施：①评估活动受限程度。评估患者由于心绞痛发作而带来的活动受限程度。②制订活动计划。心绞痛发作时应立即停止活动，缓解期的患者一般不需要卧床休息。根据患者的活动能力制订合理的活动计划，鼓励患者参加适当的体力劳动和体育锻炼，最大活动量以不发生心绞痛症状为度，避免竞赛活动和屏气用力动作，避免精神过度紧张的工作和长时间工作。适当运动有利于侧支循环的建立，提高患者的活动耐力。③对于规律性发作的劳力性心绞痛，可进行预防用药，如在就餐、排便等活动前含服硝酸甘油。④观察与处理活动中不良反应。监测患者活动过程中有无胸痛、呼吸困难、脉搏增快等反应，出现异常情况应立即停止活动，并给予含服硝酸甘油、吸氧等处置。

护理评价：能叙述限制最大活动量的指征，参与制订并遵循活动计划，活动过程中无并发症，主诉活动耐力增强。

实习生小王：

护理诊断：焦虑。

护理目标：患者焦虑症状减轻，了解后续治疗，积极配合。

护理措施：①简要解释病情及治疗方案。医护人员简要解释不稳定型心绞痛的疾病特点与治疗配合要点，说明不良情绪会增加心肌耗氧量而不利于病情的控制。②环境介绍。向患者说明不稳定型心绞痛的良好诊疗条件和先进技术，告知患者其病情的任何变化都在医护人员的严密监护之下，患者可以安心休息，有不舒适及时告知医护人员即可。③心理支持。允许患者表达内心感受,给予目光交流、肢体接触、语言安慰等心理支持手段,鼓励患者战胜疾病的信心。医护人员工作应紧张有序,给患者信赖感,避免忙乱而带给患者不安全感。妥善安排探视时间,给予亲情抚慰。④减少干扰。将监护仪的报警声尽量调低,医护人员应轻声细语,以免影响患者休息,增加患者的心理负担。⑤烦躁不安者可肌内注射地西泮使患者镇静。

护理评价:患者焦虑症状较前缓解,能积极配合治疗和护理。

实习生小李:

护理诊断:有便秘的危险。

护理目标:能配合采取预防便秘的措施,不发生便秘。

护理措施:①评估排便情况。如排便的次数、性状及排便难易程度,平时有无习惯性便秘,是否服用通便药物。②指导患者采取通便措施。合理饮食,及时增加富含纤维素的食物如水果、蔬菜的摄入;糖尿病者每天清晨给予蜂蜜 20 mL 加温开水同饮;适当腹部按摩(按顺时针方向)以促进肠蠕动。一般在患者无腹泻的情况下常规应用缓泻药,以防止便秘时用力排便导致病情加重。床边使用坐便器比床上使用便盆更为舒适,可允许患者床边使用坐便器,排便时应提供隐蔽条件,如屏风遮挡。一旦出现排便困难,应告知医护人员,可使用开塞露或低压盐水灌肠。

护理评价:能配合采取预防便秘的措施,未发生便秘。

(五)知识拓展

1. 不稳定型心绞痛行冠状动脉介入治疗术后的护理

病区总带教杨护士:感谢同学们的汇报,不稳定型心绞痛的典型症状就是胸骨后压榨性疼痛,并且向左上臂(双上臂或右上臂少见)、颈或下颌放射,症状可为间歇性或持续性。其临床特点包括:长时间(>20 min)静息型心绞痛;新发(最近 1 个月发生的)心绞痛,表现为自发性心绞痛或劳力性心绞痛;过去稳定型心绞痛最近 1 个月内症状加重。血管开通时间越早,挽救的心肌越多,积极的治疗措施是起病 3～6 h(最多 12 h)内使闭塞的冠状动脉再通,心肌得到再灌注,因此冠状动脉介入治疗的术后护理也很重要,下面请实习生小范给大家普及一下冠状动脉介入治疗的术后护理。

实习生小范:妥善安置患者至病床,查看静脉输液、伤口、末梢循环状况等,了解患者术中情况,如病变血管情况、植入支架的个数、病变是否全部得到处理、术中有无异常、抗凝血药物用量等。对于复杂病变或基础疾病严重的患者行心电、血压监护至少 24 h。严密观察有无心律失常、心肌缺血、心肌梗死等急性期并发症。对血压不稳定者应每 15~30 min 测量 1 次，直至血压稳定后改为每 1 h 测量 1 次。即刻做 12 导联心电图，与术前对比，有症状时再复查。

2.不同穿刺部位的观察与护理

（1）经桡动脉穿刺：术后可立即拔除鞘管，对穿刺点局部压迫 4~6 h 后，可去除加压弹力绷带。目前国内开始使用专门的桡动脉压迫装置进行止血，有气囊充气式的，也有螺旋式的，使用此种止血方法时，保持腕部制动即可，痛苦相对较小。但是，桡动脉压迫装置具体的压迫时间、压迫力量、减压时间间隔、每次减压程度等尚未完全统一。一般术后使用压迫器压迫 2~4 h 后开始减压，气囊充气式压迫器每 2 h 缓慢抽气 1~2 mL，螺旋式压迫器每 2 h 旋转按钮放松一圈，注意边减压边观察，若发现渗血，及时适当还原压力，直至止血，必要时报告手术医生，给予重新压迫。经桡动脉穿刺者除急诊外，如无特殊病情变化，不强调严格卧床休息，但仍需注意病情观察。

（2）经股动脉穿刺：进行冠状动脉造影术后，可即刻拔除鞘管；接受经皮冠状动脉介入术（PCI）治疗的患者因在术中追加肝素，需在拔除鞘管之前常规监测活化部分凝血活酶时间（APTT），APTT 降低到正常值的 1.5~2.0 倍内，可拔除鞘管。常规压迫穿刺点 15~20 min 后，若穿刺点无活动性出血，可进行制动并加压包扎，1 kg 沙袋压迫 6 h，穿刺侧肢体限制屈曲活动 12~24 h 后拆除弹力绷带自由活动。

指导患者合理饮食，少食多餐，避免过饱；保持大便通畅；卧床期间加强生活护理，满足患者生活需要。

3.思考问题

病区总带教杨护士：今天查房同学们进行了汇报和演示，接下有两道课后作业留给大家。①如何区分稳定型心绞痛和不稳定型心绞痛？②不稳定型心绞痛冠状动脉治疗术后并发症有哪些？

◀（六）查房总结

护士长总结：本次查房，围绕不稳定型心绞痛护理展开教学查房，模式采用以学生为中心的教学方式，学生提出问题、查找资料、寻求答案，激发了护生极大的热情和兴趣，变被动为主动，培养了学生独立思考问题、分析问题、解决问题的能力，同学们汇报的都很好，在整个查房过程中的付出都是值得肯定的。整个查房课堂气氛活跃,需要大家注意的一点是:护理程序是一个持续、动态的过程,在执行护理程序的同时,会出现新的护理问题,这时我们就需要重新评估及时修正新的护理计划。

护理部总结:这次的查房大家准备很充分,效果很好,实习护生能主动发现问题、解决问题,积极主动地和患者沟通、交流,患者对于我们的护理也非常满意。希望在今后的教学查房中能积极创新,同学们真正地将所学知识学以致用,谢谢!

◇　参考文献　◇

[1]杨玉英.心脏康复护理对心肌梗死介入治疗后患者焦虑自评量表与抑郁自评量表评分的影响[J].山西医药杂志,2020,49(12):1604-1606.

[2]张京.综合护理对老年冠心病患者心律失常生活质量的影响评价[J].中国药物与临床,2021,21(3):520-522.

[3]孙萍,张宁,张林林等.健康教育联合心脏康复在不稳定型心绞痛患者中的应用[J].齐鲁护理杂志,2022,29(2):123-125.

二、心力衰竭患者护理教学查房

查房患者:裴××,女,65岁,住院号8167501,诊断为心力衰竭。

查房形式:PPT汇报+现场查体+情景展示。

主持人:护士长。

参加人员:护理部主任、科护士长、护士长、责任护士、病区总带教、各带教老师、实习同学等。

查房流程:

护士长:我们完成了第一、二周教学任务,在第三周确定对10床心力衰竭患者进行教学查房,大家在带教老师指导下查阅文献、拓展相关知识;学生通过护理评估,确定患者护理问题及预期目标;针对护理问题由学生主导、老师为辅实施了相应护理措施。

病区总带教杨护士:这次查房我们选择的是科室常见疾病——心力衰竭,希望通过本次查房同学们能够完成以下各项教学目标。

知识目标:①掌握心力衰竭的临床表现(重点)。②掌握心力衰竭的临床护理(难点)。

技能目标：①心力衰竭患者水肿程度判别。②动脉血气分析采集方法。

素质目标：①建立临床护理思维。②尊重并关爱心力衰竭患者心理情况。③了解叙事护理，提高沟通能力。④保护患者隐私。

病区总带教杨护士：本次查房主要从以下6个方面进行。心力衰竭相关知识回顾、病历汇报、现场查体、护理程序成果汇报、知识拓展、查房总结。首先进行第一部分，主要通过互动问答的形式对上周业务学习的内容进行回顾，我提出相关问题，由同学进行回答，大家踊跃发言。

（一）相关知识回顾

问题：①心力衰竭发生的诱因有哪些？②心力衰竭的临床表现有哪些？③确诊心力衰竭的辅助检查有哪些？

实习生小王：老师，呼吸道感染是最常见、最重要的诱因，其次是心房颤动，过度的体力消耗或情绪激动也会诱发，如剧烈运动、妊娠后期及分娩过程、暴怒等。

实习生小陈：心力衰竭又分为左心力衰竭和右心力衰竭，其中左心力衰竭主要以肺循环淤血为主要表现，表现有劳力性呼吸困难、夜间阵发性呼吸困难或端坐呼吸，严重的可有咳嗽、咳痰和咯血；右心力衰竭以体循环淤血为主要表现，最常见的症状是消化道症状，如胃肠道及肝淤血引起腹胀、食欲减退、恶心、呕吐等。会出现对称性、下垂性、凹陷性水肿，颈静脉怒张、肝颈静脉回流征阳性更具有特征性。

实习生小陈：确诊心力衰竭需要做哪些实验室的检查，首先是血液检查，BNP和氨基末端脑钠肽前体（NT-porBNP）是心力衰竭诊断、患者管理、临床事件风险评估中的重要指标。未经治疗的患者若BNP或NT-porBNP水平正常可基本排除心力衰竭诊断，已接受治疗者BNP或NT-porBNP水平高则提示预后差。此外，胸部X射线检查为诊断心影大小及外形提供重要依据；其他辅助检查有超声心动图检查、放射性核素检查、心脏MRI检查、心肺运动试验、有创性血流动力学检查等。

病区总带教杨护士：同学们的回答比较全面，接下来进入今天的第二部分，病历汇报。

（二）病历汇报

实习生小陈：患者裴××，10床，女，65岁。以"间断胸闷伴双下肢水肿

7 年余,再发 10 余天"为主诉入院。7 年余前活动时出现胸闷,伴双下肢水肿,伴乏力,无胸痛、无恶心、呕吐、发热、咳嗽、咳痰,休息后数分钟胸闷逐渐缓解,后活动时间断发作上述症状,性质、持续时间及缓解方式同前,至当地医院就诊,诊断为"心力衰竭",规律服用呋塞米片、螺内酯片等药物治疗,偶发上述症状,性质、持续时间及缓解方式同前。10 余天前活动时再发胸闷,伴双下肢水肿,伴气短、乏力。既往史:17 年前因"室间隔缺损"于外院行"室间隔修补术",术后恢复可;无过敏史。自理能力轻度依赖,跌倒低风险。查体双肺布满湿啰音。心前区无异常隆起及凹陷,心尖搏动不能明视。心尖搏动于左侧第 5 肋间锁骨中线内 0.5 cm,未触及心前区震颤及心包摩擦感。心率 103 次/min,脉搏 96 次/min,律不齐,未闻及杂音及心包摩擦音。双下肢中度水肿。入院后完善相关检查,心电图提示:①心房颤动伴心室率过快。②部分导联 ST 段压低。血结果回示:NT-por BNP 2 365 pg/ mL,D-二聚体 1 060 μg/L。血气分析结果:PO_2 70 mmHg。患者端坐位,呼吸促,口唇发绀。医嘱:一级护理,低盐低脂饮食。心电监护显示:心房颤动,心室率 103 次/min,SpO_2 92%,持续鼻导管吸氧 5 L/min,治疗上给予强心、利尿、扩血管类药物应用,现持续硝普钠微量泵泵入,诉胸闷较前缓解,双下肢水肿较前减轻,目前患者半卧位休息,睡眠及大小便正常,饮食欠佳,心理状况良好。

（三）现场查体

病区总带教杨护士:由实习同学小赵和小李共同完成查体,请各位移步至患者床旁。

实习生小赵:常规查体结果如下。体温 36.4 ℃,心率 103 次/min,脉搏 96 次/min,呼吸 18 次/min,疼痛 0 分,血压 134/88 mmHg,SpO_2 97%,身高 165 cm,体重 58 kg。神志清楚,精神饮食可,自主体位,言语流利,对答切题,半卧位休息,查体合作。皮肤弹性良好,双下肢水肿,无皮疹,无皮下结节,无皮下出血点,无溃疡,无瘢痕,末梢血液循环差。双侧眼睑无水肿,鼻外形正常,唇红,口唇无畸形,颈软无抵抗,胸廓对称无畸形。

实习生小李:专科查体结果如下。①心脏视诊:心前区无异常隆起或凹陷,心尖搏动不能明视。触诊:心尖搏动位于第 5 肋间左锁中线外 0.5 cm。未及震颤,未及心包摩擦感。听诊:该患者患有心房颤动,听诊该患者心率由我和赵同学共同进行,我使用听诊器听心率,赵同学测脉搏,由我发出开始和结束的口令,计时 1 min,测得心率 103 次/min,脉搏 96 次/min,律绝对不齐,第一心音强弱不等,心率大于脉率,未闻及杂音,未闻及心包摩擦音。②双肺听诊:肺底部湿啰音。③颈静脉搏动增强、充盈,右肋下肝胆未触及。④双下肢踝部以下指压凹陷性水肿。

(四)护理程序成果汇报

病区总带教杨护士:刚才完成了床旁查体及护理问题评估、护理措施落实情况,接下来进入今天查房汇报的第四部分。

前期带领同学们进行护理评估、列出护理诊断;提出护理目标,并针对性地对患者进行各项护理措施的落实。现在,大家结合患者目前病情、查体结果及护理评估,对该患者的整体护理过程按照护理程序逐个进行汇报。

实习生小王:

护理诊断:"气体交换受损",与左心力衰竭致肺循环淤血有关。

护理目标:患者呼吸困难明显改善,发绀消失,肺部啰音减少或消失,动脉血气分析指标恢复正常。

护理措施:①体位与休息。患者有明显呼吸困难时应卧床休息,以减轻心脏负荷,利于心功能恢复。劳力性呼吸困难者,应减少活动量,以不引起症状为宜。夜间阵发性呼吸困难者,应给予高枕卧位或半卧位,加强夜间巡视。端坐呼吸者,可使用床上小桌,让患者扶桌休息。②保持病室安静、整洁,利于患者休息,适当开窗通风,每次 15～20 min,但注意不要让风直接对着患者。③患者应衣着宽松,盖被轻软,以减轻憋闷感。④氧疗:对于有低氧血症者,纠正缺氧对保护心脏功能、减少缺氧性器官功能损害有重要意义。氧疗方法包括鼻导管吸氧、面罩吸氧、无创正压通气吸氧等,应根据患者血氧饱和度及动脉血气分析结果进行选择。

护理评价:患者平卧位时呼吸平稳,呼吸困难症状明显改善,能进行日常体力劳动。

实习生小陈:

护理诊断:"体液过多",与右心力衰竭导致体循环淤血、水钠潴留、低白蛋白血症有关。

护理目标:能叙述并执行低盐低脂饮食,水肿、腹水减轻或消失。皮肤完整,无压力性损伤。

护理措施:体位选择。伴胸腔积液或腹水者宜采取半卧位。下肢水肿者如无明显呼吸困难,可抬高下肢,以利于静脉回流,增加回心血量,从而增加肾血流量,提高肾小球滤过率,促进水钠排出。饮食护理:给予低盐、低脂、易消化饮食,少量多餐,伴低白蛋白血症者可静脉补充白蛋白。钠摄入量 2～3 g/d。告知患者及家属低盐饮食的重要性并督促执行。限制含钠量高的食品如腌或熏制品、香肠、罐头食品、海产品、苏打饼干等。注意烹饪技巧,可用糖、代糖、醋等调味品以增进食欲。控制液体入量:心力衰竭患者液体入量限制在 1.5～2.0 L/d,一般保持出入量负平衡 500 mL,有利于减轻症状和充血。尽量避免输注氯化钠溶液。使用利尿药的护理:遵医嘱正确使用利尿药,注意药物不良反应的观察和预防。袢利尿药和噻嗪类利尿药最主要的不良反应是低钾血症,从而诱发心律失常或洋地黄中毒,故应监测血钾。螺内酯的不良反应有嗜睡、运动失调、男性乳房发育、面部多毛等,肾功能不全者及高钾血症禁用。

护理评价:患者双下肢水肿消失,皮肤完整,无压力性损伤发生。

实习生小陈:

护理诊断:"活动耐力下降",与心排血量下降有关。

护理目标:能说出限制最大活动量的指征,遵循活动计划,主诉活动耐力增加。

护理措施:①制订活动计划。告知患者运动训练的治疗作用,鼓励患者体力活动(心力衰竭症状急性加重期或怀疑心肌炎的患者除外),督促其坚持动静结合,循序渐进增加活动量。可根据心功能分级安排活动量:Ⅳb 级患者卧床休息,日常生活由他人照顾。但长期卧床易致静脉血栓形成甚至肺栓塞,因此患者卧床期间应进行被动或主动运动,如四肢的屈伸运动、翻身、踝泵运动,每天温水泡脚,以促进血液循环;可选择呼吸肌训练(如缩唇呼吸、腹式呼吸、人工对抗阻力呼吸)、力量训练等;Ⅳa 级患者可下床站立或室内缓步行走,在协助下生活自理,以不引起症状加重为度,遵循卧床休息→床边活动→病室内活动→病室外活动→上下楼梯的活动步骤。Ⅲ级患者严格限制一般的体力活动,鼓励患者日常生活自理,每天下床行走;Ⅱ级患者适当限制体力活动,增加午睡时间,不影响轻体力劳动或家务劳动,鼓励运动康复;Ⅰ级患者不限制一般体力活动,鼓励参加体育锻炼,但应避免剧烈运动。稳定型心力衰竭患者可依据心肺运动试验结果制订个体化运动处方,6 min 步行试验也可以作为制订运动量的重要依据。②活动中监测:若患者活动中有呼吸困难、胸痛、心悸、头晕、疲劳、大汗、面色苍白、低血压等情况时应停止活动。如患者经休息后症状仍持续不缓解,应及时通知医生。运动治疗中需要进行心电监护的指征包括:LVEF<30%;安静或运动时出现室性心律失常;运动时收缩压降低;心脏性猝死、心肌梗死、心源性休克的幸存者等。

护理评价:疲乏、气急、虚弱感消失,活动时无不适感,活动耐力增加。

实习生小赵:

护理诊断:"有洋地黄中毒的危险",与高龄、肾功能减退等高危人群使用洋地黄有关。

护理目标:能叙述洋地黄中毒的表现,一旦发生中毒,得以及时发现和控制。

护理措施:①预防洋地黄中毒。洋地黄用量个体差异很大,老年人、心肌缺血缺氧、重度心力衰竭、低钾和低镁血症、肾功能减退等情况对洋地黄较敏感,使用时应严密观察患者用药后反应。与奎尼丁、胺碘酮、维拉帕米、阿司匹林等药物合用,可增加中毒机会,在给药前应了解是否使用了以上药物。必要时监测血清地高辛浓度。严格按时按医嘱给药,用毛花苷C或毒毛花苷K时务必稀释后缓慢(10～15 min)静脉注射,并同时监测心率、心律及心电图变化。②观察洋地黄中毒表现:洋地黄中毒最重要的反应是各类心律失常,最常见者为室性期前收缩,多呈二联律或三联律,其他如房性期前收缩、心房颤动、房室传导阻滞等,快速房性心律失常伴传导阻滞是洋地黄中毒的特征性表现。胃肠道反应如食欲减退、恶心、呕吐和神经系统症状如头痛、窒息、视物模糊、黄视、绿视等在用维持量法给药时已相对少见。③洋地黄中毒的处理:立即停用洋地黄;低血钾者可口服或静脉补钾,停用排钾利尿药;纠正心律失常。快速型心律失常可用利多卡因或苯妥英钠,一般禁用电复律,因易致心室颤动;有传导阻滞及缓慢型心律失常者可用阿托品静脉注射或安置临时心脏起搏器。

护理评价:未发生洋地黄中毒。

 (五)知识拓展

1.心功能分级与分期

病区总带教杨护士:感谢同学们的汇报,心力衰竭的症状和治疗护理要点大家都回答得很全面,下面有请实习生小李给大家讲解一下心功能分级与分期。心功能分级与分期,可以对患者的治疗提供诊疗依据。

实习生小李:心力衰竭的严重程度常采用美国纽约心脏协会的心功能分级方法。这种分级方案简便易行,临床应用最广,但其缺点是仅凭患者的主观感受进行评价,短时间内变化的可能性较大,且个体间的差异也较大。心功能分级内容见表2-1。

表2-1　心功能分级

心功能分级	依据及特点
Ⅰ级	患者患有心脏病,但日常活动量不受限制,一般活动不引起乏力、呼吸困难等心力衰竭症状。
Ⅱ级	体力活动轻度受限。休息时无自觉症状,但平时一般活动可出现上述症状,休息后很快缓解。
Ⅲ级	体力活动明显受限。休息时无症状,低于平时一般活动量时即可引起上述症状,休息较长时间后症状方可缓解。
Ⅳ级	不能从事任何体力活动,休息时亦有心力衰竭的症状,稍有体力活动后症状即加重。如无须静脉给药,可在室内或床边活动者为Ⅳa级,不能下床并需静脉给药支持者为Ⅳb级。

心力衰竭分期:由美国心力衰竭学会、欧洲心脏病学会心力衰竭协会、日本心力衰竭学会共同撰写的《心力衰竭的通用定义和分类》将心力衰竭分为四期,内容见表2-2。

表2-2　心力衰竭分期

心力衰竭分期	依据及特点
A期(心力衰竭风险期)	患者有心力衰竭风险但目前或既往无心力衰竭症状或体征,且没有心脏结构或生物标志物证据
B期(心力衰竭前期)	患者目前或既往无心力衰竭症状体征,但存在结构性心脏病或心功能异常或利钠肽水平升高的证据
C期(心力衰竭期)	患者目前或既往存在心脏结构和(或)功能异常引起的心力衰竭症状体征
D期(晚期心力衰竭)	患者休息时有严重心力衰竭症状或体征,尽管接受了指南指导的管理和治疗,但仍反复住院,需要接受高级治疗,如心脏移植、机械循环支持或姑息治疗

2.思考问题

病区总带教杨护士：今天查房同学们进行了汇报和演示，接下来有两道课后作业留给大家。①心力衰竭患者怎么准确记录患者出入液量？②心力衰竭患者服用强心类药物需要关注的事项有哪些？

◀ （六）查房总结

护士长总结：本次查房，围绕心力衰竭患者护理展开教学查房，模式采用以学生为中心的教学方式，学生提出问题、查找资料、寻求答案，激发了护生极大的热情和兴趣，变被动为主动，培养了学生独立思考问题、分析问题、解决问题的能力，同学们汇报的都很好，在整个查房过程中的付出都是值得肯定的。整个查房课堂气氛活跃，需要大家注意的一点是：护理程序是一个持续、动态的过程，在执行护理程序的同时，会出现新的护理问题，这时我们就需要重新评估及时修正新的护理计划。

护理部总结：这次的查房大家准备很充分，效果很好，实习护生能主动发现问题、解决问题，积极主动地和患者沟通、交流，患者对于我们的护理也非常满意。希望在今后的教学查房中同学们能积极创新，真正地将所学知识学以致用，谢谢！

◇ 参考文献 ◇

[1]薛亚男,史铁英,张秀杰,等.护理视角下解读《2021 ESC 急慢性心力衰竭诊断和治疗指南》[J].中国护理管理,2022,22(7):1089-1093.

[2]鲁涛,曹梦舒,韩扬卓,等.不同运动对心力衰竭病人身体功能及生活质量影响的 Meta 分析[J].护理研究,2022,36(10):1747-1756.

[3]郭艺芳.2022 年美国心力衰竭管理指南更新要点解读[J].中国全科医学,2022,25(17).2051-2054.

[4]韦晓静,邱小芩.以护士为主导的干预改善心力衰竭病人钠盐控制的研究现状[J].护理研究,2023,37(3):497-500.

[5]王思义,仇娟,王凯选,等.心力衰竭知识对慢性心力衰竭患者自我护理及照顾者自我护理贡献的交互影响[J].齐鲁护理杂志,2023,29(7):5-8.

三、急性心肌梗死患者护理教学查房

查房患者:李××,男,66岁,住院号8162042,诊断为急性心肌梗死。

查房形式:PPT汇报+现场查体+情景展示。

主持人:护士长。

参加人员:护理部主任、科护士长、护士长、责任护士、实习总带教、各带教老师、实习同学等。

查房流程:

护士长:在完成心血管内科前两周教学任务后,第三周确定以此患者开展教学查房。在带教老师指导下,学生们积极查阅文献、拓展知识,通过护理评估确定患者护理问题与预期目标,并主导实施护理措施。

根据2023年全国胸痛中心质控报告显示,河南省胸痛中心收治总人数为150 306例,其中急性心肌梗死为36 730例,河南省心肌梗死的发病率居全国首位。急性心肌梗死是心源性休克最常见的原因,全球注册研究显示急性心肌梗死合并心源性休克总体发生率为4%~12%,30 d死亡率高达40%~50%。面对死亡率如此之高的急性心肌梗死,了解疾病相关知识,给予患者正确的护理措施尤其重要,下面我们就进行5床心肌梗死患者教学查房。

病区总带教李护士:这次查房选择的是科室最常见的疾病——急性心肌梗死,希望通过本次查房同学们能够完成以下各项教学目标。

知识目标:①掌握急性心肌梗死介入手术后的护理常规(重点)。②熟悉急性心肌梗死介入手术后潜在并发症及其对应的护理措施(难点)。

技能目标:①了解心脏听诊的方法。②掌握手指操的宣教要点。

素质目标:①培养学生尊重并关爱急性心肌梗死患者的心理状况与能力。②提升学生保护患者隐私的意识。③了解叙事护理,提高沟通技巧。

病区总带教李护士:本次查房主要围绕急性心肌梗死相关知识回顾、病历汇报、现场查体、护理成果汇报、知识拓展以及查房总结6个方面展开。首先进行第一部分,主要通过互动问答的形式对上周业务学习的内容进行回顾,我提出相关问题,由同学进行回答。

（一）相关知识回顾

问题:①急性心肌梗死的诱因有哪些? ②急性心肌梗死的临床表现有哪些? ③确诊急性心肌梗死的临床辅助检查有哪些?

实习生小高:急性心肌梗死就是冠状动脉急性闭塞,粥样硬化形成血栓,粥样斑块溃破出血,侧支循环未充分建立,导致心肌缺血坏死。那么诱因一般有以下几种:晨起 6 时至 12 时交感神经活动增加,机体应激反应性增强,心肌收缩力、心率、血压增高,冠状动脉张力增高;在饱餐特别是进食多量脂肪后,血脂增高,血液黏稠度增高;重体力劳动、情绪过分激动、血压剧升或用力排大便时,导致左心室负荷明显加重;休克、脱水、出血、外科手术或严重心律失常,致心排血量骤降,冠状动脉灌注量锐减。

实习生小李:科室业务学习时老师讲过,急性心肌梗死的临床表现有很多,患者半数以上有先兆症状,数日前有乏力、胸部不适,活动时心悸、气急、烦躁、心绞痛等前驱症状,其中以新发生心绞痛或原有心绞痛加重最为突出,疼痛程度较重,范围较广,持续时间可长达数小时或数天,休息或含服硝酸甘油不缓解;全身症状有发热、心动过速、白细胞增高和红细胞沉降率增快等;疼痛剧烈时常伴有频繁的恶心、呕吐、上腹部不适;有 75% ~95% 的患者会发生心律失常,多发生在起病 1 ~2 d,以 24 h 内最多见;疼痛期也会出现血压下降,严重者会出现烦躁不安、面色苍白、皮肤湿冷、脉细而快的休克症状。

实习生小王:确诊急性心肌梗死的临床辅助检查有以下几种。①心电图:首次医疗接触后 10 min 内记录心电图,发现特异性的 ECG 改变。②实验室检查:心肌标志物肌钙蛋白和肌红蛋白的升高,血清酶学检查 CK-MB 的临床特异性和敏感性较高。③超声心动图:超声心动图有助于急性胸痛患者的鉴别诊断和危险分层,有胸痛而无特征性心电图变化时,超声心动图有助于除外主动脉夹层。最后就是明确冠状动脉病变的主要方法,用以指导治疗方案的确定,对适合直接 PCI 的患者,冠状动脉造影的时间越早越好。

病区总带教李护士:同学们的回答比较全面,说明大家都提前做了复习。接下来进入今天的第二部分,病历汇报。

（二）病历汇报

实习生小李:患者李××,男,66 岁,以"突发胸闷、胸痛 8 h"为主诉急诊入院。诊疗经过方面:入院 8 h 前自测血压 60/40 mmHg 左右,于当地医院急诊就诊,首次心电图未见明显异常,输液治疗(具体不详)后症状无缓解,2 h 后复查心电图提示"下壁 ST 段抬高",诊断"急性下壁心肌梗死",当地给予口服"阿司匹林 300 mg"后转至医院。入院后直接入导管室,口服"替格瑞洛 180 mg"并行急诊冠状动脉造影术,结果显示左主干(LM)正常,左前降支(LAD)未见狭窄,D1 开口 80% 局限性狭窄,左回旋支(LCX)中段在钝缘支(OM)分叉处闭塞,右冠状动脉(RCA)未见狭窄,开通 LCX 并植入支架 1 枚,术后点转入病房。患者既往有高血压史 5 余年,乙型肝炎病史 30 年,无药物过敏史。入院时护理评估各项指标正常,自理能力轻度依赖,跌倒中风险,皮肤、黏膜均完好无破损,手术穿刺处包扎固定好,无渗血,胸痛症状缓解,穿刺处疼痛评分 2 分,可耐受。患者自主体位,持续心电监护,密切观察急性期并发症,给予低盐、低脂、清淡、易消化饮食,术侧肢体使用支具,教会患者术后手指操练习以减轻水肿与疼痛。

术后诊疗经过:给予强化抗血小板聚集、调脂稳定斑块、营养心肌、改善循环、活血化瘀、保护胃黏膜、纠正心力衰竭等药物应用。遵医嘱定期复查心电图、实验室指标波动情况。

我在给予患者动态的各项护理评估和相应的护理措施实施过程中,有以下 2 点困惑:①急性心肌梗死行冠状动脉介入术后患者的活动量该怎么安排? ②手术穿刺处的护理要点是什么?

病区总带教李护士:对于以上问题我来给大家解读。

1. 急性心肌梗死患者急性期 12 h 卧床休息,若无并发症,24 h 内应鼓励患者在床上行肢体活动,若无低血压,第 3 天就可以在病房内走动;梗死后第 4~5 天,逐步增加活动直至每天 3 次步行 100~150 m。急性心肌梗死行急诊 PCI 术后患者早期下床活动安全、可行,并能够有效帮助患者恢复心脏泵血功能和机体运动功能。增加患者心血管储备能力,改善心功能。

2. 冠状动脉介入手术有不同的穿刺部位,经桡动脉穿刺者,对穿刺点局部压迫 4~6 h 后,可去除弹力绷带,告知患者在此过程中保持腕部制动。但桡动脉压迫装置具体的压迫时间、压迫力量、减压时间间隔、每次减压程度等尚未完全统一,减压后要密切观察穿刺点,如发现渗血,立即告知医生,及时适当还原压力,直至止血,沿桡动脉往近心端的动脉血管同样需要观察有无皮下出血及血肿。经股动脉穿刺接受 PCI 治疗的患者,因在术中追加肝素,需在拔除鞘管前常规监测活化部分凝血活酶时间(APTT),APTT 降低到正常值的 1.5~2.0 倍内,可拔除鞘管。常规压迫穿刺点 15~20 min 后,若穿刺点无活动性出血,可进行制动并加压包扎,穿刺侧肢体限制屈曲活动12～24 h后拆除弹力绷带,密切观察穿刺点出血情况及其穿刺周围有无皮下血肿。

(三)现场查体

病区总带教李护士:接下来由实习同学小贾和小王共同完成查体,请各位移步至患者床旁。

实习生小贾:围帘遮挡患者,常规查体结果如下。①测量患者生命体征:T 36.5 ℃,P 80 次/min,R 19 次/min,BP 120/80 mmHg。②一般情况:患者发育正常,营养良好,体型匀称,无特殊面容,神志清,精神可,情绪稳定,饮食、睡眠及大小便正常,关节无红肿,活动正常,肢体运动正常,双下肢无水肿。

实习生小王:专科查体结果如下。观察桡动脉穿刺点愈合良好,周围皮肤无红肿、无皮下血肿,术侧手臂无水肿。听诊心脏,依标准听诊顺序(二尖瓣区—肺动脉瓣区—主动脉瓣区—主动脉瓣第二听诊区—三尖瓣区)听诊心脏,二尖瓣区位于心尖搏动最强点即心尖区,肺动脉瓣区在胸骨左缘第2肋间,主动脉瓣区于胸骨右缘第2肋间,主动脉瓣第二听诊区位于胸骨左缘第3肋间,三尖瓣区在胸骨左缘第4、5肋间。听诊结果为患者心脏各瓣膜听诊区心音正常,未闻及杂音,未闻及心包摩擦音。同时再次进行床旁宣教手指操,术后30 min开始,每次3～5 min,非睡眠时间每1 h进行1次,直至绷带拆除,共六步,每步循环10～15次。

(四)护理成果汇报

病区总带教李护士:刚才完成了床旁查体及护理问题评估、护理措施落实情况,接下来进入今天查房汇报的第四部分。

前期带领同学们进行护理评估、列出护理诊断;提出护理目标,并针对性地对患者进行各项护理措施的落实。现在,大家结合患者目前病情、查体结果及护理评估,对该患者的整体护理过程按照护理程序逐个进行汇报。

实习生小高:

护理诊断:"胸闷胸痛",与心肌缺血性坏死有关。

护理目标:减轻或消除患者胸闷、胸痛症状。

护理实施:①休息。发病12 h内应绝对卧床休息,保持环境安静,限制探视,向患者及家属解释卧床休息和有效睡眠可降低心肌耗氧量和交感神经兴奋性,利于缓解疼痛,以取得配合。②饮食护理。起病 4～12 h 内给予流质饮食,逐步过渡到低饱和脂肪、低胆固醇清淡饮食,要求饱和脂肪占总热量 7% 以下,胆固醇<200 mg/d,提倡少量多餐。③氧疗护理。低氧血症（SpO_2<90% 或 PaO_2<60 mmHg）时给予氧疗。④镇痛治疗的护理。遵医嘱给予吗啡或哌替啶镇痛,密切观察有无呼吸抑制等不良反应;给予硝酸酯类药物时随时监测血压变化,维持收缩压在 100 mmHg 以上。

护理评价:患者术后遵医嘱应用硝酸酯类药物后,胸闷胸痛症状未再发作。

实习生小李:

护理诊断:"活动耐力下降",与心肌的氧供需失调有关。

护理目标:为患者制定个性化运动方案,促进康复。

护理实施:①评估康复训练的适应证。住院期间开始康复的指征包括过去 8 h 内没有新的或再发胸痛,肌钙蛋白水平无进一步升高;没有出现新的心力衰竭失代偿先兆（静息呼吸困难伴湿啰音）;过去 8 h 内没有新的明显的心律失常或心电图动态改变;静息心率 50～100 次/min;静息血压（90～150）/（60～100）mmHg;血氧饱和度>95%。②向患者解释合理运动的重要性:目前主张早期运动,实现早期康复。向患者说明活动耐力恢复是一个循序渐进的进程,既不能操之过急,过早或过度活动,也不能因担心病情而不能活动。急性期卧床休息可减轻心脏负荷,减少心肌耗氧量,缩小梗死范围,有利于心功能的恢复。③制定个性化运动处方:住院期间 4 步早期运动和日常生活指导计划。A 级:上午取仰卧位,双腿分别做直腿抬高运动,抬腿高度为 30°,双臂向头侧抬高深吸气,放下慢呼气,5 组/次;下午床旁坐位或站立 5 min。B 级:上午床旁站立 5 min;下午床旁行走 5 min。C 级:床旁行走 10 min,每天 2 次。D 级:病室内活动 10 min,每天 2 次。

护理评价:患者目前每日活动量都较前日增加,且未出现不能耐受的症状。

实习生小贾:

护理诊断:"焦虑",与担心疾病预后有关。

护理目标:减轻患者焦虑症状,使其积极配合治疗。

护理实施:做好心理护理,多和患者交流,及时了解患者需求,我和我的带教老师实施了各项措施,如多形式讲解冠状动脉介入诊疗的方法及优点,消除患者对手术的恐惧。讲解冠状动脉介入诊疗费用的医保政策,缓解患者经济顾虑。密切关注患者心理变化，选择适宜交流方式，判断心理诉求并及时解答，满足心理需求。向患者说明情绪变化对心率、血压及手术质量的影响。了解患者个性，针对性解答问题。患者心情紧张时，与主治大夫共同陪伴、聊天安抚，给予心理安全感，使其心情放松。做好家属沟通工作，鼓励家属陪伴患者，共同安抚患者心理。向患者介绍手术康复成功案例，消除心中顾虑，增加康复信心。

护理评价：患者焦虑心理症状较前缓解，对待疾病态度乐观，夜间睡眠质量改善，积极配合治疗。

实习生小王：

护理诊断："潜在并发症"，心力衰竭、心律失常、休克、出血的风险。

护理目标：预防术后患者出现心力衰竭、心律失常、休克、出血等症状。

护理实施：及时监测心率及心律变化，发现频发室性期前收缩，成对出现或呈非持续性室性心动过速，多源性或 R-on-T 现象的室性期前收缩及严重的房室传导阻滞时，立即通知医生，遵医嘱用药，警惕心室颤动或心搏骤停、心源性猝死的发生。同时监测电解质和酸碱平衡状况，因电解质紊乱或酸碱平衡失调易并发心律失常。动态观察患者血压变化，留意有无呼吸困难、咳嗽、咳痰、烦躁不安、面色苍白、皮肤湿冷、脉细而快、大汗淋漓、少尿、神志迟钝，甚至晕厥等症状，一旦发现立即报告医生。避免患者情绪激动、饱餐、用力排便等加重心脏负担的因素。准备好抢救药物和抢救设备，随时做好抢救设备。患者术后应用抗凝、抗血小板药物，每班观察患者有无出血倾向（皮肤、黏膜、牙龈、大小便颜色），嘱患者按压针眼至少 5 min，嘱患者勿剔牙、挖鼻孔、用软毛牙刷刷牙。

护理评价：患者术后恢复良好，未出现并发症，大小便颜色正常，皮肤黏膜无出血。

 （五）知识拓展

1. Allen 试验的演示

病区总带教李护士：感谢各位同学的汇报，今天我们大家共同学习了急性心肌梗死患者介入手术后的护理常规、并发症以及术后指导，也学习了急性心肌梗死疾病相关知识。因为小贾同学在平时工作中，经常见到主任在术前访视所有手术患者，会对患者的腕部进行触摸，小贾同学感到疑惑，于是咨询带教老师并查阅资料，学习了冠状动脉介入手术术前试验即 Allen 试验,下面由小贾给大家讲解一下以供拓展了解。

实习生小贾:Allen试验是一种用于检查手部血液供应情况的测试,主要用于评估桡动脉与尺动脉的通畅性,以及它们之间的吻合情况。方法:①双手同时按压桡动脉和尺动脉。②嘱患者反复用力握拳和张开手指5~7次至手掌变白。③松开对尺动脉的压迫,继续保持压迫桡动脉,观察手掌颜色变化。结果判定:若手掌颜色10 s内迅速变红或恢复正常,即Allen试验阴性,表明尺动脉和桡动脉存在良好的侧支循环;相反,若10 s内手掌颜色仍为苍白,即Allen试验阳性,这表明手掌侧支循环不良,禁从桡动脉进行介入手术。

2.思考问题

病区总带教李护士:今天查房同学们进行了汇报和演示,接下来有两道课后作业留给大家。①急性心肌梗死介入手术后患者的活动指导中要密切关注患者生命体征,那么在运动中患者的心率和血压波动在什么范围合适?②急性心肌梗死患者有再次梗死的可能,我们需要向患者宣教心肌梗死的诱发因素,那么诱发因素及出院回家后的长期家庭疾病指导有哪些?

(六)查房总结

护士长总结:本次查房,围绕急性心肌梗死介入术后护理展开教学查房,采用以学生为中心的教学模式,学生自主提出问题、查找资料并寻求答案,极大地激发了护生的热情和兴趣,有效培养了学生独立思考、分析和解决问题的能力。同学们在查房过程中表现出色,付出值得肯定。同时强调护理程序是持续、动态的,该患者后续可能出现新的护理问题,要求同学们积极发现问题,及时与带教老师或护士长沟通探讨,重新评估及时修正护理计划,制定护理措施,以促进患者疾病的痊愈。

护理部总结:此次教学查房中,实习护生能够运用所学理论知识主动发现并解决问题,学以致用。护理工作不仅要关注患者的治疗和护理,更要重视其心理和社会需求。这就需要护理人员不断学习和提升自身的护理技能与理论知识水平,以便更好地为患者服务。

◇ 参考文献 ◇

[1]葛均波,徐永健,王辰.内科学[M].9版.北京:人民卫生出版社,2018.

[2]张璇,张敏.改良手指操在改善经桡动脉行PCI术后患者术侧肢体症状

中的应用[J].齐鲁护理杂志,2020,26(7):23-25.

[3]齐素艳,李洁,刘玉恩,等.心理护理对冠脉介入诊疗的影响[J].河北医药,2020,42(21):3358-3360.

[4]谷雨擎,李庆印,武杰,等.急性心肌梗死患者经皮冠状动脉介入治疗后早期下床活动效果的系统评价[J].中华护理杂志,2020,55(10):1571-1577.

[5]尤黎明,吴瑛.内科护理学[M].7版.北京:人民卫生出版社,2022.

四、病毒性心肌炎患者护理教学查房

查房患者:胡××,女,38岁,住院号8110120,诊断为病毒性心肌炎。

查房形式:PPT汇报+现场查体+情景展示。

主持人:护士长。

参加人员:护理部主任、科护士长、护士长、责任护士、实习总带教、各带教老师、实习同学等。

查房流程:

护士长:在完成心血管内科前两周教学任务基础上,第三周选定该患者进行教学查房。实习生们在带教老师指导下,积极开展文献查阅与知识拓展,通过深入护理评估确定患者护理问题与预期目标,并主导实施相应护理措施。

心肌炎:是心肌的炎症性疾病。最常见的病因为病毒感染,细菌、真菌、螺旋体、立克次体、原虫、蠕虫等感染也可引起心肌炎。起病急缓不一,病程多呈自限性,但也可进展为扩张型心肌病,少数呈暴发性导致急性肾衰竭或猝死。了解疾病的相关知识,给予患者正确的护理措施尤其重要,下面我们就进行3床患者胡××的教学查房,由病区总带教李护士继续主持。

病区总带教李护士:病毒性心肌炎在现在临床中并不常见,但是由于患者普遍年轻,对预后的预期很高,希望通过此次查房大家能够完成以下各项教学目标。

知识目标:①掌握病毒性心肌炎护理常规(重点)。②了解病毒性心肌炎的并发症并尽早识别(难点)。

素质目标:①培养实习生关爱患者心理状况的意识,并能给予恰当帮助。②提升实习生叙事护理能力与沟通技巧。

病区总带教李护士:本次查房主要围绕病毒性心肌炎相关知识回顾、病历汇报、现场查体、护理程序成果汇报、知识拓展及查房总结这6个关键方面有序推进。首先进行第一部分,主要通过互动问答的形式对上周业务学习的内容进行回顾,我提出相关问题,由同学进行回答。

◀ (一)相关知识回顾

问题:①心肌炎的病因与发病机制有哪些? ②病毒性心肌炎的临床表现有哪些? ③病毒性心肌炎的确诊依据是什么?

实习生小郑:多种病毒均可能引起心肌炎,柯萨奇 B 组病毒、ECHO 病毒、脊髓灰质炎病毒为常见病毒,尤其是柯萨奇 B 组病毒最常见,占 30% ~ 50%。此外,流感病毒、风疹病毒、单纯疱疹病毒、肝炎病毒、人类免疫缺陷病毒(HIV)等也能引起心肌炎。病毒性心肌炎的发病机制包括:病毒直接作用,造成心肌损害;病毒介导的免疫损伤(主要是 T 淋巴细胞介导)。此外还有多种细胞因子和一氧化氮(NO)等介导的心肌损害和微血管损伤。这些变化均可损害心脏组织结构和功能。

实习生小王:病毒性心肌炎的临床表现如下。多数患者在发病前 1 ~ 3 周有病毒感染前驱症状,如发热、全身倦怠感和肌肉酸痛,或恶心、呕吐、腹泻等消化道症状。随后出现胸痛、心悸、胸闷、呼吸困难、水肿,甚至晕厥、猝死。临床诊断的病毒性心肌炎绝大部分以心律失常为主诉或首见症状就诊。

实习生小赵:病毒性心肌炎的辅助检查有很多,比如血液检查红细胞沉降率、C 反应蛋白、心肌损伤标志物、病毒检测、心电图检查、超声心动图检查等,但这些都不能作为诊断依据,想要确诊病毒性心肌炎,必须行心内膜心肌活检。

病区总带教李护士:同学们的回答都很全面,说明大家都提前做了准备,下面进入第二部分,病历汇报。

(二)病历汇报

实习生小王:患者胡××,女,38 岁,住院号 8110120。患者以"发热、心悸、胸闷不适 1 d"为主诉入院,于××××年××月××日平诊入院。无既往史、过敏史。入院时患者神志清楚,精神欠佳,诉心悸乏力,入院诊断病毒性心肌炎,护理查体:T 37.8 ℃,P 92 次/min,R 22 次/min,BP 112/74 mmHg。医嘱给予一级护理,低盐低脂饮食,未诉疼痛,自理能力无依赖,无压疮和跌倒风险。阳性体征:心电图示窦性心律,部分 ST-T 改变。血常规示 WBC $5.4×10^9$/L,心肌酶示乳酸脱氢酶(LDH) 662.1 U/L、肌酸激酶(CK) 276.5 U/L、CK-MB 125.6 U/L,血清学病毒检测为疱疹病毒感染。治疗上给予阿昔洛韦抗病毒,辅酶 Q10、磷酸肌酸钠等营养心肌药物,嘱患者卧床休息,减少活动。

我在给予患者动态的各项护理评估、相应的措施实施过程中,有个困惑:病毒性心肌炎卧床休息具体时间是多久?

病区总带教李护士:针对以上的困惑,我来给大家答疑,心肌炎急性期应限制体力活动,卧床休息 2~4 周,直至完全恢复,一般为起病后 6 个月。若出现心包炎、心绞痛及严重心律失常等情况,休息时间应根据病情或医嘱适当延长。下面进行现场查体环节。

(三)现场查体

病区总带教李护士:由实习同学小郑和小张共同完成查体操作。

实习生小郑:围帘遮挡患者,常规查体结果如下。测量患者生命体征 T 37 ℃,P 98 次/min,R 21 次/min,BP 121/76 mmHg,患者发育正常,营养状况良好,体型匀称,面容无特殊,神志清晰,精神尚可,情绪稳定,饮食、睡眠及大小便均正常。皮肤黏膜色泽正常,无黄染与发绀,皮肤弹性良好,四肢无畸形,关节无红肿,活动自如,双下肢无水肿。

实习生小张:专科查体结果如下。依标准听诊顺序(二尖瓣区—肺动脉瓣区—主动脉瓣区—主动脉瓣第二听诊区—三尖瓣区)仔细听诊心脏。二尖瓣区位于心尖搏动最强处即心尖区,肺动脉瓣区在胸骨左缘第 2 肋间,主动脉瓣区于胸骨右缘第 2 肋间,主动脉瓣第二听诊区位于胸骨左缘第 3 肋间,三尖瓣区在胸骨左缘第 4、5 肋间。听诊结果显示患者存在期前收缩,心率较快,但心脏各瓣膜听诊区心音正常,未闻及杂音与心包摩擦音。

(四)护理程序成果汇报

病区总带教李护士:刚才完成了床旁查体,接下来进入今天查房汇报的第四部分。

前期带领同学们进行护理评估、列出护理诊断,提出护理目标,再针对性地对患者进行各项护理措施的落实,现在,大家结合患者目前病情、查体结果及护理评估,对该患者的整体护理过程按照护理程序逐个进行汇报。

实习生小王:

护理诊断:"间断心悸",与疱疹病毒感染有关。

护理目标:减少患者心悸发作频次。

护理措施:严格遵医嘱应用抗病毒药物,并密切留意患者用药后的不良反应,如恶心、呕吐、腹泻、胃部不适;告知患者需规避诱发因素,如避免突然屏气、持重、饱餐或食用刺激性食物;心悸发作时,立即密切监测生命体征变化,并让患者卧床休息。

护理评价:患者心悸乏力发作次数较前明显减少。

实习生小赵:

护理诊断:"活动耐力下降带来的焦虑情绪"与病毒性心肌炎引起的心肌受损、并发心律失常或心力衰竭有关。

护理目标:助力患者恢复正常生活状态。

护理措施:①休息与活动管理。病毒性心肌炎急性期强调卧床休息,严格限制体力活动直至完全康复。耐心向患者解释急性期适当休息可有效减轻心脏负荷,降低心肌耗氧,利于心功能恢复,防止病情恶化或转为慢性病程。待患者症状消失且血液学指标恢复正常后,逐步增加活动量。在此期间,全力协助患者满足日常生活需求,合理限制探视,减少不必要干扰,确保患者拥有充足的休息和睡眠时间。②活动监测与指导。病情稳定后,与患者及其家属共同制订每日活动计划,并在活动过程中严密监测心率、心律、血压变化。一旦活动后出现胸闷、心悸、呼吸困难、心律失常等不适症状,立即停止活动,并以此作为调整活动量上限的关键依据。③心理护理干预。鉴于病毒性心肌炎患者多为青壮年,患病易对其日常生活、学习或工作造成影响,常引发焦虑、烦躁等不良情绪。护理人员应详细向患者讲解疾病的演变过程与预后,使其安心养病,明确告知体力恢复需要一定时间,切不可急于求成。当患者活动耐力有所提升时,及时给予肯定与鼓励。对于不愿活动或对活动存在恐惧心理的患者,提供针对性心理疏导,督促其在自身耐力范围内适度活动。

护理评价:患者出院前活动耐力显著增强。

实习生小张:

护理诊断:"潜在并发症",心力衰竭、心律失常。

护理目标：预防患者出现恶性心律失常及心力衰竭症状。

护理措施：心律失常是病毒性心肌炎的常见临床表现，受病毒感染影响，患者易发生免疫性反应。心肌细胞受沉淀免疫复合物作用，易引发心肌纤维化，导致心室扩大，同时扰乱心电传导系统，诱发心律失常。护理人员需强化心电监测力度，及时向主治医生反馈异常情况；密切观察患者面色、血压水平；对于出现心力衰竭的患者，及时给予高流量吸氧。

护理评价：患者住院期间未出现新发心律失常及心力衰竭。

（五）知识拓展

1.病毒性心肌炎心理护理的重要性及具体方法

病区总带教李护士：感谢同学们的汇报，为了使同学们对病毒性心肌炎患者心理护理有更全面的理解，下面请实习生小赵给大家讲解一下相关知识。

实习生小赵：心理护理重要性。病毒性心肌炎患者常因病情突发、症状显著（如心悸、胸闷、乏力等）及对疾病预后的不确定性而产生焦虑、恐惧等不良情绪。这些负面情绪不仅会降低患者治疗依从性，阻碍康复进程，甚至可能加重心脏负担。相反，良好的心理状态有助于调节神经内分泌系统，增强机体免疫力，促进患者身体恢复。具体方法如下。①倾听与沟通：耐心倾听患者内心诉求，深入了解其感受与担忧，给予充分理解与支持。运用通俗易懂的语言向患者阐释疾病发生、发展及治疗过程，及时解答患者疑问。②放松训练：指导患者进行深呼吸、冥想、渐进性肌肉松弛等放松训练，帮助其缓解紧张情绪，减轻心理压力。③心理支持：鼓励患者家属给予患者更多关心与陪伴，提供情感依托。同时，组织患者交流治疗经验与心得，增强其战胜疾病的信心。④心理干预：对于严重焦虑、抑郁患者，邀请心理医生实施专业心理干预，如认知行为疗法、心理动力疗法等。

2.思考问题

病区总带教李护士：今天查房同学们进行了汇报和演示，接下来有两道课后作业留给大家。①在进行病毒性心肌炎的诊断时，除了临床表现外，还需要参考哪些实验室检查结果？②针对病毒性心肌炎患者，护理人员在制订休息与活动计划时应注意哪些因素？

（六）查房总结

护士长总结：本次查房全面深入，不仅精准把握患者身体状况与疾病表现，还细致洞察患者心理状态与需求。查房过程中及时发现并妥善处理诸多潜在问题与安全隐患,充分彰显大家扎实的专业素养与应变能力。同学们全程表现出色,从病历确定到评估、诊断、护理计划拟定与措施实施,均独立完成,有效锻炼了学生独立思考与实践操作能力。望大家将所学知识灵活运用到今后工作中。同时提醒大家,查体时应加强与患者互动沟通,避免机械生硬操作。

护理部总结:此次查房准备充分,成效显著。实习护生积极主动发现并解决问题,与患者沟通交流顺畅,患者对护理工作满意度高。期望在后续教学查房中持续创新,切实做到学以致用。

◇ **参考文献** ◇

尤黎明,吴瑛.内科护理学[M].7版.北京:人民卫生出版社,2022.

五、高血压患者护理教学查房

查房患者:李××,男,47岁,住院号8168143,诊断为高血压2级。

查房形式:PPT汇报+现场查体+情景展示。

主持人:护士长。

参加人员:护理部主任、科护士长、护士长、责任护士、实习总带教、各带教老师、实习同学等。

查房流程:

护士长:首先介绍一下此次查房整体安排布置,实习生在科室轮转共四周,根据每周教学计划开展教学带教工作,第一周为入科宣教,明确教学计划,了解高血压的分级、护理常规、掌握基础的高血压护理评估,掌握护理程序五大内容;第二周着重对高血压患者日常症状、护理进行带教指导,访谈了解各位学生对专科知识掌握情况、对教学查房的理解及时纠偏;第三周选择查房患者,明确患者护理问题(目标),在带教老师指导下针对护理问题由学生主导,老师为辅的方法展开护理措施,学生自行评价落实效果,带教老师给予评价并指导改进,周末召开教学工作会议指导下一步查房情况开展;第四周针对以上开展的护理措施,总结全过程,并以课件的形式总结汇报(现进行的教学查房汇报),并在老师的带领下进行相关知识的文献查阅和拓展,不限形式、创新的方法展现整体护理过程及学生知识掌握情况。

最新的调查显示，高血压是我国患病人数最多的慢性疾病之一。中国成人的高血压患病率为27.9%，大概每3位成人中就有一位是高血压患者，目前超过2.7亿。农村地区高血压的患病率已经超过了城市。与高血压相关的心血管疾病发病率和死亡率也在逐年增加，高血压的管理在全球仍然面临挑战。面对如此高发的高血压，它有哪些临床表现呢？今天我们主要通过28床患者李××的教学查房一起来讨论学习高血压的相关基础知识。下面由病区总带教桂护士继续主持。

病区总带教桂护士：这次查房我选择的是科室常见病——原发性高血压，希望通过本次查房同学们能够完成以下各项教学目标。

知识目标：①熟悉高血压急症处理（难点）。②掌握高血压的护理常规（重点）。③建立临床护理思维。

技能目标：①了解血压监测的方法。②高血压患者护理评估。

素质目标：①尊重并关爱高血压患者心理情况。②了解有效护理，提高沟通能力。③保护患者隐私。

病区总带教桂护士：本次查房主要从以下6个方面进行。高血压相关知识回顾、病历汇报、现场查体、护理程序成果汇报、知识拓展、查房总结。首先进行第一部分，主要通过互动问答的形式对上周业务学习的内容进行回顾，我提出相关问题，由同学进行回答，大家踊跃发言。

（一）相关知识回顾

问题：①高血压的定义及分级是什么？②高血压的症状有哪些？③与高血压发病有关的因素有哪些？

实习生小高：老师，我来回答问题"高血压的定义及分级"。根据《中国高血压临床实践指南》，未服用降压药物情况下，非同日3次测量诊室血压，收缩压≥140 mmHg和（或）舒张压≥90 mmHg为高血压。

高血压1级：收缩压140~159 mmHg和（或）舒张压90~99 mmHg。

高血压2级：收缩压160~179 mmHg和（或）舒张压100~109 mmHg。

高血压3级：收缩压≥180 mmHg和（或）舒张压≥110 mmHg。

实习生小李：我来回答问题"高血压的症状"。①按起病缓急和病程进展，可分为缓进型和急进型，以缓进型多见。②早期表现：早期多无症状，有时体检时发现血压增高，或在精神紧张，情绪激动或劳累后感头晕、头痛、眼花、耳鸣、失眠、乏力、注意力不集中、记忆力减退、手脚麻木、疲乏无力、易烦躁等症状。③脑部表现:头痛、头晕常见。多由于情绪激动,过度疲惫,气候变化或停用降压药而诱发血压急骤升高。剧烈头痛、视力障碍、恶心、呕吐、抽搐、昏迷、一过性偏瘫、失语等。④心脏表现:早期,心功能代偿,症状不显著;后期,心功能失代偿,发生心力衰竭。⑤肾脏表现:长期高血压致肾小动脉硬化。肾功能减退时,可引起夜尿、多尿,尿中含蛋白、管型及红细胞。尿浓缩功能低下,酚红排泄及尿素廓清障碍。出现氮质血症及尿毒症。

实习生小方:老师,我来回答问题"与高血压发病有关的因素"。①遗传因素:目前认为是多基因遗传所致,30%～50%的高血压患者有遗传背景。②精神和环境因素:长期的精神紧张、激动、焦虑,受噪声或不良视觉刺激等因素也会引起高血压的发生。③年龄因素:发病率有随着年龄增长而增高的趋势,40岁以上者发病率高。④生活习惯因素:膳食结构不合理,如过多的钠盐、低钾饮食、大量饮酒、摄入过多的饱和脂肪酸均可使血压升高。吸烟可加速动脉粥样硬化的过程,为高血压的危险因素。⑤药物的影响:避孕药、激素、消炎镇痛药等均可影响血压。⑥其他疾病的影响:肥胖、糖尿病、睡眠呼吸暂停低通气综合征、甲状腺疾病、肾动脉狭窄、肾实质损害、肾上腺占位性病变、嗜铬细胞瘤、其他神经内分泌肿瘤等。这些都是高血压的高危因素。

病区总带教桂护士:同学们的回答很好也比较全面,但是对高血压症状脑部表现,如抽搐、昏迷、一过性偏瘫、失语等;与高血压发生相关的因素,如其他疾病肾实质损害、肾上腺占位性病变、嗜铬细胞瘤、其他神经内分泌肿瘤等未回答出来。相信对本次业务学习的相关内容都有了一定的掌握,接下来进入今天的第二部分,病历汇报。

◀ (二)病历汇报

实习生小高:患者李××,28床,男,47岁。以"头晕、头痛1周"为主诉,于2023年7月6日平诊入院。患者入院后各项评估均在正常范围,血压156/89 mmHg,未伴有恶心、呕吐,既往高血压病史4年。自理能力无依赖,无压疮和跌倒风险。既往史:脂肪肝、高脂血症、阑尾炎术后、腹壁化脓性肉芽肿。无过敏史。完善相关检验提示:甘油三酯3.87 mmol/L,总胆固醇5.23 mmol/L。诊疗经过方面:患者高血压病史4年,未规律服用降压治疗,未自我监测血压。于7月6日入住我科,在患者动态各项护理评估中,我的困惑主要有以下两点:①患者肥胖,如何从饮食控制患者的钠盐摄入量?

②高血压心血管危险分层的依据和标准是什么?

病区总带教桂护士:

1. 饮食　高钠饮食是我国人群高血压发病的危险因素,摄入盐量偏高的人群属于高血压的易发人群,世界卫生组织推荐普通人每天钠盐摄入量为 5 g,而中国居民平均每天钠盐摄入量为 8~15 g。超重和肥胖是高血压患病的重要危险因素,尤其是中心型肥胖。

2. 依据　血压升高水平、其他心血管危险因素、靶器官损害、糖尿病,以及并发症情况。

3. 分层标准　见表 2-3。

表 2-3　分层标准

其他危险因素和病史	1 级高血压	2 级高血压	3 级高血压
无	低危	中危	高危
1~2 个其他危险因素	中危	中危	很高危
≥3 个危险因素或靶器官损害	高危	高危	很高危
临床并发症或合并糖尿病	很高危	很高危	很高危

(三)现场查体

病区总带教桂护士:接下来进行床旁现场查体,由实习同学小方和小李共同完成,查体主要从两个方面进行:

实习生小方:常规查体结果如下。生命体征:T 36.0 ℃,P 80 次/min,BP 155/75 mmHg,身高 170 cm,体重 85 kg。神志清,精神可,呼吸平稳,双肺呼吸音清,心律齐,心率 72 次/min。双下肢无水肿。身体评估:测量体重指数 29.4 kg/m^2,无继发性高血压相关体征。

实习生小李:专科查体结果如下。叩诊心脏相对浊音界正常,律齐,各瓣膜听诊区未闻及病理性杂音,未闻及心包摩擦音,双下肢无水肿;测量四肢血压,左上肢 141/96 mmHg,右上肢 155/75 mmHg,左下肢 159/72 mmHg,右下肢 161/90 mmHg,患者左右上肢血压对称,下肢血压高于上肢。

(四)护理程序成果汇报

病区总带教桂护士:刚才完成了床旁查体,接下来进入今天查房的第四部分。

根据患者的现状,前期带领同学们与患者进行沟通交流,进行护理评估、列出护理诊断,提出护理目标,再有针对性地对患者进行各项护理措施的落实,最后进行实习生和带教老师的双向评价,接下来就以上情况由各位同学逐个进行汇报。下面由各位实习生进行逐一汇报。

实习生小高:

护理诊断:"头痛",与血压升高有关。

护理目标:患者头痛症状减轻,积极配合治疗。

护理措施:减少引起或加重头痛的因素,为患者提供安静、温暖、舒适的环境,尽量减少探视。护士操作应相对集中,动作轻巧,防止过多干扰患者。头痛时嘱患者卧床休息,抬高床头,改变体位时动作要慢。避免劳累、情绪激动、精神紧张、环境嘈杂等不良因素。向患者解释头痛主要与高血压有关,血压恢复正常且平稳后头痛症状可减轻或消失。指导患者使用放松技巧,如心理训练、音乐治疗、缓慢呼吸等。遵医嘱应用降压药物治疗,密切监测血压变化以判断疗效,注意观察药物的不良反应。

护理评价:患者头痛症状缓解。

实习生小方:

护理诊断:"有受伤的危险",与头晕有关。

护理目标:住院期间无受伤情况出现。

护理措施:定时测量血压并做好记录。患者有头晕、眼花、视力模糊等症状时,应嘱患者卧床休息,如厕或外出时有患者陪伴。避免迅速改变体位,加用床档。

护理评价:患者住院期间未受伤。

实习生小王:

护理诊断:"潜在并发症",高血压急症。

护理目标:自觉避免高血压急症的诱发因素,一旦出现高血压急症,能够得到及时有效的救治。

护理措施:①避免诱因。向患者讲明高血压急症的诱因,应避免情绪激动、劳累、寒冷刺激和随意增减药量。②病情监测。定期监测血压,一旦发现血压急剧升高、剧烈头痛、呕吐、大汗、视力模糊、面色及意识改变、肢体运动障碍等症状,立即通知医生。③急症处理。患者应绝对卧床休息,避免一切不良刺激和不必要的活动,协助生活护理。

护理评价:能够自觉避免高血压急症的诱发因素,未发生高血压急症或高血压急症得到了及时有效处理。

(五)知识拓展

1. 血压自测的演示

病区总带教桂护士:感谢同学们的汇报，今天我们对高血压这个疾病进行了查房，它的典型症状就是早期无症状，包括今天查房的患者也是在无意中监测血压升高，早期的诊断有着非常重要的意义，所以血压的自查就显得尤为重要了，下面请实习生小高给大家普及血压监测的知识。

实习生小高:血压监测需要血压计一台，血压监测是一项简单易行的、安全无创的自我检查方法，血压最佳时间为早晨 6 点，下午 4 点。测量前 30 min 内无剧烈运动，情绪稳定，采取坐位或卧位，手臂与心脏同高，选择合适袖带，袖带绑在肘关节上 1~2 cm，松紧以能活动 1~2 指为宜。偏瘫患者在健侧测量。

家庭血压监测指导:家庭血压测量可获取日常生活状态下患者的血压信息，可帮助排除"白大衣高血压"，检查隐蔽性高血压，在增强患者参与诊治的主动性、改善患者治疗依从性等方面具有优势。教会患者和家属正确的血压监测方法，推荐使用合格的上臂式自动血压计自测血压。血压未达标者，建议每天早晚各测量血压 1 次，每次测量 2~3 遍，连续 7 d，以后 6 d 血压平均值作为医生治疗的参考。血压达标者，建议每周测量 1 次。指导患者掌握测量技术，规范操作，如实记录血压测量结果，随访时提供给医护人员作为治疗参考。

2. 思考问题

病区总带教桂护士:感谢小高同学的演示，以上就是我们今天查房的全部内容，接下来课后作业留给大家。高血压危象护理有哪些?

(六)查房总结

护士长总结:高血压是多种心脑血管疾病的重要病因和危险因素，影响重要器官如心、脑、肾的结构和功能，最终导致这些器官的功能衰竭。本次查房，围绕着高血压日常护理展开教学查房，模式采用以学生为中心的教学方式，由学生提出问题，积极查找资料，寻求答案，激发了护生极大的热情和兴趣，变被动为主动，积极性被充分调动，能培养学生独立思考问题、分析问题、解决问题的能力，同学们汇报的都很好，在整个查房过程中的付出都是值得肯定的。整个查房课堂气氛活跃，需要大家注意的一点是:护理程序是一个持续、动态的过程,在执行护理程序的同时,会出现新的护理问题,这时我们就需要重新评估及时修正新的护理计划。

护理部总结:通过这次的教学查房实习护生能应用自己所学理论知识主动发现问题、解决问题,并能学以致用。强调一点,护理工作不仅仅是为患者提供治疗和护理,更需要关注患者的心理和社会需求。这就需要我们不断地学习和提高自己的护理技能水平及理论知识,才能更好地为患者解决问题。谢谢!

◆ 参考文献 ◆

[1] 王增武.《中国高血压防治指南(2024 年修订版)》更新要点解读[J]. 中国心血管杂志,2024,29(5):391-395.

[2] 尤黎明,吴瑛. 内科护理学[M]. 7 版. 北京:人民卫生出版社,2022.

六、原发性高血压患者护理教学查房

查房患者:崔××,男,60 岁,住院号 8199610,诊断为原发性高血压。

查房形式:PPT 汇报+现场查体+情景展示。

主持人:护士长。

参加人员:护理部主任、科护士长、护士长、责任护士、病区总带教、各带教老师、实习同学等。

查房流程:

护士长:各位同学,我们已经完成了第一周、第二周教学任务,第三周按计划需要完成教学查房任务。今天我们在带教老师指导下对 1 床崔××原发性高血压患者进行教学查房,此次查房要求学生们通过查阅原发性高血压相关文献和知识拓展,按照护理程序五大步骤对患者进行护理评估、护理诊断、护理目标和护理评价,总带教老师在教学查房过程中要给予评价和指导。

近年来,原发性高血压患病率明显增加,导致肾、脑、心脏等呈现病变,使身体健康及生活质量受到严重威胁。原发性高血压导致患者出现一系列不良并发症,导致生存水平降低。对此,确定有效方式给予护理干预,以将其血压控制效果提高,意义显著。今天我们主要通过对崔××的教

学查房一起来讨论学习原发性高血压的相关基础知识。最终目标是根据对患者的护理评估，落实相关护理措施，并使同学们通过此次教学查房掌握原发性高血压患者的护理要点，下面由病区总带教张护士继续主持。

病区总带教张护士：我们此次查房的对象选择的是原发性高血压中的典型病例，希望通过本次查房同学们能够完成以下各项教学目标。

知识目标：①熟悉原发性高血压的定义、病因及临床表现。②掌握原发性高血压的分级及护理常规（重点）。③了解高血压的并发症及高血压急症的表现和处理措施。

技能目标：①掌握如何正确测量血压。②掌握四肢血压的测量方法。

素质目标：①提高对高血压患者健康宣教能力。②了解高血压患者的心理状况，提高护患沟通能力。③提高高血压急症的应急处理能力。

病区总带教张护士：本次查房主要从以下6个方面进行。原发性高血压相关知识回顾、病历汇报、现场查体、护理程序成果汇报、知识拓展、查房总结。首先进行第一部分，主要通过互动问答的形式对上周业务学习的内容进行知识回顾，我先提出相关问题，同学举手回答，请大家踊跃发言。

◀ （一）相关知识回顾

问题：①什么是原发性高血压？原发性高血压如何分级？②原发性高血压的病因有哪些？③原发性高血压的临床表现有哪些？

实习生小王：老师，我先来说一下原发性高血压的定义和分级吧。原发性高血压，又称高血压病，是以体循环动脉压升高为主要临床表现的心血管综合征，是导致心脑血管疾病的最重要的危险因素，常与其他心血管危险因素并存，可损伤重要脏器，如心、脑、肾的结构和功能，最终导致这些器官的功能衰竭。高血压分级见表2-4。

表2-4　原发性高血压的定义与分级

分类	收缩压/mmHg		舒张压/mmHg
正常血压	<120	和	<80
正常高值血压	120～139	和（或）	80～89
高血压	≥140	和（或）	≥90
1级高血压（轻度）	140～159	和（或）	90～99

续表2-4

分类	收缩压/mmHg		舒张压/mmHg
2级高血压(中度)	160~179	和(或)	100~109
3级高血压(重度)	≥180	和(或)	≥110
单纯收缩期高血压	≥140	和	<90

实习生小李:我来回答原发性高血压的病因。首先是遗传因素,原发性高血压具有明显的家族聚集性,存在显性遗传和多基因关联遗传。其次环境因素,饮食、吸烟、精神应激、体重、摄盐过多、药物、睡眠呼吸暂停低通气综合征等。恶性高血压也称急进型高血压,青壮年多见,血压(舒张压)升高显著,常超过230/130 mmHg,特征性病变包括坏死性细动脉炎和增生性小动脉硬化,主要累及肾。

实习生小张:我来说一下原发性高血压的临床表现。常见症状有头晕、头痛、颈项板紧、疲劳、心悸等。体征较少;周围血管搏动、血管杂音、心脏杂音是重点检查的项目。注意要与继发性高血压的体征进行区别。

病区总带教张护士:同学们的回答都很全面,相信大家对高血压的基础知识都有了进一步的了解,但补充一点,不是所有的高血压患者都有临床症状,那些无症状的高血压患者更有危险性,请大家记住这一点。接下来进入今天的第二部分,病历汇报。

◀ (二)病历汇报

实习生小王:患者崔××,1床,男,60岁。以"发现血压升高2个月"为主诉平诊入院,2个月前偶测血压160/110 mmHg,伴头沉、头晕,偶有头痛。患者入院后自理能力无依赖,无压疮和跌倒风险,无既往史和过敏史。入院后完善相关检查,肾功能、电解质、立卧位血浆醛固酮/肾素浓度比值(ARR)、血浆儿茶酚胺、肾上腺CT均无异常。血脂:总胆固醇5.79 mmol/L,低密度脂蛋白胆固醇3.92 mmol/L,非高密度脂蛋白胆固醇4.79 mmol/L;肾动脉MRA:左侧副肾动脉。头颅+胸部CT:①考虑双侧侧脑室旁脱髓鞘改变。②老年性脑改变。③左肺上叶舌段机化性改变。④冠状动脉粥样硬化。无散瞳眼底检查:双眼高血压视网膜病变1级。颈部动脉超声:双侧颈动脉内中膜增厚并斑块,右侧锁骨下动脉斑块;超声心动图+室壁运动分析:主动脉瓣少量反流,左室舒张功能减退。动态血压:全天平均血压120/83 mmHg,白天平均血压 135/83 mmHg，夜间平均血压 130/84 mmHg。给予左氨氯地平片 2.5 mg/d、比索洛尔片 5 mg/d、瑞舒伐他汀钙片 10 mg/晚，予以降压、调脂、稳定斑块等治疗。患者入院后给予二级护理、低盐低脂饮食，给予降压药物应用及高血压健康宣教后，血压平稳，未再诉头沉、头晕症状；患者也已知晓高血压相关知识及注意事项。根据总结既往病历和学习，我的困惑主要有以下两点：①原发性高血压有哪些并发症？②高血压急症有哪些表现？

通过与老师共同查阅文献我了解到以下内容。

1. 原发性高血压的并发症　包括以下几个方面。

(1)脑血管病：包括脑出血、脑血栓形成、腔隙性脑梗死和短暂性脑缺血发作。长期高血压使脑血管发生缺血与变性，容易形成微动脉瘤，从而发生脑出血。高血压促使脑动脉粥样硬化，可并发脑血栓形成。脑小动脉闭塞性病变，主要发生在大脑中动脉的垂直穿透支，引起腔隙性脑梗死。

(2)心力衰竭和冠心病：左心室后负荷长期增高可致心室肥厚、扩大，最终导致心力衰竭。长期血压升高引起动脉血管内膜的机械性损伤，脂质易沉积于血管壁，导致附壁血栓形成；高血压患者交感神经兴奋，释放儿茶酚胺过多，可直接损伤动脉血管壁，还可引起冠状动脉痉挛，加速冠状动脉粥样硬化的进程，导致冠心病。

(3)慢性肾衰竭：长期持久的血压升高可致进行性肾小球硬化，并加速肾动脉粥样硬化的发生，出现蛋白尿、肾损伤，晚期可有肾衰竭。

(4)主动脉夹层：是血液渗入主动脉壁中层形成的夹层血肿，是猝死的病因之一。

(5)视网膜病变：视网膜小动脉早期发生痉挛，随着病程进展出现硬化改变。血压急骤升高可引起视网膜渗出、出血和视盘水肿。

2. 高血压急症　指原发性或继发性高血压患者，在某些诱因作用下，血压突然和显著升高（一般超过 180/120 mmHg），同时伴有进行性心、脑、肾等重要靶器官功能不全的表现。高血压急症包括高血压脑病（血压极度升高突破了脑血流自动调节范围，表现为严重头痛、恶心、呕吐及嗜睡、癫痫发作和昏迷）、颅内出血（脑出血和蛛网膜下腔出血）、脑梗死、急性心力衰竭、急性冠脉综合征、主动脉夹层、子痫、急性肾小球肾炎等。少数患者舒张压持续≥130 mmHg，伴有头痛，视力模糊，眼底出血、渗出和视盘水肿，肾损伤突出，持续蛋白尿、血尿及管型尿，称为恶性高血压。应注意血压水平的高低与急性靶器官损害的程度并非成正比，但如血压不及时控制在合理范围内会对脏器功能产生严重影响,甚至危及生命。

　　病区总带教张护士:小王同学总结得非常好,原发性高血压的并发症和高血压急症的临床表现同学们都要掌握,要知晓高血压的危害,学会识别高血压脑病、恶性高血压等相关知识,特别是病情凶险的主动脉夹层患者。

◀ **(三)现场查体**

　　病区总带教张护士:接下来进行床旁现场查体,由实习同学小张和小李共同完成,查体主要从两个方面进行。

　　实习生小张:常规查体结果如下。患者神志清,精神好,自主体位,低盐低脂饮食,睡眠及大小便正常,情绪稳定。测量生命体征平稳,体温36.4 ℃,脉搏78 次/min,呼吸18 次/min,血压146/89 mmHg。视诊:患者心前区无异常隆起或凹陷,心尖搏动不能明视。触诊:心尖搏动位于第5 肋间,左锁中线内0.5 cm。未及震颤,未及心包摩擦感。叩诊:心脏相对浊音界正常。听诊:心率80 次/min,律齐。

　　病区总带教张护士:小张同学查体很到位,不过提醒大家,高血压的并发症有心血管疾病,所以咱们要知晓心脏听诊的5 个区。第一听诊区又叫二尖瓣区,位于心尖搏动最强点又称心尖区;第二听诊区(肺动脉瓣区)在胸骨左缘第2 肋间;第三听诊区(主动脉瓣区),位于胸骨右缘第2 肋间;第四听诊区(主动脉瓣第二听诊区),在胸骨左缘第3 肋间,又称Erb 区;第五听诊区(三尖瓣区),在胸骨下端左缘,即胸骨左缘第4、5 肋间。

　　实习生小李:专科查体结果如下。双肺呼吸音清,未闻及干湿啰音,无胸膜摩擦音。叩诊心脏相对浊音界正常,律齐,各瓣膜听诊区未闻及病理性杂音,未闻及心包摩擦音,双下肢无水肿;测量四肢血压,左上肢141/96 mmHg,右上肢139/86 mmHg,左下肢169/72 mmHg,右下肢172/90 mmHg,患者左右上肢血压对称,下肢血压高于上肢,无异常。

　　病区总带教张护士:小李同学查体符合专科要求,但作为高血压的患者,咱们要掌握四肢血压的测量规范。①基本要求:规范操作是准确测量血压的前提和基础。②受检者的准备:测血压前30 min 内受检者禁止喝咖啡或饮酒、不进行剧烈活动、情绪平稳;排空膀胱,在安静环境下充分休息5 min以上;测量时保持平静。③体位要求:四肢血压测量时,受检者取仰卧位,充分暴露测量部位,仅测定双臂血压时,可采用坐位、椅子需有靠背,受检者的上臂高度适宜。使用符合国际标准的示波法血压测量设备同时测量患者的四肢血压,连续测量 2 次,每次间隔 1~2 min,取后一次测量值或 2 次测量的平均值。

▶ (四)护理程序成果汇报

病区总带教张护士:刚才完成了床旁查体,接下来进入今天查房的第四部分。根据患者的现状,前期带领同学们与患者进行沟通交流,进行护理评估、列出护理诊断、提出护理目标,再有针对性地对患者进行各项护理措施的落实,最后进行实习生和带教老师的双向评价。接下来就以上情况由各位同学逐个进行汇报,汇报护理问题有个原则要求:首先是主要的、已经解决的护理问题,其次按首优、次优的护理问题来汇报。下面由各位实习生进行逐一汇报。

实习生小张:

护理诊断:"疼痛、头痛、头晕",与血压升高有关。

护理目标:患者头痛症状减轻或消失。

护理措施:①减少引起或加重头痛的因素。为患者提供安静、温暖、舒适的环境,尽量减少探视。护士操作应相对集中,动作轻巧,防止过多干扰患者。头痛时嘱患者卧床休息,抬高床头,改变体位时动作要慢。避免劳累、情绪激动、精神紧张、环境嘈杂等不良因素。向患者解释头痛主要与高血压有关,血压恢复正常且平稳后头痛症状可减轻或消失。指导患者使用放松技术,如心理训练、音乐治疗、缓慢呼吸等。②用药护理:遵医嘱应用降压药物治疗,密切监测血压变化以判断疗效,并注意观察药物的不良反应。如噻嗪类利尿药可引起低钾血症和影响血尿酸代谢,痛风患者禁用。保钾利尿药可引起高血钾,不宜与 ACEI 合用,肾功能不全者慎用。β 受体阻滞药可导致心动过缓、乏力、四肢发冷,对心肌收缩力、窦房结及房室传导均有抑制作用,并可增加气道阻力,急性心力衰竭、哮喘、病态窦房结综合征、房室传导阻滞患者禁用。二氢吡啶类钙通道阻滞剂可引起心率增快、面部潮红、头痛、下肢水肿等,非二氢吡啶类可抑制心脏收缩功能和传导功能,导致二度至三度房室传导阻滞。血管紧张素转化酶抑制剂主要是可引起刺激性干咳和血管性水肿。

护理评价:患者头痛症状减轻或消失。

实习生小李:

护理诊断:"有受伤的危险",与头晕、视力模糊、意识改变或发生直立性低血压有关。

护理目标:掌握高血压和直立性低血压的临床表现和预防措施,住院期间无受伤情况出现。

护理措施:①避免受伤。定时测量患者血压并做好记录。患者有头晕、眼花、耳鸣、视力模糊等症状时,嘱患者卧床休息,如厕或外出时有人陪伴。伴恶心、呕吐的患者,应将痰盂放在患者伸手可及处,呼叫器也应放在患者手边,防止取物时跌倒。②避免迅速改变体位。活动场所应设有相关安全设施,必要时加用床档。③直立性低血压的预防及处理。直立性低血压是指在体位变化时发生的血压突然过度下降(先让患者平卧 5 min 后测量血压,改为直立位后 1 min 和 3 min 再分别测量血压,若站立位血压较平卧位时收缩压/舒张压下降>20/10 mmHg,或下降幅度为原来血压的 30% 以上),同时伴有头晕或晕厥、乏力、心悸、出汗、恶心、呕吐等供血不足的症状。向患者讲解直立性低血压的表现,尤其是在联合用药、服首剂药物或加量时应特别注意。预防方法:避免长时间站立,尤其在服药后最初几小时;改变姿势,特别是从卧位、坐位起立时动作宜缓慢;服药后应休息一段时间再进行活动;不宜大量饮酒。一旦发生直立性低血压,应平卧,且下肢取抬高位,以促进下肢血液回流。

护理评价:能够掌握高血压和直立性低血压的临床表现和预防措施,未发生受伤。

实习生小梁:

护理诊断:"血压异常",与不知晓疾病相关知识有关。

护理目标:血压逐渐降至正常。

护理措施:嘱患者按时服药,低盐低脂饮食。注意休息,避免劳累及情绪激动。戒烟限酒、保持生活规律。定时监测血压。告知患者高血压的危险因素,如情绪紧张、环境刺激、肥胖、不良生活习惯等。

护理评价:知晓高血压的相关知识,患者血压达标。

实习生小王:

护理诊断:"知识缺乏",与缺少疾病相关知识有关。

护理目标:患者了解疾病的原因和意义。

护理措施:降压药需长期服用,遵医嘱按时按量用药,不能擅自突然停药和增减药物剂量。服用抗凝药物,观察有无出血症状;服用他汀类药物,避免高脂肪、油腻、高胆固醇食物的摄入。服药期间,定期监测血压、心电图及肝肾功能。日常低盐低脂饮食，减少咸菜、腌制、油炸、油腻等食品的摄入。保持营养均衡，适量补充蛋白质，增加新鲜蔬菜和水果，戒烟限酒。控制能量摄入和增加体力活动以减轻体重。根据心功能合理安排运动量。建议每周 4～7 d、每次累计 30～60 min 的中等强度运动，如步行、慢跑、骑车、游泳和跳舞等。运动形式可采取有氧、抗阻和伸展运动等，以有氧运动为主。推荐使用合格的上臂式自动血压计自测血压。血压未达标者，建议每天早晚各测量血压 1 次，每次测量 2～3 遍，连续 7 d。血压达标者，建议每周测量 1 次。保持乐观、稳定的情绪，定期随访，血压持续升高或出现头晕、头痛、恶心等症状时，应及时就医。

护理评价：通过这次与患者的交流沟通，该患者了解了疾病的相关知识及注意事项。

实习生小梁：

护理诊断："焦虑"，与血压控制不满意、已发生并发症有关。

护理目标：患者情绪稳定。

护理措施：保持病房内环境安静，尽量减少探视。做好心理护理，加强与患者之间的沟通，告知患者疾病的治疗措施，控制血压的方法。加强沟通，向患者讲解以往相同患者的病例及病情转归，增加患者战胜疾病的信心。

护理评价：沟通之后患者情绪较之前稳定。

（五）知识拓展

1.高血压急症的处理措施

病区总带教张护士：感谢同学们的汇报，今天我们对原发性高血压有了一定的了解。我们刚刚学习了高血压急症的临床表现，那如果患者发生了高血压急症，要怎么处理呢？下面由小高同学来回答一下。

实习生小高：高血压急症的处理措施包括以下几个方面。①避免诱因：向患者讲明高血压急症的诱因，应避免情绪激动、劳累、寒冷刺激和随意增减药量。②病情监测：定期监测血压，一旦发现血压急剧升高、剧烈头痛、呕吐、大汗、视力模糊、面色及意识状态改变、肢体运动障碍等症状，立即通知医生。③急症护理：患者应绝对卧床休息，避免一切不良刺激和不必要的活动，协助生活护理。安抚患者情绪，必要时应用镇静药。并发急性左心衰竭者给予高流量氧疗，加强心电监护。昏迷的患者应保持呼吸道通畅，头偏向一侧,防止窒息;烦躁或抽搐的患者应防止坠床。迅速建立静脉通路,遵医嘱尽早应用降压药物进行控制性降压。应用硝普钠时,应注意避光,并持续监测血压,严格遵医嘱控制滴速。当患者出现剧烈头痛、恶心、呕吐时,考虑为脑水肿,可根据医嘱用20%甘露醇250 mL快速静脉滴注,也可遵医嘱使用地塞米松10~20 mg静脉注射。对抽搐的患者,可遵医嘱静脉注射地西泮或10%水合氯醛保留灌肠。

2.思考问题

病区总带教张护士:感谢小高同学的回答,总结得全面细致。以上就是我们今天查房的全部内容,接下有两道课后作业留给大家。①原发性高血压的易患人群有哪些?②原发性高血压与继发性高血压的区别有什么?

（六）查房总结

护士长总结:本次查房,围绕原发性高血压展开教学查房,原发性高血压患者临床较为多见,希望通过此次查房同学们掌握原发性高血压相关知识和观察护理要点。本次查房采用以学生为中心的教学方式,由学生提出问题,积极查找资料,寻求答案,激发了护生极大的热情和兴趣,变被动为主动,积极性被充分调动,能培养学生独立思考问题、分析问题、解决问题的能力,同学们汇报的都很好,在整个查房过程中的付出都是值得肯定的。整个查房课堂气氛活跃,需要大家注意的一点是:护理程序是一个持续、动态的过程,在执行护理程序的同时,会出现新的护理问题,这时我们就需要重新评估及时修正新的护理计划。

护理部总结:通过这次的教学查房,实习护生能应用自己所学理论知识及查找资料主动发现问题、解决问题,并能学以致用。重点是大家要知道,护理工作不仅仅是为患者疾病提供治疗和护理,更需要关注患者的心理和社会需求,要以患者为中心,提供整体护理。这就需要我们不断地学习和提高自己的护理技能水平和理论知识,能更好地为患者解决问题。谢谢!

◇ 参考文献 ◇

中国老年医学学会高血压分会,北京高血压防治协会,国家老年疾病临床医学研究中心(中国人民解放军总医院,首都医科大学宣武医院).中国老年高血压管理指南2023[J].中华高血压杂志,2023,31(6):508-538.

七、原发性醛固酮增多症患者护理教学查房

查房患者：杨××，女，53 岁，住院号 8149886，诊断为原发性醛固酮增多症。

查房形式：PPT 汇报+现场查体+情景展示。

主持人：护士长。

参加人员：护理部主任、科护士长、护士长、责任护士、病区总带教、各带教老师、实习同学等。

查房流程：

护士长：第一、二周我们已经按计划完成了带教计划，第三周要按计划明确查房对象、明确患者护理问题（目标），现确定对 24 床杨××进行教学查房，此次查房在带教老师指导下针对护理问题由学生主导、老师为辅的方法展开护理措施，查阅文献的同时完成知识拓展，学生自行评价落实效果，带教老师给予评价并指导改进。

原发性醛固酮增多症（primary aldosteronism，PA）是由于肾上腺皮质病变引起醛固酮分泌过多，导致潴钠排钾、体液容量增加及肾素-血管紧张素-醛固酮系统（RAAS）受抑制，以高血压、低血钾、高醛固酮、低肾素为主要表现的临床症候群，是常见的继发性高血压原因之一。以往认为 PA 在高血压人群中不足 1%，随着诊断技术的提高，一部分血钾正常的患者得以发现并确诊。研究表明，在 1、2、3 级高血压患者中原发性醛固酮增多症患病率分别为 1.99%、8.02% 和 13.2%；在难治性高血压患者中，其患病率为 17% ~23%。目前已证实与原发性高血压患者相比，PA 患者的心脏疾病、脑卒中、肾脏疾病、代谢综合征等疾病的发病率明显增加，因此 PA 的早期诊断、早期治疗尤为重要。面对如此顽固的原发性醛固酮增多症，它有哪些临床表现？如何落实护理措施呢？今天我们主要通过 24 床患者杨××的教学查房一起来讨论学习原发性醛固酮增多症的相关基础知识。下面由病区总带教张护士继续主持。

病区总带教张护士：这次查房选择的是继发性高血压中的典型疾病——原发性醛固酮增多症，希望通过本次查房同学们能够完成以下各项教学目标。

知识目标:①掌握原发性醛固酮增多症的护理常规(重点)。②熟悉原发性醛固酮增多症的潜在并发症及其护理措施(难点)。

技能目标:掌握正确测量血压的方法。

素质目标:①提高对原发性醛固酮增多症患者的健康宣教能力。②了解原发性醛固酮增多症患者的心理状况,提高护患沟通能力。③建立临床护理思维。

病区总带教张护士:本次查房主要从以下6个方面进行。原发性醛固酮增多症相关知识回顾、病历汇报、现场查体、护理程序成果汇报、知识拓展、查房总结。首先进行第一部分,主要通过互动问答的形式对上周业务学习的内容进行回顾,我提出相关问题,由同学进行回答,大家踊跃发言。

◀ (一)相关知识回顾

问题:①什么是原发性醛固酮增多症? ②原发性醛固酮增多症的临床表现有哪些? ③原发性醛固酮增多症的病因有哪些?

实习生小王:老师,我先来说一下原发性醛固酮增多症的定义吧。原发性醛固酮增多症(PA)简称原醛症、原醛,又称为Conn综合征,是由于肾上腺皮质球状带分泌过量的醛固酮而导致肾素-血管紧张素系统受抑制,临床上以高血压伴(或不伴)低血钾、高醛固酮血症和低肾素血症为主要表现的临床综合征。

实习生小张:我来说一下原发性醛固酮增多症的临床表现。PA的首要表现为高血压,血压升高相关症状是最早且最常见的,如头痛、头晕等。其次是低血钾,可表现肌无力、周期性瘫痪、肢端麻木,甚至出现呼吸、吞咽困难,与血钾降低程度有关。伴随症状有夜尿多,继发口渴、多饮。常易并发尿路感染,可有尿蛋白增多,少数发生肾功能减退。

实习生小李:我来回答原发性醛固酮增多症的病因。原发性醛固酮增多症的病因可以总结为以下几个方面。肾上腺醛固酮腺瘤(APA);双侧肾上腺增生(特发性醛固酮增多症,IHA);糖皮质激素可抑制性醛固酮增多症(GRA);醛固酮癌;少数(<2%)患者为单侧肾上腺增生,称为原发性肾上腺皮质增生。

病区总带教张护士:醛固酮分泌增多会引起心、脑、肾损害,常见类型为醛固酮腺瘤、特发性醛固酮增多症及单侧肾上腺增生等。同学们的回答都很正确,也比较全面,相信对上次业务学习的相关内容都有了一定的掌握,接下来进入今天的第二部分,病历汇报。

(二)病历汇报

实习生小王:患者杨××,24 床,女,53 岁。以"左肾结石术后 1 月余"为主诉平诊入住泌尿外科。患者因既往血压高,入院后查肾功能肌酐稍偏高,血钾偏低,肾上腺 CT 提示腺瘤。经心内科医生会诊后考虑继发性高血压,遂转入心内科继续治疗。患者转入后各项评估均在正常范围,患者血压持续性偏高,伴随有低血钾,无疼痛,自理能力无依赖,无压疮和跌倒风险,无既往史和过敏史。

患者转科后给予完善继发性高血压因素筛查,给予甲磺酸多沙唑嗪缓释片、松龄血脉康对症降压。患者近期曾口服一次硝苯地平控释片,带药查立位 ARR 比值异常,患者进一步补钾后,完善盐水试验。盐水试验结果阳性,综合血钾及既往服药史分析,确诊患者:原发性醛固酮增多症。遂给予患者行肾上腺静脉取血术,双侧取血成功,分析左侧标化皮质醇升高程度为右侧的 2 倍,考虑左侧为优势侧,确诊后转入泌尿外科行左侧肾上腺部分切除术。目前患者主要的护理问题有:电解质紊乱——低钾、血压异常、缺少疾病相关知识和焦虑,这些问题都需要进一步关注。

根据总结既往病历和学习,我的困惑主要有以下 2 点:①原发性醛固酮增多症的患者都有高血压和低血钾的表现吗? ②原发性醛固酮增多症急重症会有什么表现?

通过与老师共同查阅文献我了解到:①高血压伴血钾<3.7 mmol/L 中 PA 患病率为 28.1%,低血钾是 PA 的重要生化表现,但所占比例不足 40%。也就是说,不是所有的患者都有高血压和低血钾的表现。②原发性醛固酮增多症的急重症主要是指发作性低血钾时出现肌无力、呼吸肌麻痹等紧急情况,需积极补钾。或者原发性醛固酮增多症患者血压升高至高血压危象,一般指舒张压高于 130 mmHg,应积极控制血压,防止心脑血管急症发生。

以上是我病历汇报的内容。

(三)现场查体

病区总带教张护士:接下来进行床旁现场查体,由实习同学小张和小李共同完成,请各位移步至患者床旁。

实习生小张:常规查体结果如下。①视诊:患者心前区无异常隆起或凹陷,心尖搏动不能明视。②触诊:心尖搏动位于第 5 肋间,左锁中线内

0.5 cm。未及震颤,未及心包摩擦感。③叩诊:心脏相对浊音界正常。④听诊:心率74次/min,律齐。

实习生小王:专科查体结果如下。我来给患者测量一次血压。首先,测量者取坐位,手臂有支撑,保持肘部、血压计与心脏在同一水平;袖带均匀紧贴皮肤,缠于上臂,其下缘在肘窝以上2~3 cm,袖带的中央位于肱动脉表面,松紧度1~2指适宜;按开始键进行测量。测得患者血压141/92 mmHg。

病区总带教张护士:测量血压的时候要注意,测量前避免吸烟和刺激性饮品(如酒、咖啡),避免剧烈运动。测量血压的时候可以测量2次,如果2次测量差值超过10 mmHg,再测第3次取平均值。

(四)护理程序成果汇报

病区总带教张护士:刚才完成了床旁查体,接下来进入今天查房的第四部分,根据患者的现状,前期带领同学们与患者进行沟通交流,进行护理评估、列出护理诊断,提出护理目标,再有针对性地对患者进行各项护理措施的落实,最后进行实习生和带教老师的双向评价,接下来就以上情况由各位同学逐个进行汇报。下面由各位实习生根据首优、中优和次优的顺序进行发言讨论。

实习生小李:

护理诊断:"电解质紊乱——低钾",与患者所患疾病本身有关系。

护理目标:患者知晓如何用食物补钾,钾离子正常。

护理措施:告知患者遵医嘱口服钾片和降压药物的重要性。给予患者饮食方面的健康宣教,嘱其可食用海带、黄豆、香蕉、菠菜、胡萝卜、鱼和瘦肉等含钾丰富的食物。关注患者的检验结果,防止血钾过高或者过低。告知患者低钾的表现,掌握自我观察要点。

护理评价:患者知晓含钾比较高的食物,钾离子正常。

实习生小张:

护理诊断:血压异常。

护理目标:患者知晓如何正确测量血压及影响血压波动的因素。

护理措施:告知患者遵医嘱用药,监测药物的不良反应。指导患者起床时要慢,在站立前先在床边静坐一会儿。监测生命体征并报告异常现象。监测低血压的症状,比如晕厥、头晕、头痛、视力模糊等。了解影响血压的药物。教会患者正确测量血压,在固定条件下测量血压,确保测量结果准确。

护理评价：经过实际演示，患者已经掌握了如何正确测量血压，及影响血压波动的因素。

病区总带教张护士：很好，在给患者做宣教的时候，可以选择患者能够接受的方式进行，比如说这个患者是云南人，没有上过学，考虑到这个背景，说话的时候不能用太多术语，以免影响效果，特别是在指导患者测量血压时，要手把手进行，确保患者学会正确测量血压。

实习生小王：

护理诊断："知识缺乏"，缺少疾病相关知识。

护理目标：患者了解疾病的治疗方式。

护理措施：选择适合患者的教育方式对患者进行宣教。告知患者疾病的原因、发展及转归。提供适合患者的学习材料。告知患者疾病的危险因素及观察要点，如情绪紧张、环境刺激、不良生活习惯等。

护理评价：通过这次跟患者的沟通交流，该患者了解了疾病的相关知识以及注意事项。

实习生小陈：

护理诊断："焦虑"，与血压控制不佳有关系。

护理目标：患者情绪稳定。

护理措施：保持病房内环境安静，尽量减少探视。做好心理护理，加强与患者之间的沟通，告知患者疾病的治疗措施，包括控制血压的方法。向患者讲解以往相同患者治愈的病例，增加患者战胜疾病的信心。

护理评价：沟通之后患者情绪较之前稳定，露出了笑容。

病区总带教张护士：大家回答得都很好，患者的情绪是容易被忽视的问题，其实情绪对血压的影响也很大，保持情绪稳定、心情舒畅，才能更好地控制血压，这就需要我们做好心理护理，有效沟通，解决患者真正的问题。

◀ **（五）知识拓展**

1. 原发性醛固酮增多症知识拓展

病区总带教张护士：感谢同学们的汇报，今天我们对原发性醛固酮增多症有了一定的了解。那么发现原发性醛固酮增多症要做哪些相关检查呢？

实习生小高：首先要监测血压，判断是否有血压升高的情况；另外有抽血检查，包括血钾、血醛固酮、肾素、血皮质醇等，该检查可初步诊断原醛症，但是要与其他疾病鉴别诊断。还有比较重要的 24 h 尿标本检查，查 24 h 尿钾,原醛症患者的尿钾明显高于正常范围。

病区总带教张护士:那么原发性醛固酮增多症是怎样确诊的呢?

实习生小王:首先可以进行各种内分泌试验,如卧立位试验、静脉生理盐水试验、卡托普利试验等,都可以确诊原发性醛固酮增多症;另外还有科室开展的肾上腺静脉取血(AVS),可以判断原发性醛固酮增多症的病因、指导下一步治疗、预测治疗效果。

病区总带教张护士:感谢两位同学的回答,回答得很全面,确诊原发性醛固酮增多症需要做的检查有很多,有基础检查,比如说盐水试验、卡托普利试验,还有一些确诊的检查,比如说肾上腺静脉取血。原发性醛固酮增多症的确诊检查是一步步进行的,要告知患者不要着急,保持心情稳定,这样才能更好地控制血压。

2.思考问题

病区总带教张护士:以上就是我们今天查房的全部内容,接下来有两道课后作业留给大家。①肾上腺静脉取血的意义是什么?②肾上腺静脉取血的观察护理要点有哪些?

(六)查房总结

护士长总结:本次查房围绕原发性醛固酮增多症,这个病临床中并不多见,但在继发性高血压患者中却是相对多见的。通过此次查房,同学们了解了什么是原发性醛固酮增多症,以及原发性醛固酮增多症的临床表现和病因,并且针对患者现存的护理问题,按照护理程序进行护理评估、列出护理诊断,提出护理目标,再有针对性地对患者进行各项护理措施的落实,同学们汇报得都很好,希望通过此次教学查房,提高同学们的专科知识和临床思维能力。

护理部总结:此次教学查房总带教老师指导得非常好,现场老师和同学互动也非常好。同学们在查房中发挥了极大的热情和兴趣,变被动为主动,重点培养了学生独立思考问题、分析问题、解决问题的能力,希望在以后的工作中能学以致用。但是大家要知道的是,护理工作不仅仅是为患者提供治疗和护理,更需要关注患者的心理和社会需求。这就需要我们不断地学习和提高自己的护理技能水平和理论知识,能更好地为患者解决问题。谢谢大家!

◇ **参考文献** ◇

[1]中华医学会内分泌学分会.原发性醛固酮增多症诊断治疗的专家共识（2020版）[J].中华内分泌代谢杂志,2020,36(9):727-736.

[2]丁源.204例原发性醛固酮增多症的临床特征分析[D].郑州大学,2022.

八、三度房室传导阻滞患者护理教学查房

查房患者：王××,女,83岁,住院号8177010,诊断为三度房室传导阻滞。

查房形式：PPT汇报+现场查体+情景展示。

主持人：护士长。

参加人员：护理部主任、科护士长、护士长、责任护士、病区总带教、各带教老师、实习同学等。

查房流程：

护士长：我们完成了第一、二周教学任务,在第三周确定对7床王××三度房室传导阻滞患者进行教学查房,大家在带教老师指导下查阅文献、拓展相关知识;通过护理评估,确定患者护理问题及预期目标;针对护理问题由学生主导、老师为辅实施了相应护理措施。下面由病区总带教秦护士继续主持。

病区总带教秦护士：这次查房我们选择的是科室常见疾病——三度房室传导阻滞,希望通过本次查房同学们能够完成以下各项教学目标。

知识目标：①掌握三度房室传导阻滞术后的护理常规（重点）。②熟悉三度房室传导阻滞术后潜在并发症（难点）。

技能目标：①了解三度房室传导阻滞心电监护方法和心电图识别。②掌握心脏起搏器置入术后肢体功能锻炼指导方法。

素质目标：①建立临床护理思维。②尊重并关爱术后患者心理情况。③了解叙事护理,提高沟通能力。④保护患者隐私。

病区总带教秦护士：本次查房主要从以下6个方面进行。房室传导阻滞相关知识回顾、实习生病历汇报、现场查体、护理程序成果汇报、知识拓展、查房总结。首先进行第一部分,主要通过互动问答的形式对上周业务学习的内容进行回顾,我提出相关问题,由同学进行回答,大家踊跃发言。

(一)相关知识回顾

问题:①房室传导阻滞的病因有哪些? ②房室传导阻滞的临床表现有哪些? ③房室传导阻滞的治疗方法有哪些? ④房室传导阻滞日常注意事项有哪些?

实习生小殷:结合在业务学习中学到的知识对问题"房室传导阻滞的病因"进行总结回答。正常人在迷走神经张力增高时可出现不完全性的房室传导阻滞,临床上最常见的病因是器质性心脏病,如冠心病、急性心肌梗死、心肌炎、心内膜炎、先天性心脏病、高血压等,其他可见于洋地黄类药物中毒、电解质紊乱、心脏手术、甲状腺功能减退等。

实习生小郑:我来回答问题"房室传导阻滞的临床表现"。一度房室传导阻滞除原发病症状外,无其他症状;二度房室传导阻滞可有心悸、乏力、头晕、胸闷等症状;三度房室传导阻滞临床症状取决于心室率的快慢,如因心室率过慢导致脑缺血,可发生意识丧失,甚至抽搐,称为阿-斯综合征,组织器官血流灌注不足可出现疲乏、心绞痛、心功能不全,心率 20～40 次/min,血压偏低。

实习生小高:老师,我来回答问题"房室传导阻滞的治疗方法"。一度或二度房室传导阻滞,心室率不过慢且无临床症状者,除必要的针对原发病治疗外,无须特别治疗;三度房室传导阻滞,心室率慢并有血流动力学改变者,应及时提高心室率以改善症状,常用药物有阿托品和异丙肾上腺素,心室率低于 40 次/min,症状严重者首选临时或永久心脏起搏治疗。

实习生小董:我来回答问题"房室传导阻滞日常注意事项"。嘱患者注意劳逸结合,生活规律,戒烟酒,避免咖啡和浓茶;有晕厥史的患者避免从事驾驶、高空作业等有危险的工作;嘱患者多食纤维素丰富的食物,保持大便通畅,避免用力排便兴奋迷走神经而加重心动过缓;说明按医嘱服抗心律失常药物的重要性,不可自行减量或换药;教会患者自测脉搏的方法以利于自我病情监测。

病区总带教秦护士:同学们的回答比较全面,接下来进入今天的第二部分,病历汇报。

(二)病历汇报

实习生小殷:患者王××,7 床,女,83 岁。以"腹痛、腹胀 2 周"为主诉,因心电图示:窦性心动过缓,心率 39 次/min;三度房室传导阻滞,完全性右束支阻滞;交界性逸搏心率,ST段压低改变。经医生会诊后建议转科安装心脏起搏器,转入CCU继续治疗。患者转入后自理能力轻度依赖,无疼痛,跌倒中风险。患者既往高血压病史8年,无过敏史。入科后完善相关检查及术前检查,心电图结果示完全性右束支阻滞、交界性逸搏、ST段压低改变;心脏彩超结果示二、三尖瓣及主动脉瓣反流,左室舒张功能减退。在局部麻醉下行"双腔永久起搏器置入术",目前患者心电监护示起搏心率,左侧锁骨下手术切口处敷料干燥无渗血,周围皮肤无红肿,术侧肢体活动可。

在给予患者动态的各项护理评估、相应的措施实施过程中,我有以下2点困惑:①心脏起搏器的工作原理是什么？②心脏起搏器是如何帮助心脏工作的？

病区总带教秦护士:心脏起搏器由脉冲发生器、电极及其导线、电源三部分组成,诱发发放脉冲电流,通过导线和电极的传导刺激心肌,使心肌兴奋和收缩,从而替代心脏自身起搏点,控制心脏按脉冲电流的频率有效地搏动。

（三）现场查体

病区总带教秦护士:查体由实习同学小董和小郑共同完成,请各位移步至患者床旁。

实习生小董:常规查体结果如下。体温36.5 ℃,心率60次/min,呼吸18次/min,血压131/75 mmHg,患者神志清,精神可,自主体位,半流质饮食,睡眠及大小便正常,术区外皮肤完整无破损,心理状况良好,生命体征平稳,心电监护显示:起搏心律与自主心律交替,左侧锁骨下术区疼痛评分为3分,未用镇痛药,左侧上臂、肩关节制动,其余四肢活动正常。

实习生小郑:专科查体结果如下。①观察患者术区敷料包扎固定好,无渗血、无渗液。②术区局部疼痛、无肿胀。③指导患者左侧上臂、肩关节制动,手掌进行抓握、转腕活动,前臂进行屈臂活动,每天3～4次,每次20～30组,患者掌握执行效果好。

（四）护理程序成果汇报

病区总带教秦护士:刚才完成了床旁查体及护理问题评估、护理措施落实情况,接下来进入今天查房汇报的第四部分。

前期带领同学们进行护理评估、列出护理诊断;提出护理目标,并针对性地对患者进行各项护理措施的落实。现在,大家结合患者目前病情、查体结果及护理评估,对该患者的整体护理过程按照护理程序逐个进行汇报。

实习生小殷:

护理诊断:"活动无耐力",与心律失常导致的心悸或心脏供氧量失调有关。

护理目标:患者活动无耐力症状减轻,积极配合治疗。

护理措施:做好心理护理,多和患者交流,及时了解患者需求;患者心律失常发作导致胸闷、心悸、头晕等不适时采取高枕卧位、半卧位或其他舒适体位;伴有气促、发绀等缺氧指征时给予氧气吸入;评估患者活动受限的原因和体力活动类型,与患者及家属共同制订活动计划,建立健康的生活方式;严格遵医嘱服用口服药物,改善机体缺氧状况,提高活动耐力。

护理评价:患者活动无耐力症状较前缓解,已下床由家属陪伴在病区走廊活动,未诉乏力、胸闷、心悸、头晕等不适。

实习生小郑:

护理诊断:"生活自理能力的缺陷",与患者术侧肢体和肩部活动不利有关。

护理目标:自理能力术后1周达到轻度依赖。

护理措施:告知患者术后健肢及双下肢可以活动,术侧上肢可床上平移,活动范围不超过肩部;指导患者肢体康复操,按计划进行肢体功能锻炼;给予患者人文关怀,关注患者心理护理,树立生活信心。

护理评价:经过实施个性化的锻炼方案,术后1周患者可以自主进行梳头、进食、穿衣、如厕。

实习生小高:

护理诊断:"有便秘的危险",与进食少、活动少、不习惯床上排便有关。

护理目标:排便问题得到解决,解除便秘的危险。

护理措施:清淡、易消化饮食,多食润肠通便的食物,如萝卜、梨、香蕉等;多饮水,养成按时排便的习惯,必要时可遵医嘱使用开塞露、灌肠等协助排便;术后常规使用消胀通便中药贴,防范便秘的发生;大便时切忌用力过度,以免发生意外。

护理评价:通过对患者饮食和排便习惯的指导,患者便秘问题得到了解决,我也知晓了一些预防和缓解便秘的方法。

实习生小董:

护理诊断:"潜在并发症",包含感染、囊袋血肿、电极脱落、心律失常。

护理目标:术后1周切口愈合好,心率正常,起搏器运行正常,未出现感染、囊袋血肿、电极脱落、心律失常等并发症。

护理措施:术后常规遵医嘱使用抗生素,注意伤口愈合情况;术后给予常规沙袋压迫切口处,同时告知沙袋压迫的目的和重要性,取得患者和家属的配合;做好术后指导,手术24 h后根据病情指导患者做康复操进行术侧肢体功能锻炼;术后严密观察患者心电监护及患者主诉情况。

护理评价:患者伤口恢复良好,并未发生其他并发症。

（五）知识拓展

1.三度房室传导阻滞心电图识别

病区总带教秦护士:感谢同学们的汇报,今天我们对三度房室传导阻滞这个疾病进行了查房,除典型临床症状外,心电图特点也能够帮助我们进行早期的识别和判断,对于心血管内科的护士,异常心电图的识别对心律失常患者的愈后有着非常重要的意义,下面请实习生小殷给大家讲解三度房室传导阻滞心电图的特点。

实习生小殷:P-P间隔相等,R-R间隔相等,P波与QRS波群无关;P波频率大于QRS波群频率。

2.思考问题

病区总带教秦护士:今天查房同学们进行了汇报和演示,接下来有两道课后作业留给大家。①如何教会患者自数脉搏? ②自数脉搏的意义是什么?

（六）查房总结

护士长总结:本次查房,围绕着三度房室传导阻滞术后护理展开教学查房,模式采用以学生为中心的教学方式,由学生提出问题,积极查找资料,寻求答案,激发了护生极大的热情和兴趣,变被动为主动,积极性被充分调动,能培养学生独立思考问题、分析问题、解决问题的能力,同学们汇报得都很好,在整个查房过程中的付出都是值得肯定的。整个查房课堂气氛活跃,需要大家注意的一点是:护理程序是一个持续、动态的过程,在执行护理程序的同时,会出现新的护理问题,这时我们就需要重新评估及时修正新的护理计划。

护理部总结:通过这次的教学查房实习护生能应用自己所学理论知识主动发现问题、解决问题并能学以致用。需要强调的是,护理工作不仅仅是为患者提供治疗和护理,更需要关注患者的心理和社会需求。这就需要我们不断地学习和提高自己的护理技能水平和理论知识,才能更好地为患者解决问题。谢谢!

◇ **参考文献** ◇

[1]高阳,李苗苗,于海波,等.不同房室传导阻滞部位患者的希氏-浦肯野系统起搏成功率[J].中华心血管病杂志,2022,50(6):543-548.

[2]景云佳.青年男性无症状三度房室传导阻滞一例[J].中国心脏起搏与心电生理杂志,2023,37(1):86-87.

[3]张永旭,王岳松,杨达等.左束支区域起搏对房室传导阻滞患者术后新发房性心律失常的影响[J].实用医学杂志,2024,40(13):1846-1850.

九、心房颤动患者护理教学查房

查房患者:董××,男,70岁,住院号8064117,诊断为阵发性心房颤动。

查房形式:PPT汇报+现场查体+情景展示。

主持人:护士长。

参加人员:护理部主任、科护士长、护士长、责任护士、病区总带教、各带教老师、实习同学等。

查房流程:

护士长:我们完成了第一、二周教学任务,在第三周确定对9床董××阵发性心房颤动患者进行教学查房,大家在带教老师指导下查阅文献、拓展相关知识;学生通过护理评估,确定患者护理问题及预期目标;针对护理问题由学生主导、老师为辅实施了相应护理措施。下面由病区总带教秦护士继续主持。

病区总带教秦护士:这次查房我们选择的是科室最常见疾病——心房颤动,希望通过本次查房同学们能够完成以下各项教学目标。

知识目标:①掌握心房颤动术后的护理常规(重点)。②熟悉心房颤动术后潜在并发症(难点)。

技能目标:①了解心房颤动心电监护方法和心电图的识别。②心房颤动心脏射频消融术后足背动脉搏动测量方法。

素质目标：①建立临床护理思维。②尊重并关爱术后患者心理情况。③了解叙事护理,提高沟通能力。④保护患者隐私。

病区总带教秦护士：本次查房主要从以下6个方面进行,心房颤动相关知识回顾、病历汇报、现场查体、护理程序成果汇报、知识拓展、查房总结。首先进行第一部分,主要通过互动问答的形式对上周业务学习的内容进行回顾,我提出相关问题,由同学进行回答,大家踊跃发言。

（一）相关知识回顾

问题：①心房颤动（简称房颤）的病因有哪些? ②心房颤动的临床表现有哪些? ③心房颤动有哪些类型? ④心房颤动的治疗方法有哪些?

实习生小闫：结合在业务学习中学到的知识对问题"心房颤动的病因"进行总结回答。引发房颤的常见疾病包括风湿性心脏病、高血压心脏病、冠心病、慢性肺源性心脏病、心肌病、感染性心内膜炎、肺动脉栓塞、甲状腺功能亢进症等;另外情绪激动、饮酒、运动等均可诱发房颤。

实习生小张：心悸、头晕、胸闷、乏力为心房颤动患者的常见症状,部分患者可出现黑矇、晕厥、多尿等,有器质性心脏病的患者心室率快时可诱发心绞痛或心力衰竭,房颤时心房丧失收缩功能,血液容易在心房内瘀滞形成血栓,血栓脱落可引起体循环动脉栓塞,常见脑栓塞、肢体动脉栓塞、视网膜动脉栓塞等。

实习生小李：房颤一般根据发作的频率和持续时间分为阵发性房颤（持续时间≤7 d）、持续性房颤（持续时间>7 d）、长期持续性房颤（持续时间≥1 年,患者有恢复正常心律的愿望并接受相应治疗以恢复窦律）、永久性房颤（持续时间>1 年,不能终止或终止后又复发,医生和患者共同决定放弃恢复窦性心律）。

实习生小周：老师,我来回答问题"心房颤动的治疗方法",除积极治疗原发病外,对阵发性心房颤动,如持续时间短、发作频度小、自觉症状不明显者无需特殊治疗;对发作时间长、频繁发作、发作时症状明显者可给予洋地黄、维拉帕米、普罗帕酮、胺碘酮等药物治疗;如药物治疗无效可施行导管消融术;对持续心房颤动者,可应用洋地黄类药物控制心室率;如有复律适应证者,可采用同步直流电复律术;慢性房颤有较高的栓塞发生率,如无禁忌应采用抗凝治疗。

病区总带教秦护士：同学们的回答比较全面,接下来进入今天的第二部分,病历汇报。

 （二）病历汇报

实习生小闫：患者董××,9 床,男,70 岁。以"发作性心慌 2 年,加重 1 d"为主诉入院,患者入院后自理能力无依赖,疼痛 0 分,无压疮风险,跌倒低风险,既往高血压病史 2 年。患者于 2 年前间断出现心慌,阵发性发作,每次 10～30 min 自行缓解,曾在医院住院,诊断"阵发性房颤",出院后长期口服"单硝酸异山梨酯每早 1 片,美托洛尔缓释片早晚各 1 片"治疗,口服"他汀"药物后肌肉疼痛后来停服。患者因心悸再发,伴乏力、胸闷,步行后症状加重,症状持续不缓解,无明显胸痛,急诊以"心律失常,阵发性心房颤动"收入院,入院后完善相关检查及术前检查,心电图结果显示:心房颤动,心室率 100 次/min;心脏彩超结果显示:左室射血分数 57%,主动脉瓣钙化。在局部麻醉下行"心内电生理检查术+心脏射频消融术",现术后第一天,患者心电监护示窦性心律,右侧股静脉手术穿刺处绷带加压包扎固定好,敷料干燥无渗血,术侧肢体末梢循环正常,皮温正常,足背动脉搏动良好,右侧股静脉穿刺处已去除沙袋压迫,右下肢已解除制动。

我在给予患者动态各项护理评估、相应的措施实施过程中,有以下 2 点困惑:①心脏射频消融术的原理是什么？ ②术后足背动脉搏动是如何评估的?

病区总带教秦护士：心脏射频消融术是将电极导管经静脉或动脉血管送入心腔特定部位,释放射频电流导致局部心内膜及心内膜下心肌凝固性坏死,达到阻断心律失常异常传导束和起源点的目的,手术设备包括 X 光机、射频消融仪及心内电生理检查仪器。术后测量足背动脉搏动是为了判断术侧下肢循环情况,测量位置在足内踝与外踝连线的中点稍向下方,在足背的大脚趾和二脚趾之间,一般先测量对侧下肢,测量时间为 1 min,再测量术侧下肢,对比两侧肢体搏动是否一致,并在足背动脉搏动处做标记,测量时以示指和中指指腹触摸,力量要适中。

 （三）现场查体

病区总带教杨护士：由实习同学小李和小张共同完成查体,请各位移步至患者床旁。

实习生小张：常规查体结果如下。体温 36.4 ℃,心率 86 次/min,呼吸 19 次/min,血压 136/76 mmHg,患者神志清,精神好,自主体位,低盐低脂饮食,睡眠及大小便正常,术区外皮肤完整无破损,心理状况良好,生命体征平稳,右侧股静脉手术穿刺处疼痛评分为2分,未用镇痛药,右侧股静脉手术穿刺处绷带加压包扎固定完好,敷料干燥无渗血,四肢活动正常。

实习生小李:专科查体结果如下。①观察患者术区敷料包扎固定好,无渗血、无渗液。②术区局部疼痛、无肿胀。③术侧肢体足背动脉搏动良好,肢体末梢循环正常,皮温正常。

（四）护理程序成果汇报

病区总带教秦护士:刚才完成了床旁查体及护理问题评估、护理措施落实情况,接下来进入今天查房汇报的第四部分。

前期带领同学们进行护理评估、列出护理诊断,提出护理目标,并针对性地对患者进行各项护理措施的落实。现在,大家结合患者目前病情、查体结果及护理评估,对该患者的整体护理过程按照护理程序逐个进行汇报。

实习生小张:

护理诊断:"有局部出血的风险",与压迫不当或肢体过度活动有关。

护理目标:及时排查造成局部出血的原因,防范出血的发生。

护理措施:术后回病房时平移患者;股静脉穿刺者沙袋压迫止血6 h,术侧肢体制动12 h,股动脉穿刺者沙袋压迫止血12 h,术侧肢体制动24 h;观察穿刺部位有无渗血,周围有无瘀斑或血肿。

护理评价:通过对患者手术部位的观察,排除了局部出血的风险,术侧肢体制动解除后,给予活动指导。

实习生小李:

护理诊断:"手术穿刺处疼痛",与手术穿刺和局部加压包扎有关。

护理目标:疼痛缓解,不适感减轻。

护理措施:观察记录疼痛性质、部位、程度,及时告知医生疼痛情况;尽可能减少疼痛应激因素,调整减轻疼痛的体位;分散或转移患者对疼痛的注意力。

护理评价:术后第2天,患者术侧肢体制动解除,穿刺处弹力绷带去除,医嘱可床旁适当活动,患者诉疼痛减轻。

实习生小周:

护理诊断:"潜在并发症",包含深静脉血栓、迷走神经反射、心脏压塞、伤及食管等。

护理目标:术后 3 d 手术穿刺处愈合好,心率正常,未出现深静脉血栓、迷走神经反射、心脏压塞等并发症。

护理措施:术后观察患者肢体有无疼痛、发麻、动脉搏动减弱或消失等症状;术后拔除鞘管前做好心理护理,拔管时监测心率、血压及心电图变化;密切观察患者有无烦躁、血压下降等心脏压塞早期症状,发现有以上症状立即上报医生,协助行心包穿刺引流。

护理评价:患者手术穿刺处愈合良好,术侧肢体活动正常,未出现潜在并发症。

实习生小闫:

护理诊断:"焦虑",与担心手术效果差、心律失常复发有关。

护理目标:患者焦虑症状改善,积极配合治疗。

护理措施:做好心理护理,多和患者交流,及时了解患者需求;术后给予心电监护,监测心律的变化,注意观察有无心律失常的发生;及时了解患者有无心悸、胸闷、胸痛等不适;指导患者床上活动的方法,适当休息。

护理评价:患者术后心电监护各项指标均正常,焦虑症状较前缓解,未诉乏力、胸闷、心悸、头晕等不适,肢体活动自如。

(五)知识拓展

1.心房颤动心电图识别

病区总带教秦护士:感谢同学们的汇报,今天我们对心房颤动这个疾病进行了查房,除典型临床症状外,心电图特点也能够帮助我们进行早期的识别和判断,对于心血管内科的护士,异常心电图的识别对心律失常患者的愈后有着非常重要的意义,下面请实习生小闫给大家讲解心房颤动心电图的特点。

实习生小闫:P 波消失,代之以 350~600 次/min 间隔不均匀、振幅不等、形状不同的 f 波;QRS 波群间隔绝对不规则,心室率通常在 100~160 次/min。

2.思考问题

病区总带教秦护士:今天查房同学们进行了汇报和演示,接下来有两道课后作业留给大家。①心脏电复律的指征是什么? ②电复律的并发症有哪些?

(六)查房总结

护士长总结:本次查房,围绕着心房颤动术后护理展开教学查房,模式采用以学生为中心的教学方式,由学生提出问题,积极查找资料,寻求答案,激发了护生极大的热情和兴趣,变被动为主动,学生积极性被充分调动,能培养学生独立思考问题、分析问题、解决问题的能力,同学们汇报得都很好,在整个查房过程中的付出都是值得肯定的。整个查房课堂气氛活跃,需要大家注意的一点是:护理程序是一个持续、动态的过程,在执行护理程序的同时,会出现新的护理问题,这时我们就需要重新评估及时修正新的护理计划。

护理部总结:这次的查房大家准备很充分,效果很好,通过这次的教学查房实习护生能应用自己所学理论知识主动发现问题、解决问题,并能学以致用。强调的一点,护理工作不仅仅是为患者提供治疗和护理,更需要关注患者的心理和社会需求。这就需要我们不断地学习和提高自己的护理技能水平和理论知识,能更好地为患者解决问题。谢谢!

◇　**参考文献**　◇

[1]王乃迪,张海澄.《2020 ESC 心房颤动诊断和管理指南》更新要点解读[J].中国心血管病研究,2020,18(11):966-973.

[2]韩霜,李沁,郑在英.老年慢性心力衰竭患者心房颤动影响因素[J].中国老年学杂志,2020,40(2):244-246.

[3]张宁,侯明,梅波等.心房颤动治疗的未来发展方向——混合消融[J].中国全科医学,2023,26(9):1136-1145.

第三章
消化内科护理教学查房

学生在消化内科学习四周时间。第一周完成了入科宣教、明确了教学计划,熟悉了消化内科专科疾病的护理常规、常见的专科技能操作。第二周对学生进行了常见消化道疾病,如消化道出血、急性胰腺炎、胃肠息肉术后等专科护理常规的带教指导,老师们也了解了各位学生对专科知识掌握情况及对教学查房的理解程度。

一、消化道出血患者护理教学查房

查房患者:宋××,男,51岁,住院号8090405。诊断为消化道出血。

查房形式:PPT汇报+现场查体+情景展示。

主持人:护士长。

参加人员:护理部主任、科护士长、护士长、责任护士、病区总带教、各带教老师、实习同学等。

查房流程:

护士长:我们完成了第一、二周教学任务,在第三周确定对3床宋××消化道出血患者进行教学查房,大家在带教老师指导下查阅文献、拓展相关知识;学生通过护理评估,确定患者护理问题及预期目标;针对护理问题由学生为主、老师为辅实施了相应护理措施。

成年人急性上消化道出血每年发病率为100/10万~180/10万,上消化道出血患者多以呕血、黑便为主要临床表现,也有以头晕、乏力、晕厥等不典型症状来医院就诊,如不及时诊治;有可能危及生命。根据出血的病因分为非静脉曲张性出血和静脉曲张性出血两类。临床工作中大多数(80%~90%)急性上消化道出血是非静脉曲张性出血,其中最常见的病因包括胃十二指肠消化性溃疡(20%~50%)、胃十二指肠糜烂(8%~15%)、糜烂性食管炎(5%~15%)、贲门黏膜撕裂(8%~15%)、动静脉畸形/移植动静脉内瘘(5%)。今天我们主要通过3床宋××患者的教学查房一起来讨论学习上消化道溃疡性出血的相关知识。下面由病区总带教李护士继续主持。

病区总带教李护士:这次查房我选择的是科室的常见疾病——溃疡性消化道出血,希望通过本次查房,同学们能够完成以下各项教学目标。

知识目标:①掌握消化道出血患者的护理观察要点(重点)。②再出血风险评估。

技能目标:调节注射泵泵入速度的方法。

素质目标:①强化应急处理能力和团队协作意识。②建立临床科研思维。③保护患者隐私。

病区总带教李护士:本次查房主要从以下6个方面进行。消化道出血相关知识回顾、病历汇报、现场查体、护理程序成果汇报、知识拓展、查房总结。首先进行第一部分,主要通过项目教学法的形式对上周业务学习的内容进行回顾,我提出相关问题,由同学们进行查阅、收集、整理资料,得出结论,大家踊跃发言。

 (一)相关知识回顾

问题:①消化性溃疡疼痛有何特点?②如何判断消化道出血量?

实习生小王:消化性溃疡疼痛长期反复发作,可长达几年甚至数十年,上腹疼痛呈周期性发作,尤以十二指肠溃疡更为突出。春、秋季节发作者较多见。十二指肠溃疡的疼痛好在两餐之间发生,至下餐进食或服抗酸药物后缓解,多出现于上腹部,或在脐上偏右处,多呈钝痛、灼痛或饥饿样痛,一般较轻而且能耐受。疼痛常因精神刺激、过度疲劳、饮食不慎、药物影响、气候变化等因素诱发或加重。胃溃疡疼痛常发生在餐后1 h内,经1~2 h后逐渐缓解,疼痛位置多在剑突下或剑突下偏左处。

实习生小刘:如果肉眼观察大便颜色正常,粪便常规检查结果提示粪便潜血阳性时,提示当前出血量在5 mL左右,最多不会超过50 mL;如果肉眼发现大便颜色发黑或者呈暗红色,出血量应该在50~100 mL;如果大便的性状及颜色呈柏油样便或者暗红色血便时,同时伴有恶心、呕吐、呕血等症状,胃内积血量大于300 mL;如果短时间内出现呕血或者便血量比较大,心慌、出汗、血压下降、心率加快等情况,一次性出血量大于500 mL,甚至超过

1 000 mL,出现周围循环衰竭(如口干、意识变化、休克等)症状。

病区总带教李护士:同学们的回答很正确,也比较全面,相信对上次业务学习的相关内容,同学们都已经掌握,接下来进入今天的第二部分,病历汇报。

(二)病历汇报

实习生小吉:患者宋××,男,51 岁,以"黑便 3 d,短暂意识丧失 8 h 余"为主诉急诊入院。患者 3 d 前无明显诱因出现黑便,伴恶心、呕吐 1 次,呕吐物为进食食物,伴上腹部不适,未诊治,8 h 余前小便时突然出现短暂意识丧失,具体时长不详,醒后感头晕,急来院就诊,急诊查血常规:白细胞 12.95×10^9/L、红细胞 2.83×10^{12}/L、血红蛋白 88 g/L、中性粒细胞计数 8.55×10^9/L、淋巴细胞计数 3.6×10^9/L;部分凝血酶原时间 21.8 s,葡萄糖 9.66 mmol/L,电解质、D-二聚体均无异常,颅脑 CT 平扫未见异常。患者神志清,精神差,自理能力为中度依赖,跌倒风险评分 7 分,疼痛评分 3 分。既往查幽门螺杆菌(HP)感染阴性,入院后给予心电监护、吸氧、艾司奥美拉唑注射泵泵入、酚磺乙胺、氨基酸、氯化钾等输注,口服凝血酶冻干粉、去甲肾上腺素、康复新液、致康胶囊、硫糖铝等对症治疗。住院第三天,行无痛胃镜检查提示慢性浅表性胃炎,十二指肠球部溃疡,继续应用艾司奥美拉唑,口服止血及保护胃黏膜药物。

目前情况:患者神志清,生命体征平稳,精神较前改善,贫血貌,已开始进食适量流食,少量室内活动,近几日未排大便,小便正常。诉轻度头晕、乏力,偶有腹部不适。

(三)现场查体

病区总带教李护士:接下来进行床旁现场查体,由实习同学小王和小李共同完成,请各位移步至患者床旁。

实习生小王:常规查体结果如下。患者神志清,精神差,贫血貌,全身皮肤、黏膜苍白,自主体位,流质饮食,睡眠正常,大便转为黄色,心理状态良好,生命体征平稳,体温 36.4 ℃,心率 72 次/min,呼吸 19 次/min,血压 121/70 mmHg,腹痛 0 分,四肢活动正常。

实习生小李:专科查体结果如下。①站于患者右侧,查看患者面色、眼睑及口唇苍白,观察腹部,腹平坦,腹软,未见肠型及蠕动波,未见腹壁静脉曲张。②于左下腹部叩诊,逆时针叩诊至右下腹,无压痛、反跳痛。③听诊腹部 3～5 min，肠鸣音为 5 次/min。

 （四）护理程序成果汇报

病区总带教李护士：刚才完成了床旁查体，接下来进入今天查房汇报的第四部分，根据患者的现状，进行护理评估，列出护理诊断，提出护理目标，再有针对性地对患者进行护理措施的落实，最后进行实习生和带教老师的双向评价。接下来就以上情况由各位同学逐个进行汇报。

实习生小刘：

护理诊断："潜在并发症"，有再出血的风险。

护理计划：患者生命体征平稳，组织灌注量恢复，无再出血征象。

护理实施：注意观察患者的呕吐物及大便情况，及时发现患者有无再出血情况。注意观察患者尿量，血常规结果、血压及意识状态。患者发生消化道出血时，患者应保持平卧，头偏向一侧，及时清除患者口鼻腔分泌物，防止误吸和窒息，保持呼吸道通畅，给予吸氧治疗。消化道出血患者在紧急处理后，往往会出现情绪紧张、焦虑不安等心理问题，医护人员应给予患者充分的心理支持，帮助他们树立战胜疾病的信心。在康复期间，饮食应以清淡易消化为主。初期可给予流质或半流质饮食，逐渐过渡到软食、普食。同时，要避免刺激性食物，以免加重出血，护理人员指导家属应根据患者的具体情况，制订合理的饮食计划；还应注意休息和保暖，避免过度劳累和剧烈运动，以免加重病情。

护理评价：患者未发生再出血情况。

实习生小李：

护理诊断："有组织灌注不足的风险"，与出血有关。

护理计划：患者未发生灌注不足或发生灌注不足时被及时发现和处理。

护理实施：①监测观察生命体征。有无心率加快、心律失常、脉搏细弱、血压降低、脉压变小、呼吸困难、体温不升或发热，必要时进行心电监护。②精神和意识状态。有无精神疲倦、烦躁不安、嗜睡、表情淡漠、意识不清甚至昏迷。③观察皮肤和甲床色泽，肢体温暖或是湿冷，周围静脉特别是颈静脉充盈情况。④准确记录出入量，疑有休克时留置导尿管，测每小时尿量，应保持尿量>30 mL/h。⑤观察呕吐物和粪便的性质、颜色及量。⑥定期复查血红蛋白浓度、红细胞计数、血细胞比容、网织红细胞计数、血尿素氮、粪便隐血，以了解贫血程度、出血是否停止。

护理评价:患者全身干燥、皮肤温暖,生命体征平稳。

实习生小张:

护理诊断:活动无耐力。

护理计划:活动过程中未发生跌倒、坠床。

护理实施:消化道出血急性期应卧床休息。评估患者进行康复训练的适应证。向患者解释适当活动的重要性。制定个体化的运动方案。指导患者三部曲(平躺 30 s,坐起 30 s,站立 30 s 再行走),衣着大小合适、鞋子应选择低跟防滑鞋、如厕及活动时有人陪伴。

护理评价:患者可缓慢床边活动,未发生跌倒。

实习生小吉:

护理诊断:"焦虑",与担心疾病预后有关。

护理计划:患者焦虑症状减轻,积极配合治疗。

护理实施:尽量主动满足患者生理、心理需求,抢救工作应忙而不乱,让患者对医护人员产生信任感。帮助患者和家属认识消化道出血的原因,保持心情舒畅,生活有规律,避免过劳。

护理评价:患者焦虑心理症状较前缓解。

 (五)知识拓展

1.活动性出血的判断

病区总带教李护士:对于继续或再次出血的判断,是我们临床护理工作中的观察要点。那么在护理的过程中判断存在活动性出血的方法如下。①反复呕血,甚至呕吐物由咖啡色转为鲜红色。②黑便次数增多且粪质稀薄,色泽转为暗红色,伴肠鸣音亢进。③周围循环衰竭的表现,经充分补液、输血而改善不明显,或好转后又恶化,血压波动,中心静脉压不稳定。④血红蛋白浓度、红细胞计数、血细胞比容持续下降,网织红细胞计数持续增高。⑤在补液足够、尿量正常的情况下,血尿素氮持续或再次增高。⑥门静脉高压的患者原有脾大,在出血后常暂时缩小,如不见脾恢复肿大亦提示出血未止。

可结合 GBS 评分判断病情危险程度(表 3-1)。

表 3-1　GBS 评分

项目		参数	评分
收缩压/mmHg		100～109	1
		90～99	2
		<90	3
血尿素氮/（mmol/L）		6.5～7.9	2
		8.0～9.9	3
		10～24.9	4
		≥25	6
血红蛋白/（g/L）		120～129	1
男		100～119	3
		<100	6
女		100～119	1
		<100	6
其他表现	脉搏/（次/min）	≥100	1
	黑便	存在	1
	晕厥	存在	2
	肝脏疾病	存在	2
	心力衰竭	存在	2

注：低危≤6 分，中危 7～10 分，高危≥11 分。

2. 思考问题

病区总带教李护士：今天查房同学们进行了汇报和演示，接下来有两道课后作业留给大家。①对于消化性溃疡的患者，为什么要检测 HP？②HP 感染后治疗服药注意事项有哪些？

◀ **（六）查房总结**

护士长总结：本次查房围绕消化道出血、十二指肠球部溃疡的护理展开教学查房，采取以问题为中心的项目化教学方式，由教师提出问题，引导学生积极查找资料，归纳总结，共同探究问题、解决问题，激发了护生极大的学习兴趣和热情，充分展示了教师引导、学生主体的教学模式，很好地培养了学生独立思考问题、分析问题、解决问题的能力。

同学们在汇报中都展示了各自的学习成果，在查房过程中表现出认真负责的态度,取得很好的教学成果。护理程序是一个持续、动态的过程,在执行护理程序的过程中,会出现新的护理问题,需要重新评估及时修订新的护理计划,做到学做一体,及时归纳总结,取得更好的教学成果。

护理部总结:通过这次的教学查房实习护生能应用自己所学理论知识主动发现问题、解决问题,并能学以致用。强调一点,护理工作不仅仅是为患者提供治疗和护理,更需要关注患者的心理和社会需求。这就需要我们不断地学习和提高自己的护理技能水平及理论知识,能更好地为患者解决问题。谢谢!

◇ 参考文献 ◇

[1]徐军,戴佳原,尹路.急性上消化道出血急诊诊治流程专家共识[J].中国急救医学,2021,41(1):1-10.

[2]尤黎明,吴瑛.内科护理学[M].7版.北京:人民卫生出版社,2022.

[3]中华消化杂志编辑委员会.消化性溃疡诊断与治疗共识意见(2022年,上海)[J].中华消化杂志,2023,43(3):176-192.

[4]崔娴,陆晓芳,殷庆玲,等.休克指数与早期预警评分系统联合应用于急性消化道出血患者中的效果观察[J].中国急救复苏与灾害医学杂志,2024,19(3):356-358,363.

二、急性胰腺炎患者护理教学查房

查房患者:孙××,男,34岁,住院号8155378。诊断为急性胰腺炎。

查房形式:PPT汇报+现场查体+情景展示。

主持人:护士长。

参加人员:护理部主任、科护士长、护士长、责任护士、实习总带教、各带教老师、实习同学等。

查房流程:

护士长:根据我们的带教计划,我们完成了第一、二周教学任务,为了更好地学以致用,我们第三周确定对1床孙××急性胰腺炎患者进行教学查房,大家在带教老师指导下查阅文献、教科书等进行相关知识拓展;学生通过护理评估,确定患者护理问题及预期目标;针对护理问题,由学生主导、老师为辅实施了相应护理措施。急性胰腺炎是一种常见的消化系统急症,其发病突然,病情复杂多变。在查房前,我们已对疾病的发病机制、临床表现、治疗原则等进行了深入的学习。今天,我们将结合具体病例,对急性胰腺炎的护理要点进行深入剖析,共同探讨如何更好地为患者提供优质的护理服务。

急性胰腺炎指因胰酶异常激活对胰腺自身及周围器官产生消化作用而引起的、以胰腺局部炎症反应为主要特征,甚至可导致器官功能障碍的急腹症。急性胰腺炎病因众多,不同病因引起的急性胰腺炎的患者年龄、性别分布及疾病严重程度各不相同。在我国,胆石病仍是急性胰腺炎的主要病因,其次为高甘油三酯血症及过度饮酒。高甘油三酯血症性及酒精性急性胰腺炎更常发生于年轻男性患者,其他较少见原因包括药物、内镜逆行胰胆管造影术后、高钙血症、感染、遗传、自身免疫病和创伤等,那么急性胰腺炎的临床表现和观察要点是什么呢?

今天我们主要通过1床患者孙××的教学查房一起来讨论学习急性胰腺炎的相关知识。下面由病区总带教张护士继续主持。

病区总带教张护士:这次查房我选择的是科室的常见疾病——急性胰腺炎,希望通过本次查房同学们能够完成以下各项教学目标。

知识目标:①掌握急性胰腺炎的临床表现(难点)。②掌握急性胰腺炎的观察要点(重点)。③了解胰腺炎的药物应用。

技能目标:掌握口腔护理。

素质目标:①强化应急处理能力和团队协作意识。②建立科研思维。③保护患者隐私。

病区总带教张护士:本次查房主要从以下6个方面进行。急性胰腺炎相关知识回顾、病历汇报、现场查体、护理程序成果汇报、知识拓展、查房总结。首先进行第一部分,主要通过项目教学法的形式对上周业务学习的内容进行回顾,我提出相关问题,由同学们进行查阅、收集、整理,得出结论,请大家踊跃发言。

(一)相关知识回顾

问题:①急性胰腺炎的症状有哪些? ②急性胰腺炎是怎样确诊的?

实习生小魏:查阅资料得知,急性胰腺炎的主要症状如下。①腹痛:为本病的主要表现和首发症状,常在胆石症发作后不久,或暴饮暴食、高脂餐及酒后突然发生。疼痛剧烈而持久,呈胀痛、钻痛、绞痛和刀割样痛。②恶心、呕吐和腹胀:常于腹痛后不久发生,多为反射性,呕吐剧烈者可吐出胆汁或咖啡渣样液。③发热。④水、电解质和酸碱平衡紊乱:可出现轻重不等的脱水,常伴有低钾、低镁血症。

实习生小李:我通过查阅《中国胰腺炎诊治指南》得知,急性胰腺炎的诊断标准包括上腹部持续性疼痛、血清淀粉酶和(或)脂肪酶浓度至少高于正常上限值 3 倍、腹部影像学检查结果显示符合急性胰腺炎影像学改变 3 项。上述 3 项标准中符合 2 项即可诊断为急性胰腺炎。

病区总带教张护士:同学们的回答都很正确,也比较全面,相信对上次业务学习的相关内容都有了一定的掌握,接下来进入今天的第二部分,病历汇报。

(二)病历汇报

实习生小刘:患者孙××,男,34 岁,住院号 8155378,以"腹痛 1 d"为主诉入院,患者 7 h 前无明显诱因出现腹痛,以左上腹为主,呈持续性胀痛,伴腰背部放射痛,急诊查 CT 提示胰腺形态饱满,周围脂肪间隙稍模糊,考虑急性胰腺炎。既往患"高血压"病史 3 年,无过敏史,入院后各项评估均在正常范围内,自理能力无依赖,无压疮、跌倒风险,疼痛评分为 3 分,诉恶心、腹胀。给予消化内科一级护理,禁食水,留置胃管、胃肠减压应用,心电监护,生长抑素注射泵泵入减少胰液分泌;给予抗炎、补液,维持水、电解质和酸碱平衡等药物对症治疗。

(三)现场查体

病区总带教张护士:接下来进行床旁现场查体,由实习同学小王和小李共同完成,请各位移步至患者床旁。

实习生小王:常规查体结果如下。患者神志清,精神差,自主体位,禁食,睡眠正常,腹痛较前减轻,心理状态良好,对答切题,语言流畅,体温 36.5 ℃,心率 72 次/min,呼吸 19 次/min,血压 130/70 mmHg,腹痛 1 分,四肢活动正常。

实习生小魏:专科查体结果如下。①站于患者右侧,观察腹部无皮疹、破损。②于左下腹部叩诊,逆时针叩诊至右下腹,检查无肠胀气及移动性浊音。③按压右上腹患者有疼痛。

(四)护理程序成果汇报

病区总带教张护士:刚才完成了床旁查体,接下来进入今天查房的第四部分,根据患者的现状,进行护理评估、列出护理诊断,提出护理目标,再有针对性地对患者进行各项护理措施的落实,现在大家结合患者目前的病情、查体结果及护理评估,对该患者的整体护理过程按照护理程序逐个进行汇报。

实习生小王:

护理诊断:腹痛。

护理目标:患者腹痛减轻。

护理措施:①休息。绝对卧床休息,减轻胰腺的负担,促进组织修复;保证睡眠,促进体力恢复。②饮食护理。禁食,当疼痛减轻,白细胞计数和血淀粉酶降至正常后,给予少量无脂流质饮食。③用药护理。腹痛剧烈,可遵医嘱给予镇痛药物应用。注意观察用药前后疼痛有无减轻,禁用吗啡,以免掩盖病情。

护理评价:患者腹痛减轻,积极配合治疗。

实习生小刘:

护理诊断:"潜在并发症",体液不足。

护理目标:患者尿量正常,生命体征平稳。

护理措施:维持有效血容量,迅速建立有效静脉通路输入液体,禁食患者每天的液体入量常在 3 000 mL 以上,以 $5 \sim 10$ mL/(kg·h)的速度进行补液,过程中应警惕液体负荷过重导致的组织水肿及器官功能障碍。尿量>0.5 mL/(kg·h)。观察皮肤黏膜的弹性及色泽有无变化,注意有无脉搏细速、血压下降、尿量减少等表现,观察呕吐物的性质及量,胃肠减压者需观察引流液准确记录出入量,根据病情监测血生化指标。

护理评价:患者尿量正常,生命体征平稳,皮肤弹性及色泽正常。

实习生小王:

护理诊断:胃管滑脱。

护理目标:患者胃管无脱落。

护理措施:妥善固定胃管。向患者宣教防止导管滑脱的措施。悬挂防止导管脱落的警示标识。定时巡视病房,观察胃管的位置及长度,做好交接班。

护理评价:患者胃管二次固定好,无脱出,胃肠减压通畅。

实习生小魏:

护理诊断:"潜在并发症",低血糖反应。

护理目标:患者无低血糖反应发生。

护理措施:指导患者如有心悸、大汗、饥饿感、乏力等及时通知医护人员。每小时巡视患者,注意观察有无低血糖反应。持续监测患者的血糖情况,确保在对低血糖进行处理后,血糖水平恢复到安全范围。24 h匀速输入液体,避免液体在同一时间段集中输完。

护理评价:监测血糖在正常范围内,患者未发生低血糖。

 (五)知识拓展

1. 急性胰腺炎患者获得营养支持的方式

病区总带教张护士:同学们的发言都非常全面,今天我们对急性胰腺炎的病因、临床表现、护理等进行了深入的学习,我们知道了患者胰酶异常激活等病理生理改变所致消化功能障碍,加之机体高分解代谢、应激刺激、炎症反应所致营养物质大量消耗,还有呕吐、腹泻等症状造成营养物质摄入受限,均使患者处于营养不足甚至营养不良状态。相较于肠外营养,肠内营养对于不同严重程度的急性胰腺炎患者是安全、可耐受的,可降低并发症、多器官功能障碍发生率和病死率。患者对鼻胃管有较好的安全性和可行性,相较于鼻空肠管,鼻胃管的放置更便捷,但当患者存在胃排空延迟或幽门梗阻时,应使用鼻空肠管。可于24 h或48 h内启动肠内营养,48 h内启动肠内营养比延后启动更有效,感染及器官功能障碍发生率和病死率更低。

2. 思考问题

病区总带教张护士:今天同学们通过查找资料、文献对急性胰腺炎这个疾病有了一定的认识和了解。我再留给大家两个思考问题:①急性胰腺炎检验时胰淀粉酶、胰脂肪酶、尿淀粉酶哪个升高的最早? ②这3个检验结果哪个持续时间最长?

 (六)查房总结

护士长总结:本次查房围绕急性胰腺炎护理展开教学查房,采取以问题为中心的项目化教学方式,由教师提出问题,引导学生积极查找资料,归纳总结,共同探究问题、解决问题,激发了护生极大的学习兴趣和热情,充分展示了教师引导、学生主体的教学模式,很好地培养学生独立思考问题、分析问题、解决问题的能力。

同学们在汇报中都展示了各自的学习成果,在查房过程中表现出认真负责的态度,取得很好的教学成果。护理程序是一个持续、动态的过程,在执行护理程序的过程中,会出现新的护理问题,需要重新评估及时修订新的护理计划,做到学做一体,及时归纳总结,同时关注患者的心理状态,通过有效的沟通技巧,给予患者必要的心理支持和安慰,取得更好的教学成果。

护理部总结:通过本次查房,我们不仅对急性胰腺炎的护理有了更深入的认识,也提升了我们的实践操作能力和团队协作能力。未来,我们将继续总结经验,不断优化护理方案,为患者提供更加专业、人性化的护理服务。

同时,我们也期待与在座的各位同仁一起,共同探讨和学习更多的护理知识和技巧,共同推动消化内科护理工作的不断发展和进步。

◇ **参考文献** ◇

[1]中华医学会外科学分会胰腺外科学组.中国急性胰腺炎诊治指南(2021)[J].中华消化外科杂志,2021,20(7):730-739.

[2]尤黎明,吴瑛.内科护理学[M].7版.北京:人民卫生出版社,2022.

[3]马小华,李兰.入院时无害性急性胰腺炎评分可预测轻症急性胰腺炎[J].南方医科大学学报,2020,40(2):190-195

[4]王亚丹,王苗苗,郭春梅,等.急性胰腺炎严重程度早期预测模型的构建与验证[J].首都医科大学学报,2023,44(2):302-310.

三、结肠息肉患者护理教学查房

查房患者:郭××,男,58岁,住院号8157545。诊断为结肠息肉。

查房形式:PPT汇报+现场查体+情景展示。

主持人:护士长。

参加人员:护理部主任、科护士长、护士长、责任护士、实习总带教、各带教老师、实习同学等。

查房流程:

护士长:我们完成了第一、第二周教学任务,在第三周确定对28床郭××结肠息肉患者进行教学查房,大家在带教老师指导下查阅文献、拓展相关知识;学生通过护理评估,确定护理问题及预期目标;针对护理问题由学生主导、老师为辅实施了相应护理措施。

2020年中国确诊的所有癌症病例中,41.5%为消化系统癌症。面对如此高发的消化道肿瘤,如果能在早期通过胃肠镜检查发现消化道癌前病变或者早癌,就可以通过内镜操作完整去除病变组织。随着人们健康意识的提高,肠镜已成为常规体检项目,许多人在检查中发现结肠息肉后感到焦虑不安。那么究竟什么是结肠息肉呢? 肠息肉严重吗? 是否需要切除? 今天我们主要通过28床患者郭××的教学查房一起来讨论学习结肠息肉的相关知识,更好地为患者提供专科护理服务,下面由病区总带教李护士继续主持。

病区总带教李护士:这次查房我选择的是科室的典型常见疾病——结肠息肉,希望通过本次查房同学们能够完成以下各项教学目标。

知识目标:掌握结肠息肉切除术后护理要点。

素质目标:①建立临床护理思维。②了解叙事护理,提高沟通能力。③保护患者隐私。④尊重并关爱患者心理问题。

病区总带教李护士:本次查房主要从以下6个方面进行。结肠息肉相关知识回顾、病历汇报、现场查体、护理程序成果汇报、知识拓展、查房总结。首先进行第一部分,主要通过互动问答的形式对上周业务学习的内容进行回顾,我提出相关问题,由同学进行回答,大家踊跃发言。

◀ (一)相关知识回顾

问题:无痛胃肠镜检查术前准备要点有哪些?

实习生小张:术前评估患者的心理状态、对内镜下手术的认知程度、以往有无接受过内镜检查的经验,针对出现的不同心理问题给予相应的指导;评估患者的身体基础状态,有无心肺疾病、高血压、糖尿病、药物过敏史、手术史、哮喘史、凝血功能、是否使用抗凝药物等,为手术、麻醉适应证提供依据。与患者进行有效沟通,使患者能够积极主动配合完成术前准备,包括做好术前禁食8 h,禁饮4 h,为手术提供清晰的视野、防止术中误吸;禁烟2周,减少呼吸道分泌,防止麻醉时呼吸抑制;告知患者与家属手术效果及术中可能出现的风险及并发症,签署知情同意书。术前常规留置静脉套管针,用于术前用药。

病区总带教李护士:张同学的回答都很正确,也比较全面,相信对上次业务学习的相关内容都有了一定的掌握,接下来进入今天的第二部分,病历汇报。

◀ (二)病历汇报

实习生小魏：患者郭××,28 床,男,58 岁。以"发现结肠息肉 1 月余"为主诉,于 2023 年 7 月 4 日平诊入院。既往史：高血压病史 10 余年,最高到159/104 mmHg,口服"缬沙坦胶囊 1 片,每天 1 次;酒石酸美托洛尔 25 mg,每天 2 次"。患者入院后各项评估均在正常范围,无疼痛,自理能力无依赖,无压疮和跌倒风险,无既往史和过敏史。完善相关检查：乙肝五项,乙肝核心抗体阳性、乙肝表面抗体阳性;生化检验、心电图均无异常。于 2023 年 7 月 6 日行无痛肠镜诊断结果：结肠多发息肉、EMR+钛夹封闭+APC、结直肠多发息肉、内镜下结直肠多发息肉切除术+内镜下止血治疗。

我在给予患者动态各项护理评估、相应的措施实施过程中,有一点困惑：结肠息肉一定要摘除吗？

病区总带教李护士：目前普遍认为,95% 的肠癌由腺瘤性肠息肉逐步演化而来,腺瘤性肠息肉的癌变率为 2.9% ~9.4%,其他病理型的结肠息肉也有一定的癌变率,比如错构瘤性息肉。结肠息肉的大小也与癌变有一定的相关性,息肉的直径越大,其癌变的可能性也越大。一般直径大于 20 mm 的结肠息肉的癌变率达 10%。从一个结肠腺瘤发展到结直肠癌,身体其实给了你 7 ~10 年的时间让你提早发现,越早发现并切除异常组织,就能越有效阻止结直肠癌的发生和发展。所以,在内镜下直接摘除那些有癌变风险的息肉,可以最大程度地预防癌变。

◀ (三)现场查体

病区总带教李护士：接下来进行床旁现场查体,由两名实习同学共同完成,查体主要从两个方面进行,请大家移步至患者床旁。

实习生小梁：常规查体结果如下。患者神志清,精神好转,自主体位,禁饮食,睡眠及大小便正常,心理状况良好,生命体征平稳,体温 36.5 ℃,心率 72 次/min,呼吸 18 次/min,血压 122/78 mmHg,疼痛评分为 0 分,四肢活动正常。

实习生小刘：专科查体结果如下。①视诊：腹部平坦,无腹壁静脉曲张,未见手术瘢痕,未见胃肠型及蠕动波。②触诊：腹软,全腹无压痛,无反跳痛及肌紧张。③叩诊：叩诊正常,无移动性浊音,肝肾区无叩击痛。④听诊：肠鸣音 3 次/min,肠鸣音正常。

（四）护理程序成果汇报

病区总带教李护士：刚才完成了床旁查体及护理问题评估。护理措施落实情况，接下来进入今天查房汇报的第四部分。

前期带领同学们与患者进行沟通交流，进行护理评估、列出护理诊断，提出护理目标，再有针对性地对患者进行各项护理措施的落实。现在，大家结合患者目前病情、查体结果及护理评估，对该患者的整体护理过程按照护理程序逐个进行汇报。

实习生小苑：

护理诊断："潜在并发症"，包括术后出血、消化道穿孔。

护理计划：术后患者进食后，未诉任何不适。

护理实施：在和患者的日常沟通中，我发现患者存在这样的疑问"息肉切了是不是就没事了?"针对患者的问题，我告知患者术后可能会出现消化道出血、消化道穿孔等并发症。术后应注意卧床休息，避免腹部用力，术后1个月禁止剧烈运动，如跑步、游泳、干重活、搬重物等；术后饮食一定要循序渐进，少量多餐，1周后逐渐过渡到正常饮食，不要喝酒，避免进食辛辣刺激的食物；如果有少量的便血或黑便，一般会自行停止，无须过于担心，如出现大量血便，伴有头晕、心慌等不适，说明出血量较大，需及时就医；可能部分患者息肉出血会出现迟发性穿孔出血，如果出现剧烈腹痛、腹胀、发热等不适，也是需要立即通知医护人员。

护理评价：患者了解了消化道出血和穿孔临床表现，并积极配合治疗，未发生并发症。

实习生小刘：

护理诊断："有发生低血糖的危险"，与术后禁食或进食少有关。

护理计划：患者会识别低血糖反应及应急处理办法。

护理实施：按时巡视病房，主动询问患者有无头晕、心慌、出虚汗、手抖等症状，及时发现患者病情变化；给予患者术后饮食指导，并给患者发放专科标准化饮食清单；做好患者的健康宣教，给患者讲解如果发生低血糖的应急处理办法，比如可以喝半杯甜果汁或一瓶牛奶、2~4块方糖、一片30 g的面包片等，在和患者讲解的过程中，及时消除患者心里的顾虑。

护理评价：通过我们给予患者专业的饮食指导，患者术后并未发生低血糖症状。我也更加意识到，理论和实践结合的重要性，还要把护理工作精细化,体现我们的优质化护理服务。

实习生小李:

护理诊断:"焦虑",与担心疾病有关。

护理计划:患者焦虑症状减轻,积极配合检查治疗。

护理实施:做好心理护理,多和患者交流,及时了解患者需求;为缓解患者的不良情绪,检查前详细地给患者讲解检查方法,全程指导患者肠道准备,试着运用"叙事护理"的方法鼓励患者倾诉内心的焦虑;关心理解患者,耐心解答患者提出的问题;向患者及家属讲解疾病相关知识,观看科普小视频,使患者得到相应的健康教育,消除对肠镜的恐惧感。

护理评价:患者焦虑心理症状较前缓解,全程配合,高质量完成了肠道清洁,顺利完成检查。

（五）知识拓展

1. 内镜黏膜下剥离术的禁忌证

病区总带教李护士:随着内镜技术的不断发展,消化道早癌的治疗已由外科手术逐渐被内镜下治疗所取代。内镜黏膜下剥离术(ESD)已经逐渐成为消化道早癌及癌前病变的一线治疗方法,在黏膜下注射基础上利用几种特殊的高频电刀将病变所在黏膜剥离,从而达到治疗目的。以下人群不能进行 ESD 手术:①明确有淋巴转移的早期胃癌。②肿瘤侵犯固有层。③正在服用抗凝药物的患者,或存在血小板低和凝血功能障碍者,在停药或凝血功能没有得到纠正前,严禁 ESD 治疗。④有严重心肺疾病,无法耐受麻醉的患者。

2. 思考问题

病区总带教李护士:今天查房同学们进行了汇报和演示,接下来有一道课后作业留给大家。患者 ESD 术后的观察要点及护理措施有哪些?

（六）查房总结

护士长总结:本次查房,围绕着结肠息肉术后护理展开教学查房,模式采用以学生为中心的教学方式,由学生提出问题,积极查找资料,寻求答案,激发了护生极大的热情和兴趣,变被动为主动,积极性被充分调动,能培养学生独立思考问题、分析问题、解决问题的能力,同学们汇报得都很好,在整个查房过程中的付出都是值得肯定的。整个查房课堂气氛活跃,需要大家注意的一点是:护理程序是一个持续、动态的过程,在执行护理程序的同时,会出现新的护理问题,这时我们就需要重新评估及时修订新的护理计划。

护理部总结:这次的查房大家准备很充分,效果很好,实习护生能主动发现问题、解决问题,积极主动地和患者沟通、交流,患者对于我们的护理也非常满意。希望在今后的教学查房中能积极创新,同学们真正地将所学知识学以致用,谢谢!

◇ **参考文献** ◇

[1]中华医学会外科学分会结直肠外科学组,张忠涛.结直肠癌多学科综合治疗协作组诊疗模式中国专家共识(2023版)[J].中国实用外科杂志,2024,44(1):1-16.

[2]中华医学会消化内镜学分会外科学组,中华医学会消化内镜学分会经自然腔道内镜手术学组,中国医师协会内镜医师分会消化内镜专业委员会,等.中国消化道黏膜下肿瘤内镜诊治专家共识(2023版)[J].中华消化内镜杂志,2023,40(4):253-263.

学生在肾内科学习四周时间。第一周完成了入科宣教、明确了教学计划,熟悉了肾内科的护理常规、常见的专科技能操作。第二周对学生进行腹膜透析护理的带教指导,老师们了解了各位学生对专科知识掌握情况、对教学查房的理解程度。

一、腹膜透析患者护理教学查房

查房患者:靳××,女,36 岁,住院号 8175194,诊断为慢性肾衰竭、腹膜透析。

查房形式:PPT 汇报+现场查体+情景展示。

主持人:护士长。

参加人员:护理部主任、科护士长、护士长、责任护士、病区总带教、各带教老师、实习同学等。

查房流程:

护士长:我们完成了第一、二周教学任务,在第三周确定对 5 床靳××腹膜透析患者进行教学查房,大家在带教老师指导下查阅文献、拓展相关知识;学生通过护理评估,确定患者护理问题及预期目标;针对护理问题由学生主导、老师为辅实施了相应护理措施。

随着终末期肾病比例不断攀升,预计到 2030 年,全球需接受透析的人数将达到 1 450 万。腹膜透析是重要的肾脏替代治疗方式,具有稳定血流动力学、保护潜在的残余肾功能及较高的生活质量等优势。其利用腹膜的半透膜特性,将适量透析液引入腹腔并停留一段时间,借助腹膜毛细血管内血液及腹腔内透析液中的溶质浓度梯度和渗透梯度进行水和溶质交换,以清除蓄积的代谢废物,纠正水、电解质、酸碱平衡紊乱。因为腹膜透析作为简便、成本效益高的肾脏替代疗法,正在世界各国得以推广和应用,所以了解相关知识并给予患者正确的护理措施尤其重要。下面由病区总带教吴护士继续主持。

病区总带教吴护士:这次查房我们选择的是科室腹膜透析的患者,希望通过本次查房同学们能够完成以下各项教学目标。

知识目标:①掌握腹膜透析如何进行饮食护理(重点)。②熟悉腹膜透析操作注意事项(难点)。

技能目标:①掌握七步洗手法及洗手指征。②掌握腹膜透析换液技术。

素质目标:①建立临床护理思维。②尊重并关爱腹膜透析患者心理情况。③了解叙事护理,提高沟通能力。④保护患者隐私。

病区总带教吴护士:本次查房主要从以下6个方面进行。腹膜透析相关知识回顾、病历汇报、现场查体、护理程序成果汇报、知识拓展、查房总结。首先进行第一部分,主要通过互动问答的形式对上周业务学习的内容进行回顾,我提出相关问题,由同学进行回答,大家踊跃发言。

（一）相关知识回顾

问题:①腹膜透析原理是什么? ②腹膜透析引流不畅的原因有哪些?

实习生小赵:腹膜透析是利用人体天然的半透膜腹膜作为腹透膜,反复向腹腔灌入透析液,通过弥散和超滤的原理,使腹膜毛细血管和腹膜透析液之间进行水和溶质交换的过程。

实习生小钱:我来补充两个方式的作用。①弥散作用,血液中的尿毒症毒素随着浓度梯度从浓度较高的腹膜毛细血管弥散到浓度较低的腹透液中,而腹透液中的葡萄糖、乳酸盐、钙浓度较血液内的浓度高,透析时则由腹透液向血液弥散。②超滤作用,腹透液具有相对的高渗透性,可引起血液中水的超滤,同时伴有溶质的转运。

实习生小孙:老师,我回答一下第二个问题,腹膜透析引流不畅常见原因有腹膜透析管移位、受压、扭曲、纤维蛋白堵塞、大网膜粘连等。

病区总带教吴护士:同学们的回答比较全面,接下来进入今天的第二部分,病历汇报。

（二）病历汇报

实习生小李:患者靳××,女,36岁,以"规律腹膜透析3年余,透析液引流不畅 2 d"为主诉入院。既往史：有高血压、高血压视网膜病变；无过敏史。诊疗经过：3 年前，测血压最高 180/120 mmHg，给予美托洛尔 47.5 mg/d，血压控制尚可，维持在 140/85 mmHg 左右；3 年前血肌酐 769 μmol/L，诊断为慢性肾衰竭，在肾内科行"腹膜透析置管术"，开始接受腹膜透析。现患者神志清，精神尚可，慢性病容，贫血貌，饮食睡眠差，大小便正常，体重无明显增加。患者入院后各项护理评估均在正常范围，无疼痛，自理能力无依赖，无压疮和跌倒风险，无过敏史。以上是我病历汇报的内容。

我在给予患者动态各项护理评估、相应的措施实施过程中，有以下一点困惑：每次给患者换液过程中，为什么都要询问患者有没有腹痛？

病区总带教吴护士：腹膜透析患者腹痛的原因，首先要排除腹膜炎的可能；主要与我们的操作相关；例如，输入透析液时出现腹痛往往与透析温度过低、酸碱度不当、渗透压过高、透析液流入速度过快、腹腔内进入空气等因素相关。其护理要点：腹膜透析时应使透析液的温度接近于体温，减慢透析液流入速度，排出透析管中的气体，必要时可应用镇痛药和镇静剂。

（三）现场查体

病区总带教吴护士：由实习同学小赵和小钱共同完成查体，请各位移步至患者床旁。

实习生小赵：常规查体结果如下。神志清，精神差，慢性病容，贫血貌，双眼睑浮肿，自主体位，低盐低脂饮食，睡眠及大小便正常，心理状况良好，生命体征平稳，体温 36.2 ℃，心率 76 次/min，呼吸 19 次/min，血压 142/86 mmHg，四肢活动正常。

实习生小钱：专科查体结果如下。①腹部可见长约 4 cm 手术瘢痕，腹膜透析导管在位通畅，局部干燥无渗出，双下肢水肿Ⅰ度。②腹部无移动性浊音，无肾区叩击痛。

（四）护理程序成果汇报

病区总带教吴护士：刚才完成了床旁查体及护理问题评估、护理措施落实情况，接下来进入今天查房汇报的第四部分。

前期带领同学们进行护理评估、列出护理诊断；提出护理目标，并针对性地对患者进行各项护理措施的落实。现在，大家结合患者目前病情、查体结果及护理评估，对该患者的整体护理过程按照护理程序逐个进行汇报。

实习生小孙：

护理诊断：透析导管引流不畅。

护理目标：导管换液时使用顺畅。

护理实施：腹膜透析引流不畅或腹膜透析管堵塞时的原因有排除腹膜透析管扭曲、受压等。改变患者体位，服用导泻剂或灌肠，促使患者肠蠕动，排空膀胱。腹膜透析管内注入肝素、尿激酶、生理盐水等使堵塞透析管的纤维块溶解。以上措施均无效时，可在 X 线机透视下调整透析管的位置或拔管重新置管。

护理评价：导管透析时使用顺畅。

实习生小李：

护理诊断："营养失调"，低于机体需要量。

护理目标：患者保持足够的蛋白摄入，身体营养状态有所改善。

护理措施：腹膜透析治疗时，体内各种蛋白质都有不同程度的丢失，因此应通过饮食补充，一般蛋白质的摄入量为 $1.2 \sim 1.3$ g/（kg·d），其中 50% 以上为优质蛋白，摄入热量为 147 kJ/（kg·d）。液体摄入量应根据每天的出量而定，每天的摄水量=前 1 d 尿量+前 1 d 腹膜透析超滤量+500 mL。适当在病区内活动，增加食欲。给患者介绍常吃的一些食物中各种营养成分及热量，并发给患者食物成分表。重视对家属的健康宣教，争取家属的积极配合。

护理评价：患者的营养状态有所好转，血清白蛋白较前上升。

实习生小王：

护理诊断：腹痛、腹胀。

护理目标：腹痛、腹胀缓解。

护理实施：腹膜透析患者腹痛的原因，首先排除腹膜炎可能；此外，患者透析液时出现的腹痛往往与透析液温度过低、酸碱度不当、渗透压过高、透析液流入速度过快、腹腔内进入空气等因素有关。我们会针对此患者腹膜透析时应使透析液的温度控制在 37 ℃ 左右；控制腹透液进出的速度 200 mL/min；患者如仍诉腹部不适，告知医生及时适当调整管道的位置；无菌操作，预防腹膜炎的发生。

护理评价：积极采取预防、观察，无腹痛、腹胀发生。

实习生小钱：

护理诊断："有腹透管隧道、出口皮肤感染的风险"，与机体免疫功能低下,腹膜透析、无菌操作不正确有关。

护理目标:住院期间未发生感染。

护理计划:因为2022年ISPD指南和我国的大型队列研究均指出适当的导管固定可避免导管移位对隧道的损伤,所以我们操作后给予导管妥善固定,腹透管腹外段导管末端放入腰带内,避免牵拉。保持局部清洁干燥。腹透管置入2周内避免淋浴或盆浴,改为擦身;我们查房的患者淋浴时用人工肛袋保护导管皮肤出口处及腹外段导管以免淋湿,淋浴后立即更换导管皮肤出口处敷料。并告知勿盆浴。掌握正确的七步洗手法,进行腹膜透析操作时注意无菌操作。

护理评价:体温正常,未发生感染。

 (五)知识拓展

1.腹膜透析手工换液的操作

病区总带教吴护士:感谢同学们的汇报,腹膜透析是治疗终末期肾病的重要的肾脏替代疗法之一。当前腹膜透析患者人数不断攀升,为了让更多的患者的生活质量提高、尽快回归社会,我们的操作流程要更加标准。随着腹膜透析技术发展,我们的腹膜透析方式包括:持续非卧床腹膜透析、持续循环腹膜透析、夜间间歇性腹膜透析和自动腹膜透析。下面请实习生小赵给大家演示腹膜透析手工换液的操作。

实习生小赵:

(1)准备

1)清洁操作台。

2)准备所需物品:已预热的腹透液、碘伏帽、蓝夹子、输液架或高架子。

3)戴帽子、口罩并洗净双手。

4)检查腹透液的有效期、批号及浓度,并观察腹透液是否澄清透明;撕开透析液外袋检查接口拉环、管路、易折阀门杆和透析液袋是否完好无损,挤压检查透析液袋是否有渗出。

5)取患者身上的短管确保短管处于关闭状态。

(2)连接

1)用一手拇指和示指抓好短管后将双联系统"Y"形管夹在中指与环指之间,握紧。

2)另一手拉开接口拉环,注意手不要碰触接口。

3）取下短管上的碘伏帽弃去，注意手不要碰触短管外口。

4）迅速将双联系统与短管相连，拧紧。

（3）引流

1）把腹透液悬在输液架或高架子上，用蓝夹子夹闭入液管路，将废液袋放在低垂位置。

2）打开短管开关开始将腹腔中的液体引流到废液袋里，注意观察引流液是否浑浊。

3）引流完毕后关闭短管开关，用另一个蓝夹子夹闭出液管路。

（4）冲洗（排气）：首先要确定短管开关是处于关闭状态，然后将透析液袋的易碎阀门杆折断，打开出液管路上的蓝夹子可以看到新鲜的腹透液流到废液袋里，5 s后观察气体排尽后用蓝夹子夹闭出液管路。

（5）灌注：打开短管开关开始灌注，这时新鲜的透析液进入腹腔。大约10 min灌注结束后关闭短管开关，再用蓝夹子夹闭入液管路。

（6）分离

1）检查碘伏帽的有效期，撕开碘伏帽的外包装备用。

2）将短管与双联系统分离。

3）取出并检查小帽子内部的海绵是否有碘伏浸润。

4）将短管口朝下，旋拧碘伏帽盖至完全密合。

5）称量透析液并记录。把引流出来的透析废液倒入马桶，并丢弃废液袋。

2.思考问题

病区总带教吴护士：感谢同学们的汇报，以上就是我们今天查房的全部内容，接下来有两道课后作业留给大家。①腹膜透析最严重的并发症腹膜炎临床表现有哪些？②腹膜平衡试验的临床意义有哪些？

 （六）查房总结

护士长总结：本次查房，围绕患者腹膜透析患者的护理展开教学查房，模式采用以学生为中心的教学方式，由学生提出问题，积极查找资料，寻求答案，激发了护生极大的热情和兴趣，变被动为主动，积极性被充分调动，能培养学生独立思考问题、分析问题、解决问题的能力，同学们汇报得都很好，在整个查房过程中的付出都是值得肯定的。整个查房课堂气氛活跃，需要大家注意的一点是：护理程序是一个持续、动态的过程，在执行护理程序的同时,会出现新的护理问题,这时我们就需要重新评估及时修正新的护理计划。

　　护理部总结:这次的查房大家准备很充分,效果很好,实习护生能主动发现问题、解决问题,积极主动地和患者沟通、交流,在查房过程中巩固了课本上的知识,提高护理技能;同时患者对于我们的护理也非常满意,提升服务质量。希望在今后的教学查房中能积极创新,既要培养整体护理观念又要注重护理细节和人文关怀,学以致用,谢谢!

◇ 参考文献 ◇

[1]林建雄,梁碧宁,鲁树超,等.老年腹膜透析患者导管出口处感染的特点及危险因素分析[J].中华肾脏病杂志,2020,36(6):417-423.
[2]尤黎明,吴瑛.内科护理学[M].7版.北京:人民卫生出版社,2022.
[3]田娜,周启明,余学清,等.2022版国际腹膜透析协会腹膜透析相关性腹膜炎防治指南更新重点内容[J].中华肾脏病杂志,2022,38(10):938-944.

二、肾病综合征患者护理教学查房

　　查房患者: 朱××,男,45岁,住院号8155202,诊断为肾病综合征。

　　查房形式: PPT汇报+现场查体+情景展示。

　　主持人: 护士长。

　　参加人员: 护理部主任、科护士长、护士长、责任护士、病区总带教、各带教老师、实习同学等。

　　查房流程:

　　护士长:我们完成了第一、二周教学任务,在第三周确定对34床朱××肾病综合征患者进行教学查房,大家在带教老师指导下查阅文献、拓展相关知识;学生通过护理评估,确定患者护理问题及预期目标;针对护理问题由学生主导、老师为辅实施了相应护理措施。下面由病区总带教吴护士继续主持。

　　病区总带教吴护士:这次查房我选择的是科室常见疾病——肾病综合征,希望通过本次查房同学们能够完成以下各项教学目标。

知识目标:①掌握肾病综合征的临床表现及护理常规(重点)。②熟悉肾病综合征并发症血栓形成的原因(难点)。

技能目标:①掌握水肿分度。②了解蛋白尿的观察方法。

素质目标:①建立临床护理思维。②尊重并关爱慢性疾病患者心理情况。③了解叙事护理,提高沟通能力。④保护患者隐私。

病区总带教吴护士:本次查房主要从以下6个方面进行。肾病综合征相关知识回顾、病历汇报、现场查体、护理程序成果汇报、知识拓展、查房总结。首先进行第一部分,主要通过互动问答的形式对上周业务学习的内容进行回顾,我提出相关问题,由同学进行回答,大家踊跃发言。

(一)相关知识回顾

问题:①肾病综合征有哪些诊断要点? ②肾病综合征的临床表现及并发症是什么?

实习生小赵:肾病综合征的诊断要点如下。根据大量蛋白尿、低蛋白血症、高脂血症、水肿等临床表现,排除继发性肾病综合征即可确立诊断,其中尿蛋白>3.5 g/L,血浆蛋白<30 g/L 为诊断的必要条件。肾病综合征的病理类型有赖于肾活组织病理检查。

实习生小钱:①大量蛋白尿(尿蛋白>3.5 g/d)是肾病综合征的突出表现,正常成人每日尿蛋白质排泄量不超过 150 mg。大量蛋白尿的产生是由于肾小球滤过膜异常所致。低蛋白血症(血浆蛋白<30 g/L)。②水肿是肾病综合征最突出的体征。水肿程度轻重不一,以组织疏松处最为明显。水肿的出现及其严重程度与低蛋白血症呈正相关。③高脂血症,以血浆胆固醇升高(>6 mmol/L)最明显,严重时极低密度脂蛋白(VLDL)、甘油三酯也都增加。④并发症,包括感染(最常见)、血栓形成、急性肾衰竭、电解质代谢紊乱。

病区总带教吴护士:同学们的回答都正确,也比较全面,接下来进入今天的第二部分,病历汇报。

(二)病历汇报

实习生小李:患者朱××,34 床,男,45 岁。以"尿检异常 1 年余"为主诉入院,无既往史、过敏史。无疼痛,自理能力无依赖,无压疮和跌倒风险;慢性病容,双眼睑浮肿,双下肢Ⅰ度水肿。诊疗经过方面:1 年前无明显诱因出现双下肢水肿,至当地医院就诊,检查 24 h 尿蛋白定量 10 000 mg/24 h,白蛋白 20 g/L,肌酐 70 μmol/L,给予行肾穿刺活检术,病理结果回示提示膜性肾病,给予"强的松 5 mg 每早 2 片;他克莫司早 1.5 mg 晚 1.5 mg"治疗,水肿减轻,8 个月前复查 24 h 尿蛋白定量逐渐下降至 2 900 mg/24 h,肌酐 113 μmol/L,白蛋白 30 g/L,他克莫司浓度 10.8 ng/mL,给予调节"他克莫司早0.5 mg 晚 0.5 mg"浓度后肌酐降至正常,半年前监测 24 h 尿蛋白定量 12 484.29 mg/24 h,给予更换方案为利妥昔单抗联合他克莫司治疗,现累计利妥昔单抗 2.0 g;分别于 6 个月前及 3 个月前给予追加利妥昔单抗 0.5 g,目前患者自主体位,神志清,精神尚可,饮食、睡眠尚可,大便正常,小便量可,可见泡沫,体重变化不详。患者入院后各项护理评估均在正常范围,以上是我病历汇报的内容。

（三）现场查体

病区总带教吴护士:由实习同学小赵和小钱共同完成查体,请各位移步至患者床旁。

实习生小赵:常规查体结果如下。患者神志清,精神可,激素面容,自主体位,低盐低脂饮食,睡眠及大便正常,小便可见泡沫,皮肤完整无破损,心理状况良好,生命体征平稳,体温 36.5 ℃,心率 67 次/min,呼吸 17 次/min,血压 111/58 mmHg,四肢活动正常。

实习生小钱:专科查体结果如下。①患者水肿仅限于眼睑、脚踝,指压后出现组织轻度凹陷,平复较快。②腰部无压痛、反跳痛及叩击痛。

（四）护理程序成果汇报

病区总带教吴护士:刚才完成了床旁查体及护理问题评估、护理措施落实情况,接下来进入今天查房汇报的第四部分。

前期带领同学们进行护理评估、列出护理诊断;提出护理目标,并针对性地对患者进行各项护理措施的落实。现在,大家结合患者目前病情、查体结果及护理评估,对该患者的整体护理过程按照护理程序逐个进行汇报。

实习生小李:

护理诊断:"体液过多",与低蛋白血症致血浆胶体渗透压下降有关。

护理目标:患者水肿程度减轻或消退。

护理措施:①卧床休息时抬高下肢,增加静脉回流,减轻水肿,可下床活动,避免劳累。②饮食护理:限制钠盐的摄入,每天 2~3 g;优质蛋白摄入,一般给予 0.8～1.0 g/（kg·d）；给予足够的热量 126 kJ/（kg·d）；补充维生素。③病情观察：每天监测患者体重，观察双下肢的水肿情况；测量血压每日 2 次；密切观察实验室结果尿常规、肾功能检测结果。④用药护理：遵医嘱应用利尿药，观察疗效及不良反应。⑤健康指导：告知患者水肿的原因；教会患者安排每餐食物含盐量和饮水量；指导患者避免进食腌制食品、罐头、啤酒、汽水、味精等，并使用醋和柠檬等增进食欲。教会患者测量每日出入液体量、体重，评估水肿的变化。详细介绍药品的名称、用量、剂量、作用和不良反应，并告知患者不可擅自加量、减量和停药，尤其是糖皮质激素等。

护理评价：患者的水肿消退。

实习生小李：

护理诊断："营养失调"，与大量蛋白尿、摄入减少及吸收障碍有关。

护理目标：能正常进食，营养状态逐步改善。

护理措施：肾病综合征患者所需蛋白质的摄入量，要根据患者的身高体重、营养状况、有无并发症来决定。一般给予正常量的优质蛋白 0.8～1.0 g/（kg·d）；供给足够的热量，每天每千克体重不少于 126～147 kJ；少食富含饱和脂肪酸（动物油脂）的饮食，多食富含多聚不饱和脂肪酸（如植物油、鱼油）的食物，可选用的食物有鸡蛋、牛奶、瘦肉、鱼等动物蛋白。可食富含可溶性纤维的食物（如燕麦、豆类等），以控制高脂血症；注意维生素及铁、钙等的补充；不宜用干豆类及豆制品，坚果类等非必需氨基酸高的食物。由于长期低盐饮食，使得患者食欲降低，应根据患者的饮食习惯，提供多样化的饮食。适当在病区内活动，增加食欲。给患者介绍常吃的一些食物中各种营养成分及热量，并发给患者食物成分表。为患者制订饮食计划表，合理安排饮食，鼓励患者养成良好的饮食习惯，合理摄入蛋白质、脂肪及碳水化合物。营养监测：记录进食情况，评估饮食结构是否合理，热量是否充足。定期监测血红蛋白、白蛋白等指标，评估机体的营养状态。

护理评价：患者了解饮食的相关知识，食欲增加，营养指标逐渐好转。

实习生小赵：

护理诊断："有感染的危险"，与机体抵抗力下降、应用激素和免疫抑制剂有关。

护理目标：无感染发生或能及时发现并控制感染。

护理措施：①预防感染。保持环境清洁，保持病房环境清洁，一日 2 次开门窗通风换气，并用消毒药水拖地、擦桌椅，保持室内温度和湿度合适。尽量减少病区的探访人次,限制上呼吸道感染者探访。避免到人群聚集的地方或与有感染迹象的患者接触。②预防感染指导。告知患者预防感染的重要性,指导患者养成良好的卫生习惯。加强口腔护理,进餐后、睡前、晨起用温开水漱口,口腔黏膜有溃疡时,可增加漱口次数或遵医嘱用药;保持皮肤清洁,尽量穿柔软宽松的清洁衣裤,勤剪指甲,蚊虫叮咬时应及时处理,避免抓伤皮肤;注意个人卫生,勤换内衣裤等,避免尿路感染。指导其加强营养和休息,增强机体抵抗力;遇寒冷季节,注意保暖。③病情观察。监测生命体征,注意体温有无升高;观察有无咳嗽、咳痰、尿路刺激征、皮肤红肿等感染征象。各项操作时,严格无菌操作。

护理评价:能积极采取预防感染的措施,未发生感染。

实习生小王:

护理诊断:"有皮肤完整性受损的危险",与水肿、营养不良有关。

护理目标:皮肤无损伤或发生感染。

护理措施:应注意衣着柔软、宽松。经常变换体位,防止发生压力性损伤;进行穿刺或注射时,拔针后延长穿刺点按压时间。水肿患者皮肤菲薄,易发生破损,故需协助患者做好全身皮肤的清洁,清洗时勿过分用力,避免损伤。注意观察皮肤有无红肿等情况发生。

护理评价:皮肤无损伤或发生感染。

实习生小王:

护理诊断:潜在并发症,血栓及栓塞。

护理目标:无血栓和栓塞发生。

护理措施:①病情观察。每天监测双下肢的周径(测量髌骨下缘以下10 cm处,双侧下肢周径差> 1 cm有临床意义),观察患者有无一侧肢体突然肿胀,触摸肢体相关动脉搏动情况。观察患者血、尿各项检查结果,有无深静脉、肾静脉血栓及肺栓塞的表现。如尿蛋白突然升高,应怀疑是否有肾静脉血栓可能。②预防:急性期指导患者可以在床上做足踝运动,增加下肢血液循环。水肿减轻后指导患者适当下床活动。已存在下肢血栓的患者禁止按摩。③抗凝药物用药护理:定期检查患者凝血时间、凝血酶原及血小板计数,注意观察有无出血倾向;观察患者有无皮肤瘀斑、黑便、血尿等出血的表现;备用鱼精蛋白等拮抗药,以对抗肝素引起的出血情况。

（五）知识拓展

1.肾病综合征的疾病特点

病区总带教吴护士：肾病综合征是一种常见的临床综合征，临床表现为以大量蛋白尿、水肿等为主要特征，具有病程长、易反复、临床难以完全治愈。如不及时有效控制病情，甚至可诱发肾衰竭，如不及时治疗会危及患者生命安全。在对患者进行相应治疗过程中，需要对患者采取有效的护理干预，使患者的肾病综合征得到有效控制。肾病综合征患者临床护理主要包括对患者的饮食健康和生活习惯方面的干预，指导患者用药。针对现在肾病综合征临床研究显示，大多数依从性差。针对这种情况，有专家提出了应用家属参与式护理模式来对肾病综合征进行护理，可以较好地提升肾病综合征患者的护理依从性。最新的模式有"知信行模式+跨理论模式+健康信念模式（KTH）"整合式护理干预模式，是临床上比较新颖的护理干预手段，它要求护理人员将3种模式相结合。新型的护理模式能有效地护理干预对提高治疗效果、改善患者状况具有积极作用。

2.思考问题

病区总带教吴护士：今天查房同学们进行了汇报，接下有两道课后作业留给大家。①为了及时发现下肢血栓，怎样测量双下肢的周径，双侧下肢周径差多少有临床意义？②肾性水肿如何分度？

（六）查房总结

护士长总结：本次查房，围绕肾病综合征患者的护理展开教学查房，模式采用以学生为中心的教学方式，由学生提出问题，积极查找资料，寻求答案，激发了护生极大的热情和兴趣，变被动为主动，学生积极性被充分调动，能培养学生独立思考问题、分析问题、解决问题的能力，同学们汇报的都很好，在整个查房过程中的付出都是值得肯定的。整个查房课堂气氛活跃，需要大家注意的一点是：护理程序是一个持续、动态的过程，在执行护理程序的同时，会出现新的护理问题，这时我们就需要重新评估及时修正新的护理计划。

护理部总结：通过此次教学方法，培养了护生的逻辑思维方法、临床思维能力和临床技能等综合能力，从病历介绍到主题知识拓展，再到病房查体，整个查房过程对知识进行梳理和再学习，记忆更加深刻，有利于提高知识整合能力和综合素质，也为今后正式参加护理工作打下坚实的基础。希望在今后的教学查房中能坚持积极创新,真正地将所学知识学以致用,谢谢!

◇　参考文献　◇

[1]尤黎明,吴瑛.内科护理学[M].7版.北京:人民卫生出版社,2022.

[2]白汝梅,刘静.家属参与的 KTH 模式护理对老年肾病综合征患者心理状态和健康行为的影响[J].国际护理学杂志,2024,43(5):798-802.

第五章

血液内科护理教学查房

学生在血液内科学习四周时间。第一周完成了入科宣教、明确了教学计划,熟悉了血液内科的护理常规、常见的专科技能操作。第二周对实习生进行了常见白血病的护理常规的带教指导,老师们了解了各位学生对专科知识掌握情况、对教学查房的理解程度。

一、急性髓系白血病患者护理教学查房

查房患者:卞××,男,54 岁,住院号 8170945,诊断为急性髓系白血病。

查房形式:PPT 汇报+现场查体+情景展示。

主持人:护士长。

参加人员:护理部主任、科护士长、护士长、责任护士、病区总带教、各带教老师、实习同学等。

查房流程:

护士长:我们完成了第一、二周教学任务,第三周确定对 5 床卞××急性髓系白血病患者进行教学查房,明确患者护理问题(目标),在带教老师指导下针对护理问题由学生主导,老师为辅的方法展开护理措施,学生自行评价落实效果,带教老师给予评价并指导改进。择期召开教学工作会议指导下一次查房;第四周针对以上开展的护理措施,总结全过程,并以课件的形式总结汇报(教学查房汇报),并在老师的带领下进行相关知识的文献查阅和拓展,不限形式的、创新的方法展现整体护理过程及学生知识掌握情况。

我国白血病年发病率为 3/10 万~5/10 万,男性多于女性(1.81∶1)。在恶性肿瘤所致的死亡率中,白血病居第 6 位(男性)和第 8 位(女性),在儿童及 35 岁以下成人中死亡率高居第 1 位。在我国,急性白血病比慢性白血病多见(约 5.5∶1)。急性白血病中又以急性髓细胞白血病最多

（1.62/10万），其次为急性淋巴细胞白血病（0.69/10万）。成人急性白血病中以急性髓细胞白血病最多见，儿童中以急性淋巴细胞白血病多见。针对白血病，它有哪些临床表现和护理重点？今天让我们一起对5床患者卞××进行教学查房，一起来讨论学习急性髓系白血病的相关知识。下面由病区总带教吕护士继续主持。

病区总带教吕护士：本次查房选择的是一例科室的常见疾病——急性髓系白血病，希望通过本次查房同学们能够完成以下各项教学目标。

知识目标：①掌握急性髓系白血病护理常规（重点）。②掌握急性髓系白血病患者化疗后的并发症及其护理措施（难点）。

技能目标：①掌握PICC导管的维护技术。②掌握粒细胞缺乏期患者的正确漱口方式。③熟悉化疗药物外渗的处理流程。

素质目标：①理论联系实际，提高综合素质和专科技能。②尊重关爱患者心理情况、提高学生沟通能力。③同时提升科室带教老师教学能力。

病区总带教吕护士：本次查房主要从以下6个方面进行。白血病相关知识回顾、病历汇报、现场查体、护理程序成果汇报、知识拓展、查房总结。首先进行第一部分，主要通过互动问答的形式对上周业务学习的内容进行回顾，我提出相关问题，由同学进行回答，大家踊跃发言。

◀（一）相关知识回顾

问题：①什么是白血病？②急性髓系白血病的分型有哪些？③白血病的病因及发病机制有哪些？④白血病的临床表现有哪些？

实习生小幸：老师我来回答什么是白血病以及白血病的分型，根据带教老师的理论授课我学到了白血病（leukemia）是造血系统最具有代表性的血液肿瘤，是起源于造血干细胞的恶性克隆性疾病。急性白血病的分化程度较差，细胞分化停滞在较早期阶段，主要为原始细胞及早期幼稚细胞，病情发展迅速，自然病程仅数月。急性白血病分为急性淋巴细胞性白血病和急性髓细胞白血病。根据细胞形态学分型标准，急性髓系白血病可分为M0～M7型，即急性粒细胞白血病微分化型（M0）、急性粒细胞白血病未分化型（M1）、急性粒细胞白血病部分分化型（M2）、急性早幼粒细胞白血病（M3）、急性粒–单核细胞白血病（M4）、急性单核细胞白血病（M5）、急性红白血病（M6）、急性巨核细胞白血病（M7）。

实习生小刘：老师我来回答白血病的病因及发病机制，主要包括以下几种。①物理因素:长期接触大剂量的放射线,如 X 射线、γ 射线等,可能会增加患白血病的风险。②化学因素:长期接触某些化学物质,如苯及其衍生物、氯霉素等药物,也可能诱发白血病。③生物(病毒)因素:部分病毒感染,如人类 T 淋巴细胞病毒 I 型感染,可能与特定类型的白血病有关。④遗传因素:部分遗传突变可以导致细胞的异常增殖和分化,从而引发白血病。染色体异常和基因突变与白血病的发生密切相关。⑤其他:某些血液病如淋巴瘤、多发性骨髓瘤、骨髓增生异常综合征、阵发性睡眠性血红蛋白尿和骨髓增殖性肿瘤也有可能发展为白血病。

实习生小阳:老师,我来回答白血病的临床表现。急性白血病的发病可急骤可缓慢,亦可隐匿。其常见的临床特点为发热、出血、贫血和肝、脾、淋巴结肿大等。

病区总带教吕护士:同学们的回答都很正确,也比较全面,相信对上次业务学习的相关内容都有了一定的掌握,接下来进入今天的第二部分,病历汇报。

(二)病历汇报

实习生小幸:患者卞××,男,54 岁,以"确诊急性髓系白血病 3 月余,复诊化疗"为主诉,于××××年××月××日平诊入院。患者入院后各项评估均在正常范围,既往有高血压病史 5 年,现血压控制良好,已停药;有高血脂病史 5 年,规律口服瑞舒伐他汀,10 mg/晚。无食物药物过敏史。诊疗经过方面:患者行第一周期"IA 方案"诱导缓解化疗,具体为:伊达比星(12 mg/m²)20 mg,第 1～3 天,静脉滴注;阿糖胞苷(150 mg/m²)250 mg,第 1～7 天,静脉滴注;其间出现发热,肺部 CT 示双肺散在条索、条片样密度增高影,给予抗感染治疗;骨髓抑制期给予促造血、间断申请成分血输注支持。本次为行第四周期化疗,给予 MA 方案,具体为:米托蒽醌(8 mg/m²)13 mg,第 1～3 天;阿糖胞苷(100 mg/m²,每 12 h 一次)165 mg,第 1～7 天,静脉滴注;同时给予保肝、抑酸、止吐、水化、碱化等降低药物不良反应,患者左上肢留置有 PICC 导管,现患者为化疗结束第 3 天,生命体征平稳。以上是我病历汇报的内容。

(三)现场查体

病区总带教吕护士:接下来进行床旁现场查体,由实习同学小阳完成,查体主要从两个方面进行。

实习生小阳:常规查体结果如下。患者神志清,精神好,细软温凉清洁饮食,睡眠及大小便正常,心理状况良好,生命体征平稳,体温 36.3 ℃,心率 78 次/min,呼吸 18 次/min,血压 123/80 mmHg,左上肢 PICC 导管固定良好,穿刺点无红肿渗出。

专科查体结果如下。①口腔无血疱、牙龈无渗血。②患者全身皮肤无出血点及瘀斑。③患者淋巴结无肿大,肝脾无肿大。④肛周黏膜完整无破损,肛周无外痔。

◀（四）护理程序成果汇报

病区总带教吕护士:刚才完成了床旁查体及护理评估、护理措施落实情况,接下来进入今天查房汇报的第四部分。

根据患者现状,前期带领同学们进行护理评估、列出护理诊断;提出护理目标,并针对性地对患者进行各项护理措施的落实。现在,大家结合患者目前病情、查体结果及护理评估,对该患者的整体护理过程按照护理程序逐个进行汇报。

实习生小刘:

护理诊断:"出血",与化疗后血小板低下有关。

护理目标:积极预防出血发生。

护理措施:保持心情愉悦,生活作息规律,注意皮肤清洁,避免皮肤抓挠,穿着柔软舒适衣物,指导患者细软温凉饮食,避免食用坚硬,油腻,辛辣刺激食物,观察牙龈有无出血、口腔有无血疱,使用软毛牙刷刷牙,保持大便顺畅,随时观察大小便颜色及性质,如有异常情况及时告知医生,必要时遵医嘱给予成分血输注,静脉穿刺时止血带不宜扎得太紧或用力拍打皮肤。

护理评价:患者整个粒细胞缺乏期间无出血发生。

实习生小阳:

护理诊断:"贫血",与疾病本身及化疗后骨髓抑制有关。

护理目标:纠正贫血。

护理措施:嘱患者卧床休息、避免劳累,呼叫器及必需物品置于患者可及位置,生活上给予必要的协助,加用床档预防跌倒坠床;必要时遵医嘱给予成分血输注,对患者及家属做好输血知识健康教育;指导患者适量进食红肉、动物肝脏、血制品、木耳、菠菜等含铁量高的补血食物。

护理评价:患者贫血症状改善。

实习生小幸：

护理诊断："有感染的风险"，与化疗后骨髓抑制，免疫力下降有关。

护理目标：无感染发生。

护理措施：遵医嘱积极抗感染治疗，给患者全环境保护，入住层流病床，指导患者及家属入住层流病床的注意事项，教会患者及家属七步洗手法，教会患者正确的漱口方式，管理好患者的口腔以及肛周。

护理评价：患者骨髓抑制期无感染发生。

实习生小刘：

护理诊断："有导管感染、堵管及非计划性拔管的风险"，与粒细胞缺乏期免疫力低、导管维护不当、固定不牢有关。

护理目标：无导管感染、堵管及非计划性拔管发生。

护理措施：层流床的使用在降低白血病化疗后粒细胞缺乏期患者的PICC 导管相关性感染发生率及降低因感染所致的拔管率等具有较好的效果；规范冲封管及导管维护，妥善二次固定导管；加强对患者及家属带管期间注意事项的宣教；床尾悬挂防导管滑脱标识。

护理评价：患者无导管感染、堵管及非计划性拔管发生。

 （五）知识拓展

1. 指导患者正确的漱口方式

病区总带教吕护士：感谢同学们的汇报，急性白血病是造血系统最具有代表性的血液肿瘤，是起源于造血干细胞的恶性克隆性疾病，病情发展迅速，自然病程仅数月，在这类疾病的治疗方案中少不了化疗药物的参与。化疗后骨髓抑制期，口腔黏膜炎的发病率很高，严重者甚至影响患者的正常饮食及语言交流。有效的漱口是预防口腔黏膜炎的重要措施，下面请小刘同学为大家演示一下正确的漱口方法。

实习生小刘：正确有效漱口是预防口腔感染及黏膜炎最经济有效的方法之一，手持一次性漱口杯，根据口腔情况选择合适的漱口液，倒适量漱口水于杯中，口含约 30 mL 漱口水于口腔中，采用鼓腮式漱口方式，使漱口液借助物理冲击的力达到口腔黏膜及牙齿牙龈的缝隙，重复此方式 1~2 次，每次 2~3 min，再次取适量漱口水于口腔，采取仰头法，使漱口水置于咽喉壁处，充分含漱 2~3 min，反复 1~2 次。

2. 化疗药物外渗的处理流程　在进行化疗药物治疗时，首选中心静脉给药,如有特殊情况不能经中心静脉给药者,要选择粗且直的近心端静脉血管对患者进行给药,如药物一旦外渗应根据化疗药物的性质、外渗的时间、给药次数、顺序、局部外观和患者主诉,评估外渗药物的量采取紧急处理。

（1）去除诱因：立即停止输液,注射器回抽液体,抬高患肢。

（2）对症处理：根据药物性质采取相应处理措施,选择相应的解毒剂进行封闭治疗。

（3）封闭处理：2%利多卡因 0.1g+地塞米松针 5 mg+生理盐水 5 mL,在距外渗边缘 0.1 cm 处环形封闭。

（4）持续观察、评估外渗部位皮肤状况、肢体活动度和肢端血运情况等,及时记录。

（5）上报化疗药物外渗护理不良事件。

3. 思考问题

病区总带教吕护士：以上就是我们今天查房的全部内容,课后留给大家两个思考问题。①口腔黏膜炎的 WHO 分期内容是什么？ ②如何降低患者化疗期间恶心、呕吐反应？

 （六）查房总结

护士长总结：通过教学查房这种形式,以精准病例导入为授课方式,体现师生间的互动,做到护理理论知识和临床实践经验相结合,使学生通过"以患者为中心"的临床护理实践,掌握常见病、多发病及并发症的护理,以培养学生的独立思考、分析问题和解决问题的能力,并且也激发了同学们对学习的主动性。教学查房是护理实习过程中重要的教学环节,通过教学查房,可以使学生接触患者,了解病情,通过老师的讲解和指导,使学生进一步巩固所学的理论知识,并使理论知识与临床实践相结合,提高学生对临床工作的感性认识和实际操作能力。教学相长,同时也提高了带教老师的带教能力,以及学习潜能。对于我们来说,教学查房,还有许多需要成长的空间,谢谢!

护理部总结：通过这次的教学查房实习护生能应用自己所学理论知识主动发现问题、解决问题,并能学以致用。强调一点,护理工作不仅仅是为患者提供治疗和护理,更需要关注患者的心理和社会需求。这就需要我们不断地学习和提高自己的护理技能水平和理论知识,能更好地为患者解决问题,谢谢!

◇　参考文献　◇

[1] 黄晓军,黄河. 血液内科学[M]. 北京:人民卫生出版社,2014.

[2] 庞佳妮,王革. 层流床降低白血病患者行超声引导结合改良塞丁格技术 PICC 置管术化疗后粒缺导管感染中的应用效果[J]. 临床医药文献电子杂志,2019,6(67):10–11.

二、原发免疫性血小板减少症患者护理教学查房

查房患者:梁××,女,51 岁,住院号 8122434,诊断为原发免疫性血小板减少症。

查房形式:PPT 汇报+现场查体+情景展示。

主持人:护士长。

参加人员:护理部主任、科护士长、护士长、责任护士、病区总带教、各带教老师、实习同学等。

查房流程:

护士长:我们完成了第一、二周教学任务,第三周对 14 床梁××原发免疫性血小板减少症患者进行教学查房,明确患者护理问题(目标),在带教老师指导下针对护理问题由学生主导,老师为辅的方法展开护理措施,学生自行评价落实效果,带教老师给予评价并指导改进,周末召开教学工作会议指导下一步查房情况开展。第四周针对以上开展的护理措施,总结全过程,并以课件的形式总结汇报(教学查房汇报),并在老师的带领下进行相关知识的文献查阅和拓展,以不限形式的、创新的方法展现整体护理过程及学生知识掌握情况。

原发免疫性血小板减少症(ITP)既往亦称特发性血小板减少性紫癜,是一种复杂的多种机制共同参与的获得性自身免疫病,约占出血性疾病总数的 1/3。ITP 是临床上单发性血小板减少最常见的病因。成人的年发病率为(5~10)/10 万,ITP 可见于各个年龄段的男性和女性。育龄期女性发病率高于同年龄组男性,60 岁以上老年人是该病的高发群体。临床表现以皮肤黏膜出血为主,严重者可发生内脏出血,甚至颅内出血,出血风险随年龄增长而增加。部分患者仅有血小板减少而没有出血症状。部分患者有明显的乏力症状。临床上可分为急性型和慢性型,前者好发于儿童,

后者多见于成人。儿童 ITP 多为急性起病。常发生于病毒感染或疫苗接种后。常于几周到 6 个月内自发缓解。成人 ITP 多为慢性隐袭性起病，很少自发缓解。原发免疫性血小板减少症有哪些临床表现？我们怎样观察？需要采取哪些护理措施呢？今天我们主要通过 13 床患者梁××的教学查房一起来讨论学习原发免疫性血小板减少症的相关基础知识。下面由病区总带教吕护士继续主持。

病区总带教吕护士：这次查房我们选择的是科室常见的出血性疾病——原发免疫性血小板减少症，希望通过本次查房同学们能够完成以下各项教学目标。

知识目标：①熟悉原发免疫性血小板减少症的用药观察（难点）。②掌握原发免疫性血小板减少症的临床表现及护理重点（重点）。

技能目标：①掌握原发免疫性血小板减少症体格检查。②掌握静脉输血技术操作。

素质目标：①尊重并关爱患者，关注患者心理情况。②了解叙事护理，提高沟通能力。③保护患者隐私。④建立临床护理思维。

病区总带教吕护士：本次查房主要从以下 6 个方面进行。原发免疫性血小板减少症相关知识回顾、病历汇报、现场查体、护理程序成果汇报、知识拓展、查房总结。首先进行第一部分，主要通过互动问答的形式对上周业务学习的内容进行回顾，我提出相关问题，由同学进行回答，请大家踊跃发言。

◀ **（一）相关知识回顾**

问题：①原发免疫性血小板减少症的临床表现有哪些？②原发免疫性血小板减少症的主要辅助检查有哪些？③原发免疫性血小板减少症常用护理诊断及措施有哪些？

实习生小张：原发免疫性血小板减少症最常见的临床表现是出血，其次是血栓形成倾向和乏力。出血以皮肤、黏膜出血最为常见，皮肤主要表现为瘀点、瘀斑、紫癜，不高出皮面，压之不褪色。口腔可见血疱和（或）牙龈出血，有的患者还会出现鼻出血。育龄期的女性还可表现为月经量过大，经期延长。血尿和胃肠道出血较为少见，颅内出血是本病的主要致死原因，需要我们重点关注。本次查房患者的主要表现就是皮肤紫癜和牙龈出血，患者入院时血小板 $1×10^9$/L，我们也要高度警惕颅内出血的发生。

实习生小李：原发免疫性血小板减少症主要辅助检查是血常规，我们要重点关注血小板计数,原发免疫性血小板减少症的患者会出现血小板计数明显减少,血小板的体积常常增大。如果患者长期血小板低下,还可能伴有不同程度的出血,患者还会表现为血红蛋白下降。其次是骨髓穿刺检查,会表现为巨核细胞发育、成熟障碍,使血小板生成减少。

实习生小周:此类患者的护理重点还是预防出血。日常主要是做好预防出血指导、病情监测指导及用药知识指导。例如:指导患者避免人为损伤而诱发或加重出血;避免服用可能引起血小板减少或抑制其功能的药物;保持情绪稳定和大便通畅;如有皮肤黏膜出血或内脏出血及时告知医护人员。

病区总带教吕护士:同学们的回答都很正确,也比较全面,相信对上次业务学习的相关内容都有了一定的掌握,接下来进入今天的第二部分,病历汇报。

 (二)病历汇报

实习生小高:患者梁××,女,51 岁,住院号 8122434,以"发现血小板减少 16 年,再发头晕、皮肤瘀斑 3 d,加重半天"为主诉急诊入院。诊疗经过:患者 16 年前因"反复出血"多次就诊,外院诊断为"免疫性血小板减少症",后未规律诊治。3 d 前患者劳累后感头晕明显,伴皮肤瘀斑、牙龈出血,外院就诊查血常规示血小板 $11×10^9$/L,头颅 CT 示:右侧尾状核头腔隙性脑梗死。为求进一步诊治来院就诊,急诊以"血小板减少"为诊断收入血液内科,患者自发病以来,神志清、精神差,饮食可、睡眠可,大小便正常,近期体重未见明显下降。患者入院后测生命体征正常,无疼痛,自理能力轻度依赖,无压疮和跌倒风险,无既往史和过敏史。入院时我院急查血常规示:血小板 $1×10^9$/L。血糖 7.66 mmol/L,超敏 C 反应蛋白 74.89 mg/L;腹部彩超:脾脏大小、形态正常。治疗主要是给予申请血小板输注,酚磺乙胺防治出血,重组人血小板生成素促进血小板生成,地塞米松磷酸钠抑制异常免疫。在患者动态各项护理评估中,我的困惑是:患者入院前院外查血小板 $11×10^9$/L,有皮肤瘀斑和牙龈出血,应该是发生出血的概率更高一些,为什么会出现腔隙性脑梗死呢?

通过与老师共同查阅文献我了解到:原发免疫性血小板减少症是一种自身免疫病,其主要特征是血小板计数减少与不同程度的出血。根据一项 NIS 研究显示,原发免疫性血小板减少症患者不仅有发生静脉血栓的潜在风险,概率也要远高于普通人群。这可能与疾病的自身机制(如补体系统的激活、不成熟血小板微粒的促凝作用、促炎性细胞因子、血管内皮生长因子的作用等)、患者自身情况及原发免疫性血小板减少症治疗方法有关。

 （三）现场查体

病区总带教吕护士：接下来进行床旁现场查体，由实习同学小张和小李共同完成，查体主要从两个方面进行。

实习生小张：常规查体结果如下。患者神志清，精神欠佳，自主体位，细软温凉饮食，睡眠及大小便正常，心理状况焦虑，生命体征平稳，体温36.4 ℃，心率78 次/min，呼吸18 次/min，血120/76 mmHg。

实习生小李：专科查体结果如下。①观察口腔有牙龈出血及血疱；双下肢皮肤有散在出血点。②问诊，患者大小便颜色正常，无头痛、恶心等不适。

 （四）护理程序成果汇报

病区总带教吕护士：刚才完成了床旁查体及护理评估、护理措施落实情况，接下来进入今天查房汇报的第四部分。

前期带领同学们与患者进行沟通交流，进行护理评估、列出护理诊断，提出护理目标，并针对性地对患者进行各项护理措施的落实。现在，大家结合患者目前病情、查体结果及护理评估，对该患者的整体护理过程按照护理程序逐个进行汇报。

实习生小张：

护理诊断：①有受伤的危险"出血"，与血小板过低有关。②潜在并发症"颅内出血"，与血小板过低有关。

护理目标：患者在血小板低下期间不发生出血或出血能被及时发现，并有效地处理。

护理实施：指导患者绝对卧床休息，保持充足的睡眠，避免情绪激动，必要时遵医嘱服用镇静、助眠药物；保持大便通畅，避免用力排便，必要时遵医嘱给予口服缓泻剂；严密监测血压变化，及时处理高血压，使血压尽可能控制在正常范围；尽量避免或减少咳嗽、打喷嚏等暴发性动作；血小板低于 20×10^9/L 避免刷牙，保持床单平整、衣物柔软舒适，勤剪指甲，以免抓伤皮肤；同时给患者家属做好沟通，要理解并支持患者，生活上给予协助，注意预防跌倒坠床，避免肢体碰撞和外伤。指导患者进行细软温凉饮食，适量补充益生菌、党参等功能性食品，有利于原发免疫性血小板减少症的防治。

护理评价：患者已平稳度过危险期，2024 年5 月20 日复查血常规血小板已回升至 168×10^9/L，病情得到有效控制，身上瘀斑已经逐渐减少，口腔血疱已吸收,未再出现牙龈出血。

实习生小周:

护理诊断:"恐惧",与担心随时有出血的危险有关。

护理目标:患者恐惧减轻,积极配合治疗。

护理实施:做好心理护理,多和患者交流,及时了解患者需求;为缓解患者的不良情绪,我每天下午抽出时间陪患者,试着运用老师教我的"叙事护理"的方法鼓励她倾诉内心的恐惧,关心理解患者,耐心解答患者提出的问题,告知患者治疗的很及时,预防出血的药已经用上了,血小板也输了,促进血小板生成的药物也在慢慢地发挥作用;向患者及家属讲解疾病相关知识;做好家属沟通,支持鼓励陪伴患者;引导她与其他患者之间多交流,让家属也对患者的心理进行安抚;向患者讲解康复成功案例,排除患者心中顾虑,增加康复信心。

护理评价:患者恐惧心理症状较前缓解,心态平和,给患者做治疗时她会主动给我打招呼。

实习生小高:

护理诊断:"潜在并发症",有发生静脉血栓的风险。

护理目标:患者住院期间不发生血栓事件。

护理实施:鼓励患者多饮水,每天饮水量尽量保持在 3 000 mL 以上;血小板$<20\times10^9$/L 时嘱患者绝对卧床休息,卧床期间指导患者根据身体耐受情况进行腹式呼吸、直腿抬高和踝泵运动,每天 3 次,每次尽量做够 20 组;血小板$>50\times10^9$/L 时鼓励患者下床活动,患者下床活动时家属要全程协助,预防跌倒,避免磕碰。

护理评价:患者和家属的配合度都很高,我上班的时候会督促患者多饮水,按时进行肢体功能锻炼,患者恢复得还挺快的,只用了一周的时间血小板就恢复了正常,我很开心在团队的努力下和患者及家属的配合下达成了目标,患者没有发生血栓事件。

(五)知识拓展

1.输血的相关知识

病区总带教吕护士:感谢同学们的汇报,今天我们对原发免疫性血小板减少症进行了查房,它的典型症状是出血,今天我们通过查体和问诊基本掌握了疾病的评估。在该病急性期的紧急处理措施主要是血小板输注,下面请实习生小周给大家说一下输血"三查八对"的内容是什么?

实习生小周: 三查指的是查对血液的有效期、血液的质量(有无血凝块/溶血、变色、气泡)及输血装置是否完好。八对是核对科室、床号、患者姓名、住院号、血袋号、血型、血液的种类、血液的剂量和交叉配血试验结果。

2. 思考问题:

病区总带教吕护士: 小周同学回答得非常好,患者十大安全目标中就有"确保患者用药及输血安全",在日常工作中我们一定要严格落实查对制度,确保患者安全,以上就是我们今天查房的全部内容。接下来有两道课后作业留给大家。①原发免疫性血小板减少症患者使用糖皮质激素治疗期间的不良反应有哪些? ②我们怎样给患者做用药指导?

 (六)查房总结

护士长总结: 本次查房,围绕原发免疫性血小板减少症患者的护理展开教学查房,模式采用以学生为中心的教学方式,由学生提出问题,积极查找资料,寻求答案,激发了护生极大的热情和兴趣,变被动为主动,积极性被充分调动,能培养学生独立思考问题、分析问题、解决问题的能力,同学们汇报得都很好,在整个查房过程中的付出都是值得肯定的。整个查房课堂气氛活跃,需要大家注意的一点是:护理程序是一个持续、动态的过程,在执行护理程序的同时,会出现新的护理问题,这时我们就需要重新评估及时修正新的护理计划。

护理部总结: 通过这次的教学查房,实习护生能应用自己所学理论知识主动发现问题、解决问题并能学以致用。护理工作不仅仅是为患者提供治疗和护理,更需要关注患者的心理和社会需求。这就需要我们不断地学习和提高自己的护理技能水平和理论知识,能更好地为患者解决问题,谢谢!

◈ 参考文献 ◈

[1] 于友欢,张小花,林国强,等.综合干预对免疫性血小板减少症药物治疗患者临床效果及生活质量的影响[J].中国医药导报,2021,18(7):185-188.

[2] 田雨,谭兴,王振振,等.原发免疫性血小板减少症患者静脉血栓形成的临床特点及危险因素分析[J].安徽医药,2023,27(1):92-96.

[3] 陈雨露,朱瑞芳,张珺,等.药食同源物质在免疫性血小板减少症食疗护理中应用的研究进展[J].护理研究,2023,37(16):2393-2945.

第六章

风湿免疫科护理教学查房

学生在风湿免疫科学习四周时间。第一周完成了入科宣教,明确了教学计划,熟悉了风湿免疫性疾病的护理常规,常见的专科技能操作。第二周进行了常见风湿免疫性疾病患者护理的带教指导,老师们了解了各位学生对专科知识掌握情况、对教学查房的理解程度。

一、类风湿关节炎患者护理教学查房

查房患者:汤××,女,63 岁,住院号 8082584,诊断为类风湿关节炎。

查房形式:PPT 汇报+现场查体+情景展示。

主持人:护士长。

参加人员:护理部主任、科护士长、护士长、责任护士、病区总带教、各带教老师、实习同学等。

查房流程:

护士长:我们完成了第一、二周教学任务,在第三周确定对 8 床汤××类风湿关节炎患者进行教学查房,大家在带教老师指导下查阅文献、拓展相关知识;学生通过护理评估,确定患者护理问题及预期目标;针对护理问题由学生主导、老师为辅实施了相应护理措施。

类风湿关节炎(RA)是一种以侵蚀性关节炎症为主要临床表现的自身免疫病,可发生于任何年龄。RA 的发病机制目前尚不明确,其基本病理表现为滑膜炎,并逐渐出现关节软骨和骨破坏,最终导致关节畸形和功能丧失,可并发肺部疾病、心血管疾病、恶性肿瘤、骨折及抑郁症等。流行病学调查显示,中国 RA 的患病率为 0.42%,患者总数约 500 万例,男女比例约为 1∶4。随着 RA 患者病程的延长,残疾率升高。RA 不仅造成患者身体功能、生活质量和社会参与度下降,也会给患者家庭和社会带来巨大的经济负担。为了缓解患者的痛苦,提高生活质量,今天我们一起通过患者汤××的教学查房一起来讨论学习类风湿关节炎的相关基础知识。下面由病区总带教李护士继续主持。

　　病区总带教李护士：这次查房选择的是科室的常见疾病——类风湿关节炎，希望通过本次查房同学们能够完成以下各项教学目标。

　　知识目标：①熟悉类风湿关节炎的临床表现（难点）。②掌握类风湿关节炎的护理常规（重点）。

　　技能目标：手指操训练。

　　素质目标：①尊重并关爱类风湿关节炎患者心理情况。②了解叙事护理，提高沟通能力。③保护患者隐私。④建立临床护理思维。

　　病区总带教李护士：本次查房主要从以下6个方面进行。类风湿关节炎相关知识回顾、病历汇报、现场查体、护理程序成果汇报、知识拓展、查房总结。首先进行第一部分，主要通过互动问答的形式对上周业务学习的内容进行回顾，我提出相关问题，由同学进行回答，大家踊跃发言。

◀ （一）相关知识回顾

　　问题：①类风湿关节炎发生的高危因素有哪些？②类风湿关节炎的临床表现有哪些？③确诊类风湿关节炎的辅助检查有哪些？

　　实习生小郭：类风湿关节炎发生的高危因素有未证实有导致本病的直接感染因子，但目前认为一些感染，如细菌、支原体和病毒等可能通过感染激活T、B等淋巴细胞，分泌致炎因子，产生自身抗体，影响RA的发病和病情进展，感染因子某些成分也可通过分子模拟导致自身免疫反应。流行病学调查显示，RA的发病与遗传因素密切相关，经研究HLA-DR4单倍型与RA的发病相关。免疫紊乱是RA主要的发病机制。

　　实习生小刘：根据理论知识和临床病历相结合，总结类风湿关节炎的临床表现如下。①关节表现：晨僵、关节痛与压痛、关节肿胀、关节畸形、关节功能障碍。②关节外表现：皮肤类风湿结节、类风湿血管炎、心脏受累、肺部受累、胃肠道受累、肾脏受累、神经系统受累、血液系统受累。

　　实习生小张：老师，确诊类风湿关节炎的辅助检查有血常规、炎性标志物、自身抗体、免疫复合物和补体、关节影像学检查。

　　病区总带教李护士：同学们的回答都很正确，也比较全面，相信对上次业务学习的相关内容都有了一定的掌握，接下来进入今天的第二部分，病历汇报。

（二）病历汇报

实习生小刘：患者汤××,8 床,女,63 岁。以"多关节肿痛 10 余年,再发半年"为主诉入院。患者入院后各项评估均在正常范围,疼痛 4 分,自理能力无依赖,无压疮和跌倒风险,既往有骨质疏松病史,有手术史,2013 年于我院行"乳腺良性肿瘤切除术"。完善相关实验室检查示:类风湿因子71 IU/ mL,抗环瓜氨酸肽抗体 142 U/mL,超敏 C 反应蛋白 33.5 mg/L,红细胞沉降率测定 65 mm/h,抗角蛋白抗体(AKA)弱阳性。胸部、脊柱骨密度、股骨颈骨密度 CT 平扫与两年前对比:①右肺上叶后段、中叶外侧段实性粟粒结节,较前相仿,建议年度复查。②右肺中叶、左肺上叶下舌段机化性改变,较前片右肺中叶为新增病变,余较前相仿。③左腋下肿大淋巴结,大小基本同前。④肝多发低密度影,考虑囊肿。建议结合超声或增强 CT 检查。该患者全髋关节感兴趣区 T 值介于−2.5 ~ −1.0,诊断为低骨量。现患者入院第 4 天,神志清,精神欠佳,饮食、夜眠可,大小便正常,诉左肘、双腕、双膝关节肿痛较前减轻。疼痛评估 2 分,跌倒风险评估 1 分,低风险。

（三）现场查体

病区总带教李护士：接下来进行床旁现场查体,由实习生小张和小郭共同完成,请各位移步至患者床旁。

实习生小张：常规查体结果如下。患者神志清,精神可,言语流利,对答切题,发育正常,营养良好,正常面容,自主体位,四肢活动轻微受限,可以配合查体。体温 36.8 ℃,脉搏 68 次/min,呼吸 16 次/min,血压 130/80 mmHg。

实习生小郭：专科查体结果如下。双腕、双膝关节压痛,双腕关节活动受限,左肘关节肿胀,有压痛、活动痛,局部皮温升高,疼痛评分 2 分,余关节无肿痛,双下肢无水肿。

（四）护理程序成果汇报

病区总带教李护士：刚才完成了床旁查体及护理问题评估、护理措施落实情况,接下来进入今天查房汇报的第四部分。

前期带领同学们进行护理评估、列出护理诊断;提出护理目标,并针对性地对患者进行了各项护理措施的落实。现在,大家结合患者目前病情、查体结果及护理评估,对该患者的整体护理过程按照护理程序逐个进行汇报。

实习生小张：

护理诊断：疼痛。

护理目标：疼痛减轻或消失。

护理措施：①用药。遵医嘱给予镇痛药、评价止痛药效果并观察可能出现的不良反应。②运动。当处于疾病活动期时，应适当减少关节活动，但不宜绝对限制，可进行适当的肌肉收缩训练和小关节屈伸训练，在疾病的缓解期，鼓励患者进行对关节具有保护性的运动，常见的运动方式包括有氧运动、抗阻运动、关节体操等。③调整饮食、改善睡眠。增加橄榄油、谷类及新鲜蔬菜、水果的摄入，选择适量的鱼类、肉类及乳制品，另外改善睡眠对减轻类风湿关节炎患者的疼痛具有重要作用。④心理护理。心理调节法通过疏解患者的心理压力，可改善患者睡眠、减轻患者疼痛反应，从而提高生活质量。⑤中医疗法。应用物理治疗，针灸、熏蒸、按摩推拿、外敷、草药等可驱寒镇痛、通经活络、祛风除湿，达到减轻患者症状，控制疾病进展的效果。

护理评价：患者疼痛减轻或消失，可进行正常活动。

实习生小郭：

护理诊断：知识缺乏。

护理目标：患者充分掌握类风湿关节炎日常生活护理。

护理措施：向患者发放类风湿关节炎健康手册，并以通俗易懂的语言介绍疾病相关知识，纸质口袋书形式与智能手机微信群结合，方便携带、随时获取，满足不同人群学习习惯。向患者介绍疾病的机制、疾病特点、治疗方式及注意事项，同时指导患者药物的用法、用量及不良反应，告知家属监督患者定时、定量服用药物，不可随意停用或更改剂量。通过交谈确认患者对疾病和未来生活方式的顾虑，针对顾虑给予解释或指导鼓励患者提出问题，耐心给予解答。

护理评价：患者充分认识类风湿关节炎并掌握类风湿关节炎日常生活护理。

实习生小刘：

护理诊断：焦虑。

护理目标：减轻焦虑情绪，认真对待疾病。

护理措施：加强与患者的交流，同情理解患者，使患者尽快适应角色。护理人员深入病室，及时与患者沟通，了解患者的思想状况，同情理解患者，细致入微地护理患者，协助生活护理，帮助打水、打饭、洗衣服，指导功能锻炼。安排与治疗效果好的患者同室,向他们介绍治愈的病例,增强患者对自理能力恢复的信心,使他们从实例中看到希望,焕发对人生的挚爱,主动地与疾病做斗争。

护理评价:为患者营造一个良好温馨的治疗环境,树立战胜疾病的信心。

实习生小王:

护理诊断:有废用综合征的危险。

护理目标:减少或减轻关节变形。

护理措施:急性期卧床休息,不宜睡软床,卧硬板床,床垫薄厚适宜,保持关节功能位。手掌心向上可用甲板或辅助物支持和固定关节,减轻疼痛,双手掌可握小卷轴,维持指关节伸展。缓解期鼓励患者进行功能锻炼,加强活动,主动或者被动地进行肢体活动,如伸展运动等,但已有强直的关节禁止剧烈运动。在病情许可的情况下应注意关节的活动,如手指的抓捏练习,活动关节的方法有下棋、玩魔方、伸腰、踢腿等。

护理评价:患者知晓功能锻炼的重要性,减少残疾并发率。

实习生小李:

护理诊断:感染的风险。

护理目标:预防肺部感染的发生。

护理措施:禁烟,保证房间通风或定时通风,适时增减衣物,少去公共场所,避免感冒。适当运动,如扩胸运动,增加肺活量。教会患者正确的咳嗽、咳痰方法。

护理评价:减少患者肺部感染的风险。

（五）知识拓展

1. 手指操的演示

病区总带教李护士:目前临床上类风湿关节炎患者主要以药物治疗为主,药物可有效控制患者病情,但不能治愈,只能将患者疾病维持于中低活动度状态。由于大多数类风湿关节炎患者对疾病认知度不高,缺乏疾病康复相关知识及锻炼方法,导致患者因缺乏锻炼而造成其关节疼痛、挛缩、变形,严重影响患者的生活质量及康复效果。因此,需要有效的康复训练措施改善类风湿关节炎患者的康复效果,提高其生活质量。有关研究表明,将手指操应用于老年类风湿关节炎患者中,可有效减轻患者关节疼痛,提高患者日常生活能力,提升其康复效果。下面请实习生小王给大家演示手指操。

实习生小王:

准备动作:将双手手掌对搓至手掌发热,用一只手掌按摩另一只手的指间关节掌指及腕部,待按摩的手掌变凉后,再次将手掌搓至发热,将双手调换位置进行按摩,以上动作为一组训练,重复该训练动作2次。

旋指运动:各手指旋转1圈,需保持指尖在原地旋转,左右方向各旋转5次。

指关节屈曲运动:指导患者用一只手帮助另一只手屈曲远端指关节及近端指关节,然后双手互换位置,以上为一组动作,该组动作重复2次。

指关节伸展运动:该组动作与指关节屈曲运动相似,只是运动顺序相反,双手交替帮助指关节伸展,顺序为先进行近端指间关节伸展,再进行远端指间关节伸展,该组动作重复2次。

对指运动:分别将左右手的各手指指尖依次相对,然后伸直散开五指,该动作重复2次以上动作为手指操1次完整训练。

2. 思考问题

病区总带教李护士:以上就是我们今天查房的全部内容,接下来有两道课后作业留给大家。①类风湿关节炎的发病诱因是什么? ②类风湿关节炎常用治疗方法有哪些?

(六) 查房总结

护士长总结:本次查房,围绕类风湿关节炎患者的临床表现、用药及关节功能康复等方面进行,同学们查房前材料准备得很充分,查房中气氛活跃,积极主动参与讨论,但是需要注意的是病情汇报避免烦琐,应简明扼要,将重要的辅助检查结果、主要治疗、病情变化及患者目前存在的主要护理问题进行汇报即可,查房后应针对课后作业巩固类风湿关节炎的护理知识。

护理部总结:通过此次教学查房,采用以学生为主体、老师为指导的教学模式,充分发挥学生的主体意识,培养了学生独立思考问题、分析问题、解决问题的能力,同时提升了实习护生的临床技能团队协助意识。需要强调的是护理程序是一个持续、动态的过程,当出现新的护理问题时,我们需要重新评估及时修正新的护理计划。

◈ 参考文献 ◈

[1]赵岩、曾小峰.风湿病诊疗规范[M].北京:人民卫生出版社,2022.

[2]杨莹莹,杨雯秀.家属同步健康教育对类风湿关节炎患者的影响[J].齐鲁护理杂志,2020,26(2):32-34.

[3]胡瑞,田莹,黄娅若,等.类风湿关节炎患者健康教育需求现状及影响因素[J].护理实践与研究,2022,19(22):3342-3347.

[4]李艳梅,段明亮,左芳.手指操结合抗阻训练对中低活动度类风湿关节炎患者手关节功能的康复效果[J].国际护理学杂志,2023,42(7):1239-1242.

二、系统性红斑狼疮患者护理教学查房

查房患者:马××,女,38 岁,住院号 8006451,诊断为系统性红斑狼疮。

查房形式:PPT 汇报+现场查体+情景展示。

主持人:护士长。

参加人员:护理部主任、科护士长、护士长、责任护士、实习总带教、各带教老师、实习同学等。

查房流程:

护士长:我们完成了第一、二周教学任务,在第三周确定对 13 床马×× 系统性红斑狼疮患者进行教学查房,大家在带教老师指导下查阅文献、拓展相关知识;学生通过护理评估,确定患者护理问题及预期目标;针对护理问题由学生主导、老师为辅实施了相应护理措施。

系统性红斑狼疮是以自身免疫性炎症为突出表现的经典弥漫性结缔组织病,其发病机制复杂,目前尚未完全阐明。系统性红斑狼疮的主要临床特征包括血清中出现以抗核抗体为代表的多种自身抗体和多器官及系统受累。该病好发于育龄期女性,女性发病年龄峰值为 15～40 岁,女:男比例为(7～9):1。该病的发病率和患病率在不同种族人群中具有一定的差异。为了进一步普及对系统性红斑狼疮的认识,提高我国系统性红斑狼疮的诊治能力,今天我们主要通过 13 床患者马××的教学查房一起来讨论学习系统性红斑狼疮的相关基础知识。下面由病区总带教李护士继续主持。

病区总带教李护士：这次查房我选择的是科室的常见疾病——系统性红斑狼疮，希望通过本次查房同学们能够完成以下各项教学目标。

知识目标：①熟悉系统性红斑狼疮临床表现（难点）。②掌握系统性红斑狼疮的护理常规（重点）。

素质目标：①尊重并关爱系统性红斑狼疮患者心理情况。②了解叙事护理，提高沟通能力。③保护患者隐私。④建立临床护理思维。

病区总带教李护士：本次查房主要从以下6个方面进行。系统性红斑狼疮相关知识回顾、病历汇报、现场查体、护理程序成果汇报、知识拓展、查房总结。首先进行第一部分，主要通过互动问答的形式对上周业务学习的内容进行回顾，我提出相关问题，由同学进行回答，大家踊跃发言。

◀ (一)相关知识回顾

问题：①系统性红斑狼疮发生的高危因素有哪些？②系统性红斑狼疮的临床表现有哪些？③系统性红斑狼疮的辅助检查有哪些？

实习生小方：老师，系统性红斑狼疮(systemic lupus erythematosus,SLE)的高危因素如下。①感染：SLE 患者感染风险显著增高，目前感染已成为我国 SLE 患者死亡的首位病因。②心血管疾病：心血管疾病是 SLE 患者的高危因素。③骨质疏松：长期服用激素易发生骨质疏松和骨折。④生育：育龄期女性是 SLE 的主要发患者群。

实习生小高：在业务学习中学到的知识对问题"系统性红斑狼疮的临床表现"进行总结回答。系统性红斑狼疮全身症状通常是起病的主要表现之一，也是治疗稳定的 SLE 患者出现疾病活动的警示，包括发热、疲乏和体重下降。发热通常为 SLE 疾病活动的重要提示，典型的狼疮皮肤损害表现为面颊部蝶形红斑，也可表现为亚急性皮肤型狼疮和慢性皮肤型狼疮。

实习生小李：我来回答问题"系统性红斑狼疮的辅助检查"。①一般辅助检查：补体 C3、补体 C4。②诊断性检查：抗核抗体是 SLE 的筛选检查，最常出现抗磷脂抗体。③病理检查：SLE 患者出现皮肤受累时，可行皮肤活检。

病区总带教李护士：同学们的回答都很正确，也比较全面，相信对上次业务学习的相关内容都有了一定的掌握，接下来进入今天的第二部分，病历汇报。

◀ (二)病历汇报

实习生小高：患者马××,13床,女,38岁。以"间断低热、关节疼痛 8 年余,下肢水肿1周"为主诉入院。患者入院后各项评估均在正常范围,无疼痛,自理能力无依赖,无压疮和跌倒风险,下肢重度凹陷性水肿。既往有高血压、先天性法洛四联症手术史。完善相关实验室检查:红细胞 $3.02×10^{12}$/L,血红蛋白83 g/L,白蛋白27.5 g/L,肌酐163 μmol/L,尿酸484 μmol/L,BNP 1 335.9 pg/ mL,补体C3 63.2 mg/dL,24 h 尿微量白蛋白1 139.94 mg/24 h,24 h尿蛋白定量1 560.86 mg /24 h;尿常规自动分析:隐血±,蛋白质1+。心电图结果回示:窦性心律;完全性右束支阻滞;心电轴左偏;T波改变。现患者入院第4天,神志清,精神可,饮食、睡眠可,大小便正常,下肢水肿较前减轻。

 (三)现场查体

病区总带教李护士:接下来进行床旁现场查体,由实习生小方和小李共同完成,请各位移步至患者床旁。

实习生小方:常规查体结果如下。患者神志清楚,精神可,自主体位,言语流利,对答切题,发育正常,营养良好,正常面容,查体合作,四肢无畸形,关节无红肿,活动正常,肢体运动正常,双下肢水肿较前减轻。体温36.4 ℃,脉搏72 次/min,呼吸19 次/,血压138/90 mmHg。

实习生小李:专科查体结果如下。四肢关节无肿胀、压痛、活动痛,活动无受限,双下肢水肿较前减轻。

 (四)护理程序成果汇报

病区总带教李护士:刚才完成了床旁查体及护理问题评估、护理措施落实情况,接下来进入今天查房汇报的第四部分。

前期带领同学们进行护理评估、列出护理诊断;提出护理目标,并针对性地对患者进行各项护理措施的落实。现在,大家结合患者目前病情、查体结果及护理评估,对该患者的整体护理过程按照护理程序逐个进行汇报。

实习生小方:

护理诊断:"双下肢水肿",与体液过多有关。

护理目标:水肿减轻或消失。

护理措施:保持床单平坦、整洁、干燥、柔软。床面不得存有碎屑、残渣等,以免损伤皮肤,穿宽松舒适的全棉内衣,以薄为宜,减少对皮肤的摩擦。绝对卧床休息,减少其热量与蛋白质的消耗。当水肿有所缓解后,则宜鼓励患者适当地进行活动。保持室内空气新鲜,每日开窗通风2 次,每次15 ~

30 min。给予抬高双下肢,适当在床上做主动、被动运动,严格遵守无菌技术操作原则,接触患者前后要认真洗手,预防感染。

护理评价:患者水肿减轻或消失,体重恢复正常。

实习生小王:

护理诊断:血压异常。

护理目标:血压维持在正常范围。

护理措施:合理安排工作和休息,防止过度疲劳。严格控制钠盐的摄入量,应用低钠盐替代普通盐,推荐钠摄入量减少至 2 000 mg/d(约 5 g 氯化钠)以下。减少高胆固醇类食物摄入,多参加并提倡适当的体育活动,如做操、散步、打太极拳等。制定治疗措施,向患者及家属说明坚持服药的重要性,以取得患者的配合,观察患者生命体征的变化。建议每天早、晚各测量 1 次血压,每次测量至少连续获取 2 次血压读数,每次读数间隔 1~2 min,测量血压前 30 min 避免剧烈运动、饮酒、喝含咖啡因的饮料,在每次测量之前,安静休息 3~5 min。

护理评价:患者在服用降压药后血压能维持在正常范围。

实习生小陈:

护理诊断:贫血。

护理目标:贫血症状改善。

护理措施:优质蛋白质、高维生素、低饱和脂肪酸、易消化饮食,以保证机体的消耗和必要的营养,鼓励患者多吃含铁丰富且吸收率较高的食物(奶类、鸡蛋、瘦肉、肝脏、血、海带与黑木耳等)或铁强化食物。若有肾功能损害,根据肾功能损害程度限制蛋白质的摄入量。芹菜、无花果具有增强患者光敏感的潜在作用,避免食用蘑菇、烟熏食物、蔬菜类、豆荚类等;戒烟、戒酒和禁饮咖啡,以免引起交感神经兴奋、病变及皮肤瘙痒,导致组织缺血缺氧。

护理评价:患者贫血症状改善,血红蛋白在正常范围。

实习生小高:

护理诊断:"焦虑",与担心疾病预后有关。

护理目标:患者焦虑症状减轻,积极配合治疗。

护理措施:首先与患者及家属建立相互信任的良好关系,做好心理护理,多和患者交流,及时了解患者需求;注意观察患者的情绪反应及行为表现,鼓励患者讲出自己所关注的问题并及时给予有效的心理疏导;鼓励患者与亲人、病友多交谈,争取社会支持系统的帮助,减少孤独感,增加康复的信心,积极配合治疗。

护理评价:患者焦虑心理症状较前缓解,能够主动诉说自己的困惑。

 (五)知识拓展

1. 疾病活动度 2022 中国指南推荐见表 6-1。

表 6-1 疾病活动度

编号	评估项目	病情描述	计分
1	惊厥	近期发作,除外代谢、感染、药物原因	8
2	精神症状	严重认知障碍干扰正常生活,除外尿毒症、药物影响	8
3	器质性脑病综合征	智力的改变伴定向力、记忆力或其他智力功能的损害并出现反复不定的临床症状,至少同时有以下两项感觉紊乱、不连贯的松散语言、失眠或白天瞌睡、精神运动性活动增加或减少,除外感染、代谢、药物所致	8
4	视觉障碍	系统性红斑狼疮视网膜病变,除外高血压、感染、药物所致	8
5	颅神经病变	累及颅神经的新出现的感觉、运动神经病变	8
6	狼疮性头痛	严重持续性头痛,麻醉性镇痛药无效	8
7	脑血管意外	新出现的脑血管意外,应除外动脉硬化	8
8	血管炎	溃疡、坏疽、有触痛的手指小结节、甲周碎片状梗死、出血或经活检、血管造影证实	8
9	关节炎	2 个以上关节痛和炎性体征(压痛、肿胀、积液)	4
10	肌炎	近端肌痛或无力伴肌酸激酶升高,或肌电图改变,或活检证实	4
11	管型尿	出现颗粒管型或红细胞管型	4
12	血尿	红细胞>5/高倍视野,除外结石、感染和其他原因	4
13	蛋白尿	0.5 g/24 h、新出现或近期增加	4
14	脓尿	白细胞>5 个/HPF,除外感染	4
15	脱发	新出现或复发的异常斑片状或弥漫性脱发	2
16	新皮疹	新出现或复发的炎症性皮疹	2
17	黏膜溃疡	新出现或复发的口腔或鼻黏膜溃疡	2
18	胸膜炎	胸膜炎性胸痛伴胸膜摩擦音、渗出或胸膜肥厚	2

续表6-1

编号	评估项目	病情描述	计分
19	心包炎	心包痛或心包摩擦音或心包积液(心电图或超声心动图证实)	2
20	低补体	CH50、C3、C4、低于正常值	2
21	抗 ds-DNA 抗体升高	>25%(Farr法)或高于监测范围	2
22	发热	>38 ℃,除外感染因素	1
23	血小板减少	$<100×10^9$/L	1
24	白细胞减少	$<3.0×10^9$/L,排除药物所致	1

注:轻度活动,SLEDAI-2000≤6;中度活动,SLEDAI-2000 7～12;重度活动,SLEDAI-2000>12。

2.思考问题

病区总带教李护士:以上就是我们今天查房的全部内容,接下来课后作业留给大家。①系统性红斑狼疮的临床表现有哪些? ②系统性红斑狼疮患者的日常生活注意事项有哪些?

(六)查房总结

护士长总结:本次教学查房具体病例分析,加深了学生对系统性红斑狼疮的病因、发病机制、临床表现等方面知识的理解,有效提高了学生对该疾病的认识,需要提醒的是系统性红斑狼疮好发于育龄期女性,可损害多个器官,治疗周期长,需要关注患者的心理和社会需求,及时给予干预。

护理部总结:通过此次教学查房学生能够按照护理程序分析病历,使学生能够将理论知识与临床实践相结合,为未来的实习和工作打下坚实的基础。建议在讨论过程中加强互动,鼓励学生大胆发言和提问,老师在互动过程中适时引导,确保讨论方向正确,进一步提升护理教学质量。

◇ **参考文献** ◇

[1]赵岩,曾小峰.风湿病诊疗规范[M].北京:人民卫生出版社,2022.

[2]尤黎明,吴瑛.内科护理学[M].7版.北京:人民卫生出版社,2022.

第七章

内分泌代谢科护理教学查房

学生在内分泌代谢科学习四周时间。第一周完成了入科宣教、明确了教学计划、熟悉了内分泌代谢科的护理常规、常见的专科技能操作。第二周进行了内分泌代谢科常见疾病的护理带教指导,老师们了解了各位学生对专科知识掌握情况、对教学查房的理解程度。

一、2 型糖尿病患者护理教学查房

查房患者:杨××,女,28 岁,住院号 8117935,诊断为 2 型糖尿病。

查房形式:PPT 汇报+现场查体+情景展示。

主持人:护士长。

参加人员:责任护士、病区总带教、各带教老师、实习同学等。

查房流程:

护士长:我们完成了第一、二周教学任务,在第三周确定对 21 床杨×× 2 型糖尿病患者进行教学查房。前期大家在带教老师指导下查阅了文献、了解了相关知识;通过护理评估,确定患者护理问题及预期目标;针对护理问题,由学生主导、老师为辅实施了相应护理措施。

糖尿病(diabetes mellitus,DM)是由遗传和环境因素共同作用而引起的一组以慢性高血糖为特征的代谢性疾病。2021 年,全球有 5.29 亿糖尿病患者,预计到 2050 年,全球糖尿病患病人数将达到 13 亿。随着居民生活方式、饮食结构等变化,我国的糖尿病患病率持续增加。我国是糖尿病患者最多的国家,占全球 1/4 以上,其中以 2 型糖尿病患者为主。糖尿病的高致死率、致残率给个人、家庭、社会带来了沉重的负担。所以了解糖尿病,给予患者正确的护理措施尤为重要。下面由病区总带教赵护士继续主持。

病区总带教赵护士：这次查房选择的是科室常见疾病——2型糖尿病，希望通过本次查房同学们能够完成以下各项教学目标。

知识目标：①掌握2型糖尿病的护理常规（重点）。②熟悉2型糖尿病并发症（难点）。

技能目标：掌握床旁血糖监测技术。

素质目标：①建立临床护理思维。②尊重并关爱糖尿病患者心理情况。③提高团队协作与沟通能力。④提高应急处理能力。

病区总带教赵护士：本次查房主要从以下6个方面进行。2型糖尿病相关知识回顾、病历汇报、现场查体、护理程序成果汇报、知识拓展、查房总结。首先进行第一部分，主要通过互动问答的形式对上周业务学习的内容进行回顾，我提出相关问题，由同学们进行回答，大家踊跃发言。

◀（一）相关知识回顾

问题：①血糖值的正常范围是多少？②糖尿病的诊断标准与分型是什么？③2型糖尿病的临床表现有哪些？

实习生小黄：老师，我来回答"血糖值的正常范围"这个问题。空腹血糖的正常范围是3.9~6.1 mmol/L，糖负荷后2 h血糖<7.8 mmol/L。

实习生小方：老师，糖尿病的诊断标准是典型糖尿病症状加上随机血糖≥11.1 mmol/L或加上空腹血糖≥7.0 mmol/L或加上OGTT 2 h血糖≥11.1 mmol/L或加上糖化血红蛋白≥6.5%。没有糖尿病典型症状者必须重复检测以确认诊断。按病因将糖尿病分为T1DM、T2DM、妊娠糖尿病和特殊类型糖尿病4种类型。

实习生小杨：通过带教老师的讲解，结合理论知识学习，我来回答"2型糖尿病的临床表现"。多饮、多尿、多食和体重减轻；皮肤瘙痒；其他症状，如四肢酸痛、麻木、腰痛、性欲减退、阳痿不育、月经失调、便秘、视力模糊等。并发症：糖尿病急性并发症、感染和糖尿病慢性并发症。

病区总带教赵护士：同学们的回答比较全面，接下来进入第二部分，病历汇报。

◀（二）病历汇报

实习生小王：患者杨××，21床，女，28岁。以"发现血糖升高1个月"为主诉入院。无既往史、过敏史。家族史：父亲患"糖尿病"。查体一般情况：

发育正常,营养良好,正常面容,神志清楚,精神可,自主体位,言语流利,对答切题,查体合作,均未见明显异常。无疼痛,自理能力无依赖,无压疮和跌倒风险,足背动脉搏动可。患者1个月前体检发现血糖升高,空腹血糖12 mmol/L,无口干、多饮、多尿、体重下降,无视物模糊、视力下降、恶心、呕吐、腹痛等,复测空腹血糖仍>10 mmol/L,诊断为“2型糖尿病”,为进一步诊治,至医院门诊就诊,门诊以“2型糖尿病”收入医院。患者此次发病以来,神志清,精神可,饮食、睡眠可,大小便正常,体力正常,近期体重无明显变化。入院后完善相关检验、检查:甘油三酯2.71 mmol/L,总胆固醇5.78 mmol/L,高密度脂蛋白胆固醇0.87 mmol/L,低密度脂蛋白胆固醇3.60 mmol/L,糖化血红蛋白8.5%,空腹葡萄糖12.01 mmol/L,空腹C肽1.9 nmol/L;馒头餐糖耐量试验:半小时血糖15.70 mmol/L,1 h血糖16.40 mmol/L,2 h血糖18.40 mmol/L,3 h血糖16.10 mmol/L,半小时C肽3.7 nmol/L,1 h C肽4.8 nmol/L,2 h C肽8.4 nmol/L,3 h C肽5.60 nmol/L,并发症筛查未见明显异常。目前患者自主卧位,低盐低脂糖尿病饮食,睡眠及大小便正常,心理状况良好,遵医嘱给予胰岛素泵持续皮下注射胰岛素控制血糖。

病区总带教赵护士:接下来进入今天的第三部分,现场查体。

 (三)现场查体

病区总带教赵护士:由实习同学小李和小方共同完成查体,请各位移步至患者床旁。

实习生小李:常规查体结果如下。患者神志清,精神好,自主体位,低盐低脂糖尿病饮食,睡眠及大小便正常,全身皮肤无破损,心理状况良好,生命体征平稳,体温36.2 ℃,心率78次/min,呼吸20次/min,血压113/78 mmHg,疼痛评估0分。

实习生小方:专科查体结果如下。①身高166 cm,体重67 kg,BMI 24.3 kg/m²,腰围84 cm。②皮肤温、湿度均正常;患者足背动脉搏动良好,无足底胼胝;双下肢痛觉、触觉、温觉正常;无局部皮肤发绀、缺血性溃疡、坏疽及其他感染灶的表现;无颜面、下肢的水肿。③眼部:无视物模糊。

 (四)护理程序成果汇报

病区总带教赵护士:刚才完成了床旁查体及护理评估、护理措施落实情况,接下来进入今天查房汇报的第四部分。

前期带领同学们进行护理评估、列出护理诊断、提出护理目标并针对性地对患者进行各项护理措施的落实。现在,大家结合患者目前病情、查体结果及护理评估,对该患者的整体护理过程按照护理程序逐个进行汇报。

实习生小王:

护理诊断:"营养失调",高于机体需要量。

护理目标:患者体重恢复正常并保持稳定。

护理措施:

(1)饮食护理:①低盐低脂糖尿病饮食,每日约给予能量6 720 kJ,蛋白质65 g,一日饮食举例如下。早餐:素包子100 g,调凉菜200 g,鸡蛋50 g,豆浆300 mL;中午:杂粮米饭75～100 g,青菜200 g,瘦肉100 g;晚餐:杂面馒头75 g,菜100 g,豆腐100 g,纯牛奶250 mL。少食多餐,三餐之间可适当加餐,如无糖酸奶、西红柿、黄瓜。②饮食规律,三餐按时定量。③不吃油炸烧烤类食物,面汤、稀粥、排骨汤肉汤应不吃或少吃,主食粗细搭配,多摄入大豆类优质蛋白类食物和新鲜蔬菜。④饮食清淡,每日钠盐摄入不超过5 g,禁食过咸和腌制类的食物;限制脂肪和胆固醇,少吃或不吃动物脑、内脏、蛋黄等食物,多选用植物油,每天25 g左右;坚果类食物严格限量食用。⑤多选用具有降脂效果的食物,如芹菜、胡萝卜、番茄、木耳、海带、绿豆和蘑菇类等。⑥已给患者进行饮食指导并发放糖尿病食谱,建议规律进餐以帮助降低和稳定血糖水平。

(2)运动护理:①运动的方式以有氧运动为主,如快走、骑自行车等。最佳运动时间是餐后1 h(以进食开始计时)、活动时间为每周至少150 min,每次30 min。②运动中需注意补充水分。③在运动中若出现胸闷、胸痛、视力模糊等应立即停止运动,并及时处理。④运动后应做好运动日记,以便观察效果和不良反应。⑤运动前后要加强血糖监测。⑥运动不宜在空腹时进行,防止低血糖发生。

(3)遵医嘱用药:根据患者的病情,遵医嘱调节胰岛素用量。患者进餐前需要泵入餐时胰岛素。

(4)监测并记录血糖:每天监测血糖7次,包括三餐餐前、三餐餐后2 h、睡前。

(5)健康教育:给予患者疾病知识指导、血糖监测指导、用药与自我护理指导。

护理评价:患者出院前体重66 kg,空腹血糖控制在5.2～7.0 mmol/L,餐后血糖控制在8～10 mmol/L。

实习生小张：

护理诊断："知识缺乏"，缺乏糖尿病并发症的预防知识。

护理目标：患者正确理解疾病，掌握糖尿病自我管理的方法。

护理措施：①床旁悬挂"糖尿病患者护理清单"，责任护士按照清单内容给予宣教。②鼓励患者每周参加科室糖尿病健康教育。③发放"糖尿病科普手册"等宣传资料。④详细解答患者关于糖尿病自我管理的问题，纠正其不良行为。

护理评价：患者住院期间规律饮食，遵医嘱用药，未出现低血糖。

实习生小李：

护理诊断："潜在并发症"，有发生低血糖的风险。

护理目标：患者住院期间未出现低血糖。

护理措施：①指导患者定时、定量进餐，如果进餐量减少则相应减少降糖药物剂量，有可能误餐时应提前做好准备。②酒精能直接导致低血糖，应避免酗酒和空腹饮酒。③选择合理的运动方式，避免空腹运动及剧烈运动，预防低血糖发生。④严格的血糖控制会增加低血糖的风险。⑤应常规随身备用糖类食品，一旦发生低血糖，立即食用。

护理评价：通过老师对患者的指导及患者积极参与科室健康教育活动，患者能正确理解糖尿病相关知识，学会糖尿病饮食搭配。

◀ **（五）知识拓展**

1. 低血糖的应急处理流程

病区总带教赵护士：感谢同学们的汇报，严重低血糖发作会给患者带来巨大危害，因此掌握低血糖的应急处置流程至关重要。下面有请小黄同学给我们演示低血糖的应急处置流程。

实习生小黄：①评估判断患者出现低血糖临床表现，如心悸、焦虑、出汗、头晕、手抖、饥饿、神志改变、认知障碍、抽搐和昏迷。②立即监测血糖值：非糖尿病患者血糖<2.8 mmol/L；糖尿病患者：血糖<3.9 mmol/L。③患者发生低血糖，立即报告医师。④意识清楚者，给予口服 15～20 g 糖类食品（葡萄糖为佳，如 50% 葡萄糖注射液 15～20 mL，果汁 250 mL，脱脂牛奶 150～200 mL，2～4 块方糖）；意识障碍者给予 50% 葡萄糖注射液 20～40 mL 静脉注射。⑤每 15 min 监测血糖 1 次：血糖仍≤3.9 mmol/L，再给予葡萄糖口服或静脉注射；血糖>3.9 mmol/L，但距离下一次就餐时间在 1 h 以上，给予含淀粉或蛋白质食物；血糖仍≤3.0 mmol/L，继续给予50%葡萄糖注射液60 mL静脉注射。⑥记录抢救过程。

2. 思考问题

病区总带教赵护士：今天同学们进行了汇报和演示，接下来给大家布置两道课后作业题。①OGTT试验怎么做？②糖尿病降糖药物有哪些？

◀ (六)查房总结

护士长总结：本次查房围绕2型糖尿病的护理展开，模式采用以学生为中心的教学方式，学生团结协作，共同查找资料，激发了护生的主观能动性，培养了学生独立思考问题、分析问题、解决问题的能力。同学们汇报得很详尽，在过程中也充分体现了对患者的耐心与爱心。在未来的工作中，希望各位同学能够继续保持这种积极的工作态度，不断提升自己的专业素养，为患者减轻病痛，谢谢！

◇ 参考文献 ◇

[1]中华医学会糖尿病学分会.中国2型糖尿病防治指南(2020年版)[J]. 中华糖尿病杂志,2021,13(4):315-409.

[2]WANG L,PENG W,ZHAO Z,et al. Prevalence and Treatment of Diabetes in China,2013-2018[J]. JAMA-J AM MED ASSOC 2021,326(24): 2498-2506.

[3]尤黎明,吴瑛.内科护理学[M].7版.北京:人民卫生出版社,2022.

[4]武全莹,郭立新,孙超,等.医联体信息管理平台在社区2型糖尿病患者血糖自我监测管理中的应用[J].中华护理杂志,2023,58(24): 2949-2956.

[5]陈静,徐珊珊,周静怡.以诉求为策略溯源依据的干预措施对糖尿病病人血糖水平的影响[J].循证护理 2023,9(6):1076-1080.

[6]GBD 2021 Diabetes Collaborators. Global, regional, and national burden of diabetes from 1990 to 2021, with projections of prevalence to 2050: a systematic analysis for the Global Burden of Disease Study 2021[J]. LANCET,2023,402(10397):203-234.

[7]马越,孔祥婕,彭雯,等.中国糖尿病疾病负担现状及趋势[J].中国预防医学杂志,2023,24(4):281-286.

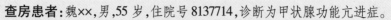

二、甲状腺功能亢进症患者护理教学查房

查房患者:魏××,男,55岁,住院号8137714,诊断为甲状腺功能亢进症。

查房形式:PPT汇报+现场查体+情景展示。

主持人:护士长。

参加人员:责任护士、病区总带教、各带教老师、实习同学等。

查房流程:

护士长:我们完成了第一、二周教学任务,在第三周确定对59床魏××甲状腺功能亢进症患者进行教学查房,大家在带教老师指导下查阅文献、拓展相关知识;学生通过护理评估,确定患者护理问题及预期目标;针对护理问题由学生主导、老师为辅实施了相应护理措施。

甲状腺功能亢进症(hyperthyroidism)简称甲亢,是甲状腺本身产生过多甲状腺激素所致的甲状腺毒症,病因包括弥漫性毒性甲状腺肿(diffuse toxic goiter)、结节性毒性甲状腺肿和甲状腺自主高功能腺瘤(plummer disease)等。弥漫性毒性甲状腺肿又称Graves病(Graves disease,GD)。我国临床甲亢的患病率为0.8%,其中80%以上是由Graves病引起的。

2018年全球流行病学显示甲状腺功能亢进症的全球患病率为0.2%~1.3%。我国碘充足地区的甲状腺功能亢进症的患病率为1.2%,碘缺乏地区甲状腺功能亢进症的患病率为1.0%。甲状腺激素几乎影响人体的所有组织细胞。未经治疗的甲亢甚至亚临床甲亢可导致心房颤动、卒中和其他心血管事件,以及骨质疏松和骨折的发生风险增加。面对患病率高、危害众多的甲亢,了解疾病的相关知识,给予患者正确的护理措施尤其重要。下面由病区总带教赵护士继续主持。

病区总带教赵护士:这次查房我们选择的是科室常见疾病——甲状腺功能亢进症,希望通过本次查房同学们能够完成以下各项教学目标。

知识目标:①掌握甲状腺功能亢进症患者的护理常规(重点)。②熟悉甲状腺功能亢进症潜在的并发症与预防措施(难点)。

技能目标:学会计算基础代谢率。

素质目标:①建立临床护理思维。②培养关怀与同理心。③提高团队协作能力。④提高沟通能力。

病区总带教赵护士:本次查房主要从以下6个方面进行。甲状腺功能亢进症相关知识回顾、病历汇报、现场查体、护理程序成果汇报、知识拓展、查房总结。首先进行第一部分,主要通过互动问答的形式对上周业务学习的内容进行回顾,我提出相关问题,由同学们进行回答,请踊跃发言。

(一)相关知识回顾

问题:①甲亢的临床表现? ②确诊甲亢的辅助检验、检查有哪些?

实习生小王:我通过跟患者交流、带教老师指导,以及内科护理学课本中学到的知识对问题"甲亢的临床表现"进行总结回答。甲亢的典型表现有甲状腺激素分泌过多所致的高代谢综合征等甲状腺毒症表现、甲状腺肿及炎症。老年和小儿患者表现多不典型。

实习生小张:确诊甲亢的辅助检验指标是促甲状腺激素(TSH)测定、血清游离甲状腺激素(FT$_3$、FT$_4$)、TSH 受体抗体(TRAb)、甲状腺过氧化物酶抗体(TPOAb)、甲状腺球蛋白抗体(TgAb)。辅助检查主要有 4 种:甲状腺[131]I 摄取率;彩色多普勒甲状腺血流的半定量测定;眼部 CT 和 MRI 检查;甲状腺放射性核素扫描。

病区总带教赵护士:同学们的回答比较全面,接下来进入今天的第二部分,病历汇报。

(二)病历汇报

实习生小黄:患者魏××,59 床,男,55 岁。以"消瘦 2 年,心慌、多汗、手抖半年,突眼 1 月余"为主诉入院。无既往史、过敏史。查体:患者入院后甲状腺Ⅰ度肿大,无震颤及血管杂音,左眼突眼,左眼辐辏(COU)反射不灵敏(指的是注视近物时产生的双眼会聚的反射)、双手震颤。无疼痛,自理能力无依赖,无压疮和跌倒风险。诊疗经过方面:2 年前患者无明显诱因出现消瘦,体重下降约 5 kg,当时无明显心慌、多汗、手抖及饥饿,未进一步诊治。半年前开始出现心慌、多汗、手抖,至当地医院查甲状腺功能升高,TSH 受体抗体阳性,考虑甲状腺功能亢进症,给予甲巯咪唑抗甲状腺治疗,治疗 3 个月后自行停药,1 月余前开始出现突眼,伴有视物成双及视物模糊,在当地应用中药治疗,症状无明显改善。1 d 前患者复查甲状腺功能,为进一步诊治突眼来医院,门诊以"甲状腺功能亢进症、甲亢突眼"收入科。入科后完善相关检验检查:甲状腺功能示游离三碘甲状腺氨酸(FT$_3$)32.5 pmol/L、游离甲状腺素（FT_4）17. 52 pmol/L、血清促甲状腺激素（TSH）0. 00 mIU/L。白细胞 $3.54×10^9$/L，中性粒细胞计数 $3.54×10^9$/L。彩超提示：甲状腺回声不均匀、双侧颈部淋巴结偏大。16 排 CT 平扫（眼眶）：左侧眼球外凸、左侧眼内、外直肌肌腹增粗、符合 Graves 眼病。遵医嘱给予升白细胞、降心率、抗甲亢等药物对症治疗，请眼科会诊。眼科会诊意见：嘱其 2 周后复查甲状腺功能，甲状腺激素水平显著下降，可开始应用激素冲击治疗。目前患者自主卧位，低碘饮食，睡眠及大小便正常，焦虑，复查血常规后择期出院。

我的疑问是，在应用激素冲击治疗 Graves 眼病的过程中，我们需要关注哪些方面？

病区总带教赵护士：在应用激素冲击治疗 Graves 眼病的过程中，需要随时关注 Graves 眼病的症状，如果治疗过程中药物减量后症状加重，需要减慢减药速度。而且因为药物有肝毒性，所以需要监测肝功能。

◀（三）现场查体

病区总带教赵护士：由实习同学小黄和小王共同完成查体，请各位移步至患者床旁。

实习生小黄：常规查体结果如下。患者神志清，精神好，自主体位，睡眠及大小便正常，皮肤完整无破损，心理状况良好。体温 36. 4 ℃，脉搏 90 次/min，呼吸 20 次/min，血压 114/70 mmHg，身高 178 cm，体重 58 kg，BMI 18. 30 kg/m^2，基础代谢率 23%。无脉搏加快、脉压增大等表现。

实习生小王：专科查体结果如下。①皮肤、黏膜：干燥、无皮肤紫癜，胫骨前皮肤无增厚。②眼部：眼球突出、视力疲劳、复视、视力减退。③甲状腺：甲状腺Ⅰ度肿大，呈弥漫性、对称性，无震颤和血管杂音。④消化系统：无食欲亢进、稀便、排便次数增加。⑤骨骼肌肉：无肌无力、肌萎缩。⑥神经系统：双手震颤。

◀（四）护理程序成果汇报

病区总带教赵护士：刚才完成了床旁查体及护理问题评估、护理措施落实情况，接下来进入今天查房汇报的第四部分。

前期带教老师带领同学们进行护理评估、列出护理诊断；提出护理目标，并针对性地对患者进行各项护理措施的落实。现在，大家结合患者目前病情、查体结果及护理评估，对该患者的整体护理过程按照护理程序逐个进行汇报。

实习生小张:

护理诊断:"焦虑",与突眼、甲状腺肿大有关。

护理目标:减轻焦虑症状,增强自我调适能力。

护理措施:①鼓励患者表达其感受,耐心倾听,帮助患者调整心态,减轻心理压力。②给予甲亢知识指导,帮助患者正确认识疾病。③鼓励家属给予患者情感上的支持。④指导患者避免过度劳累,进行适度活动。

护理评价:患者了解甲亢疾病相关知识,可以遵医嘱用药,配合治疗,心理压力减轻。

实习生小王:

护理诊断:"营养失调",低于机体需要量。

护理目标:患者能恢复并保持正常体重。

护理措施:

(1)监测体重:经常测量体重,根据患者体重变化调整饮食计划。

(2)饮食护理:因患者处于高代谢状况,能量消耗大,鼓励进食高热量、高蛋白、高维生素及矿物质丰富的食物。鼓励患者多饮水,每天饮水2 000 ~ 3 000 mL以补充出汗、腹泻、呼吸加快等所丢失的水分。禁止摄入刺激性的食物及饮料,如浓茶、咖啡等,以免引起患者精神兴奋。减少食物中粗纤维的摄入,以减少排便次数。避免进食含碘丰富的食物,应食用无碘盐,忌食海带、海鱼、紫菜等,慎食卷心菜、甘蓝等易致甲状腺肿的食物。

护理评价:患者住院期间体重增加1 kg。通过给患者的指导,我也掌握了甲亢患者的生活护理及注意事项。

实习生小李:

护理诊断:"有组织完整性受损的风险",与眼球突出有关。

护理目标:能切实执行保护眼睛的措施,无感染发生,角膜无损伤。

护理措施:

(1)眼部护理:预防眼睛受到刺激和伤害。外出戴深色眼镜,减少光线、灰尘和异物的侵害。用眼药水湿润眼睛,避免干燥,指导患者当眼睛有异物感、刺痛或流泪时,勿用手直接揉眼睛。夜间可用1%甲基纤维素眼药水滴眼,白天使用人工泪液,以减轻症状。睡眠或休息时采取高枕卧位,可减轻眼部水肿。

(2)病情观察:定期至眼科行角膜检查以防角膜溃疡造成失明,如有畏光、流泪、疼痛、视力改变等角膜炎、角膜溃疡先兆,应立即复诊。

护理评价:能采取各项保护眼睛的措施,无结膜炎、角膜炎等并发症出现。

实习生小刘:

护理诊断:知识缺乏。

护理目标:患者正确理解疾病,遵医嘱正确用药,掌握疾病自我护理方法。

护理措施:

(1)疾病知识指导:鼓励患者保持身心愉快,避免精神刺激或过度劳累,建立和谐的人际关系和良好的社会支持系统。

(2)用药指导与病情监测:指导患者坚持遵医嘱、按剂量、按疗程服药,不可随意减量和停药。应指导患者注意观察药物的不良反应。服用抗甲状腺药物的最初3个月,每1~2周查血常规1次,每4周做甲状腺功能测定,每天清晨起床前自测脉搏,定期测量体重。脉搏减慢、体重增加是治疗有效的标志。若出现高热、恶心、呕吐、不明原因腹泻、突眼加重等,警惕甲状腺危象的可能,应及时就诊。

护理评价:患者能正确认识疾病,表示以后不自行减量或停药,会定期复查。

实习生小张:

护理诊断:活动耐力下降。

护理目标:患者逐步增加活动量,活动时无明显不适。

护理措施:

(1)休息与活动:根据患者目前的活动量及日常生活习惯,与患者及家属共同制订个体化活动计划,活动不宜疲劳。适当增加休息时间,维持充足睡眠,防止病情加重。

(2)环境:保持环境安静,避免噪声和强光刺激,相对集中时间进行治疗、护理。甲亢患者因怕热多汗,安排通风良好的环境,室温维持在20 ℃左右。

(3)生活护理:指导患者如大量出汗,应加强皮肤护理,及时更换衣服及床单。

护理评价:患者能耐受日常活动,活动耐力增加。

实习生小黄:

护理诊断:"潜在并发症",甲状腺危象。

护理目标:能积极避免可诱发甲状腺危象的因素,发生甲状腺危象能得到及时救治。

护理措施:

(1)避免诱因:避免感染、严重精神刺激、创伤等诱发因素。

(2)病情监测:观察生命体征和意识变化。若原有甲亢症状加重,并出现发热(体温>39 ℃)、严重乏力、烦躁、多汗、心悸、心率>140 次/min、食欲减退、恶心、呕吐、腹泻、脱水等,应警惕甲状腺危象发生,立即报告医生并给予处理。

护理评价:患者住院期间未发生甲状腺危象。通过给患者进行健康教育,我也掌握了甲亢并发症的预防。

（五）知识拓展

病区总带教赵护士:感谢同学们的汇报。对于甲亢患者,我们需要学会计算基础代谢率。基础代谢率是指人体在静息状态,维持生命活动所需的最低能量消耗。测定基础代谢率要在清晨未进食以前,静卧休息状态下。计算公式:基础代谢率＝脉压+脉率−111。脉压是收缩压与舒张压的差值。脉率是指动脉搏动的频率。基础代谢率的正常值是正负 10%。

病区总带教赵护士:接下来有一道课后作业布置给大家,抗甲状腺药物不良反应有哪些?

（六）查房总结

护士长总结:今天我们的护理查房内容是关于甲状腺功能亢进症,通过收集病例,查找资料,解决了同学们的困惑与不解,也提高了大家独立思考问题的能力。整个查房内容详尽,有据可依,不仅提高了大家的沟通表达能力,也提高了大家的团队协作能力,大家要把整理出来的护理措施真正落实在患者身上。希望大家在以后的工作中善于发现问题、解决问题,学以致用,谢谢!

◇ 参考文献 ◇

[1]尤黎明.内科护理学[M].7 版.北京:人民卫生出版社,2022.

[2]中华医学会内分泌学分会,中国医师协会内分泌代谢科医师分会,中华医学会核医学分会,等.中国甲状腺功能亢进症和其他原因所致甲状腺毒症诊治指南[J].中华内分泌代谢杂志,2022,38(8):700−748.

[3]吴晓丽.血清碱性磷酸酶在甲状腺功能亢进症患者治疗前后的变化及其临床意义[D].太原:山西医科大学,2023.

护理实习生在内科系统各病区轮转时间为四周,按照每周教学计划开展带教工作。

第一周为入科宣教,明确教学计划,了解各病区亚专业特点;常见疾病护理常规、护理程序五大内容等,熟悉内科(各亚专业)专科技能操作。

第二周着重对各病区亚专业常见疾病护理进行带教指导,了解各位学生对专科基础知识的掌握情况、对教学查房的理解程度。

第三周选择查房患者,在带教老师指导下;学生通过护理评估;确定患者护理问题及预期目标;针对护理问题由学生主导、老师为辅实施相应护理措施,学生自行评价落实效果,并在老师的带领下进行相关知识拓展及文献查阅,带教老师评价并指导护理质量持续改进,周末召开教学工作会议安排第四周教学查房工作。

第四周对选定的患者进行护理教学查房,以 PPT 课件形式汇报整体护理情况,并按照护理程序进行护理成果汇报,同时,鼓励学生不限形式、大胆创新,展现整体护理过程及学生知识掌握情况。

一、脑出血患者护理教学查房

查房患者:齐××,女,55 岁,住院号 1014172,诊断为脑出血。

查房形式:PPT 汇报+现场查体+情景展示。

主持人:护士长。

参加人员:护理部主任、科护士长、护士长、责任护士、病区总带教、各带教老师、实习同学等。

查房流程:

护士长:我们完成了第一、二周教学任务,在第三周确定对 69 床齐××脑出血患者进行教学查房,大家在带教老师指导下查阅文献、拓展相关知识;

学生通过护理评估,确定患者护理问题及预期目标;针对护理问题由学生主导、老师为辅实施了相应护理措施。

　　病区总带教李护士:这次查房我们选择的是科室常见疾病——脑出血,希望通过本次查房同学们能够完成以下各项教学目标。

　　知识目标:①掌握脑出血的护理常规(重点)。②熟悉脑出血潜在并发症(难点)。

　　技能目标:①掌握 GCS 评分操作标准及评分判读。②掌握瞳孔观察要点及瞳孔变化的临床意义。

　　素质目标:①建立临床护理思维。②尊重并关注脑出血患者心理情况。③了解叙事护理,提高沟通能力。④保护患者隐私。

　　病区总带教李护士:本次查房主要从以下6个方面进行。脑出血相关知识回顾、病历汇报、现场查体、护理程序成果汇报、知识拓展、查房总结。首先进行第一部分,主要通过互动问答的形式对上周业务学习的内容进行回顾,我提出相关问题,由同学进行回答,大家踊跃发言。

　(一)相关知识回顾

　　问题:①脑出血发生的病因有哪些? ②确诊脑出血的首选影像学检查是什么?

　　实习生小王:老师,脑出血的病因有以下几点。①高血压并发细小动脉硬化,为脑出血最常见的病因,多数在高血压和动脉硬化并存的情况下发生。②颅内动脉瘤,主要为先天性动脉瘤,少数是动脉硬化动脉瘤和外伤性动脉瘤。③脑动静脉畸形,因血管壁发育异常,常较易出血。④其他,如脑动脉炎、脑底异常血管网症(Moyamoya 病)、血液病(白血病、再生障碍性贫血、血小板减少性紫癜、血友病等)、抗凝及溶栓治疗、脑淀粉样血管病、脑肿瘤细胞侵袭血管或肿瘤组织内新生血管破裂出血。

　　实习生小蔡:确诊脑出血首选的影像学检查是头颅 CT。

　　病区总带教李护士:同学们的回答比较全面,接下来进入今天的第二部分,病历汇报。

　(二)病历汇报

　　实习生小高:患者齐××,69 床,女,55 岁。以"突发右侧肢体无力 4 h余"为主诉入院。既往史:高血压、脑梗死、糖尿病、左肺结节,无过敏史。查

体:T 36.2 ℃,P 80 次/min,R 20 次/min,BP 220/130 mmHg,疼痛 0 分,身高
153 cm,体重 76 kg。神志清,言语欠流利。双侧额纹对称,双侧瞳孔等大等
圆,直径约 2.5 mm,对光反射灵敏。双眼向各方向运动充分,无眼震。右侧
鼻唇沟对称,口角偏左,伸舌偏右,饮水无呛咳,吞咽无困难。右侧肢体肌力
4 级,左侧肢体肌力 5 级,肌张力正常,四肢腱反射对称正常,双侧巴宾斯基
征阴性,双侧指鼻试验稳准,双侧跟、膝、胫试验稳准,颈软,克尼格征、布鲁
津斯基征均阴性。NIHSS 评分 4 分(面瘫 1,感觉 1 分,右上肢 1 分,左上肢
1 分);ADL 评分 60 分;发病前 MRS 评分 0 分;洼田饮水试验 1 分。深静脉
血栓 Caprini 评分 1 分。GCS 评分 15 分;急性缺血性卒中相关性肺炎评分
(AIS-APS)2 分。头颅 CT 结果回示:左侧顶叶脑出血。

　　现患者入院第 3 天,自主卧位,右上肢抬举费力,右下肢行走拖地,伴言
语欠流利,症状呈持续性,低盐低脂糖尿病饮食,睡眠及大小便正常,心理状
况良好,指导患者踝泵运动,以预防下肢静脉血栓,患者血压高,遵医嘱给予
0.9% 氯化钠注射液 50 mL+注射用尼卡地平注射液 30 mg 以 5 mL/h 由微量
泵持续泵入,医嘱要求收缩压在 130 ~ 150 mmHg,舒张压在 60 ~ 112 mmHg。

　　在给予患者动态的各项护理评估、相应的措施实施过程中,发现患者语
言功能受到影响,恢复较慢,我的疑问是,临床上脑卒中语言障碍分为几种?

　　病区总带教李护士:脑卒中患者的语言障碍分为混合性失语、运动性失
语、感觉性失语。

　　实习生小高:老师,患者卧床,指导患者踝泵运动,请问踝泵运动是怎么
做的?

　　病区总带教李护士:踝泵运动目的是预防患者下肢深静脉血栓形成。
踝泵运动要点是:踝关节屈伸运动。吸气时,最大限度向头部勾脚尖,保持
3 ~ 5 s。呼气时,最大限度向下绷脚尖,保持 3 ~ 5 s。踝关节环绕运动:以踝
关节为中心做 360°环绕。屈伸、环绕动作为一组,每天 3 ~ 4 次,每次 20 ~
30 组,交替或同时进行,运动频次可根据患者活动耐受能力适当调整。

(三)现场查体

　　病区总带教李护士:由实习同学小李和小罗共同完成查体,请各位移步
至患者床旁。

　　实习生小李:常规查体结果如下。患者神志清,精神差,言语欠流利,双
侧瞳孔等大等圆,直径约 2.5 mm,对光反射灵敏,右侧肢体肌力 4 级,左侧肢

体肌力 5 级,肌张力正常,自主体位,T 36.2 ℃,P 80 次/min,R 20 次/min,BP 145/82 mmHg,疼痛 0 分。

实习生小罗:GCS 评分的操作方法如下。

1. 睁眼反应　评分标准见表 8-1。

表 8-1　睁眼反应评分标准

睁眼反应分数	评分依据
4 分	自然睁眼(spontaneous):靠近患者时,评估者不说话、不接触患者,患者可自然睁眼
3 分	呼之睁眼(to speech):正常音量或高音量呼叫患者,但不接触患者,患者睁眼
2 分	疼痛刺激睁眼(to pain):如压眶反射检查,以笔尖刺激患者第 2 或第 3 指外侧,并在 10 s 内增加刺激至最大,强刺激睁眼评2分,若仅皱眉,闭眼,痛苦表情,不能评 2 分
1 分	对任何刺激无反应(none)
0 分	如眼肿、骨折等不能睁眼,应以 C(closed)表示

2. 语言反应　评分标准见表 8-2。

表 8-2　语言反应评分标准

语言反应分数	评分依据
5 分	说话有条理(oriented):定向能力正确,能清晰表达自己的名字,居住城市或当年年份和月份等(问上述问题中的一个即可)
4 分	言语错乱(confused):定向能力障碍,有说错情况
3 分	只能说出(不适当)单词(inappropriate words):完全不能进行对话,只能说简短字或单个字
2 分	只能发音(unintelligible words):对疼痛刺激仅能发出无意义叫声
1 分	不能发音,无任何反应(none)
T 分	因气管插管或切开而无法正常发声,以 T(tube)表示

3. 肢体运动　评分标准见表 8-3。

表 8-3　肢体运动评分标准

肢体运动分数	评分依据
6 分	按指令完成 2 次不同动作
5 分	施于刺激时,可定位出疼痛位置(localize):予疼痛刺激时,患者能移动肢体尝试去除刺激。疼痛刺激以压眶上神经为"金标准"
4 分	对疼痛刺激有反应,肢体会回缩(withdrawal)
3 分	对疼痛刺激有反应,肢体会弯曲(decorticate flexion):呈去皮质强直姿势
2 分	对疼痛刺激有反应,肢体会伸直(decerebrate extension):呈去脑强直姿势
1 分	无任何反应

GCS 评分的判读标准:总分 15 分为意识清楚,12~14 分为轻度意识障碍,9~11 分为中度意识障碍,3~8 分为重度意识障碍昏迷。

(四)护理程序成果汇报

病区总带教李护士:刚才完成了床旁查体及评估护理措施落实情况,接下来进入今天查房汇报的第四部分。

前期带领同学们进行护理评估、列出护理诊断;提出护理目标,并针对性地对患者进行各项护理措施的落实。现在,大家结合患者目前病情、查体结果及护理评估,对该患者的整体护理过程按照护理程序逐个进行汇报。

实习生小张:

护理诊断:"躯体移动障碍",与神经肌肉受损导致肢体无力有关。

护理目标:右侧肢体肌力恢复至 5 级。

护理措施:向患者讲解功能锻炼与疾病恢复的关系。与患者家属共同制定训练方案,促进肢体功能恢复。进行患肢被动与主动功能锻炼。鼓励患者使用健侧手臂从事自我照顾的活动,并协助患者患侧肢体被动运动。

护理评价:截至今日查房汇报时,患者右侧肢体肌力未恢复至 5 级。

实习生小赵：

护理诊断："生活自理缺陷"，与患者脑出血后，神经肌肉受损、恢复期间需绝对卧床有关。

护理目标：自理能力脑出血后2周达到轻度依赖，同时针对患者实际情况，制定个性化的锻炼方案。鼓励指导患者逐步完成生活自理活动，通过反复多次的指导，对患者鼓励重建信心；鼓励患者使用健侧手臂从事自我照顾的活动，并协助患者患侧肢体被动运动。

护理评价：截至今日查房汇报时，患者仍绝对卧床休息，生活自理能力中度依赖。

实习生小王：

护理诊断："焦虑"，与担心疾病预后与不了解病情及后续治疗有关。

护理目标：患者焦虑症状减轻，了解后续治疗，积极配合。

护理措施：做好心理护理，多和患者交流，及时了解患者需求；为缓解患者的不良情绪，每天下午抽出时间陪患者，试着运用老师教我的"叙事护理"的方法鼓励她倾诉内心的焦虑，关心理解患者，耐心解答患者提出的问题；告诉患者她的病情发现的较早，结果也是很好的，在科室进行健康宣教小课堂时，我鼓励她参与其中，让她能够及时倾诉自身的一些困惑和难言之隐，得到相应的健康教育和及时的心理疏导，以及患者之间的相互鼓励和支持，使得患者有一种认同感和归属感；向患者及家属讲解疾病相关知识；做好家属沟通，支持鼓励陪伴患者；让家属也对患者的心理进行安抚；向患者讲解康复成功案例，排除患者心中顾虑，增加康复信心。

护理评价：患者焦虑症状较前缓解，与家属、病友交谈中患者面部有了笑容。

实习生小周：

护理诊断："潜在并发症"，高血压急症。

护理目标：收缩压控制在130~150 mmHg。

护理措施：①避免诱因。向患者讲明高血压急症的诱因，应避免情绪激动、劳累、寒冷刺激和随意增减药量。②病情监测。定期监测血压，一旦发现血压急剧升高、剧烈头痛、呕吐、大汗、视力模糊、面色及意识状态改变、肢体运动障碍等症状，立即通知医生。嘱患者绝对卧床2~4周，保持安静，减少探视，避免情绪激动和血压升高，保持充足的睡眠；保证每日饮水量，保持大便通畅；指导患者采用家庭自测血压更有益于改善患者依从性和血压控制水平。

护理评价:患者在住院期间收缩压控制在 130 ~ 150 mmHg。

实习生小李:

护理诊断:有再出血的风险。

护理目标:患者无出血发生。

护理措施:严密观察意识、瞳孔及生命体征变化,并做好记录;遵医嘱用药;绝对卧床休息 2 ~ 4 周,床头可抬 15°~ 30°;保持大便通畅,防止增加腹压;鼓励患者,做好心理护理,嘱患者家属 24 h 留陪。

护理评价:截至今日查房汇报时,患者出血范围未扩大。

实习生小陈:

护理诊断:"潜在并发症"有应激性溃疡发生的可能。

护理目标:患者住院期间未发生应激性溃疡。

护理措施:严密监测生命体征变化,观察有无头晕、呕吐咖啡色胃内容物、柏油样便、黑便或便隐血试验阳性;讲解消化道出血原因,安慰患者,消除紧张心理;遵医嘱用药,避免食用辛辣刺激性食物。

护理评价:截至今日查房汇报时,患者未发生应激性溃疡。

（五）知识拓展

1. 瞳孔观察操作演示

病区总带教李护士:感谢同学们的汇报,大多数脑出血患者既往有高血压病史,起病急,无明显诱因,控制血压具有非常重要的意义,患者发病后,常出现肢体偏瘫,构音障碍,有些患者还会出现双侧瞳孔不等大、对光反射异常、瞳孔形状异常,下面请实习生小罗给大家讲解瞳孔观察要点及瞳孔变化的临床意义。

实习生小罗:首先掌握正常瞳孔观察要点,我们要观察瞳孔的直径大小,两侧是否等大等圆及瞳孔对光反射是否灵敏。在普通光线下正常的瞳孔直径 3 ~ 4 mm,一般认为瞳孔直径小于 2 mm 为瞳孔缩小,大于 5 mm 为瞳孔散大。再次,我们需熟悉瞳孔变化的临床意义如下。①瞳孔的大小:瞳孔散大见于动眼神经麻痹、颞叶沟回疝、视神经病变或阿托品类药物中毒;瞳孔缩小见于脑桥出血、脑室出血压迫脑干或镇静安眠药中毒等。②瞳孔对光反射:是指光线刺激瞳孔后引起瞳孔收缩的反应,分为直接对光反射和间接对光反射。感光瞳孔缩小称为直接对光发射,对侧未感光瞳孔也缩小称为间接对光发射。对光反射传导通路上的任何一处损害均可引起瞳孔对光反射消失和瞳孔散大。③阿-罗瞳孔：表现为双侧瞳孔较小，大小不等，边缘不整，对光反射消失，是顶盖前区对光反射径路受损，常见于神经梅毒，偶见于多发性硬化及带状疱疹等。

瞳孔观察操作方法如下。①自然光线下：嘱神志清楚患者目视前方，对不能配合的患者，观察者可用一手拇指和示指将患者上下眼睑分开，观察患者瞳孔是否等大，形状是否等圆。②直接对光反射：嘱患者目视前方，观察者一手持手电筒从外向内移动照射，观察瞳孔受到光线刺激后的反应（灵敏、迟钝、消失）。移开电筒后观察瞳孔是否迅速复原。③间接对光反射：嘱患者双眼睁开，两眼之间用手遮挡，用手电筒从外向内照射一侧瞳孔，同时观察另一侧瞳孔的对光反射。

2. 思考问题

病区总带教李护士：今天查房同学们进行了汇报和演示，接下有两道课后作业留给大家。①顶叶出血的患者常见症状是什么？②脑出血患者使用尼卡地平的要点及注意事项是什么？

（六）查房总结

护士长总结：本次查房，围绕患者脑出血护理展开教学查房，模式采用以学生为中心的教学方式，学生提出问题、查找资料、寻求答案，激发了护生极大的热情和兴趣，变被动为主动，培养了学生独立思考问题、分析问题、解决问题的能力，同学们对该患者提出的护理诊断比较准确合理，合理措施落实得当，同学们根据患者病情，动态落实康复计划，并予以相应的健康教育指导和心理护理，以促进患者的早日康复。

护理部总结：这次的查房大家准备很充分，效果很好，实习护生能主动发现问题、解决问题，积极主动地和患者沟通、交流，患者对于我们的护理也非常满意。希望在今后的教学查房中能积极创新，同学们真正地将所学知识学以致用，谢谢！

◇ **参考文献** ◇

[1]秦寒枝,储爱琴,孙建,等.急性脑出血术后应激性溃疡危险因素分析及列线图预测模型构建[J].中国现代神经疾病杂志,2022,22(5)：414-421.

[2]尤黎明,吴瑛.内科护理学[M].7版.北京:人民卫生出版社,2022.

[3]张谦,冀瑞俊,赵萌,等.中国脑血管病临床管理指南(第2版)(节选):第5章脑出血临床管理[J].中国卒中杂志,2023,18(9):1014-1023.

[4]熊云云,王拥军.中国研究改变英国卒中指南[J].中国卒中杂志,2023,18(12):1337-1342.

[5]吴娜,王利圆,李光硕,等.英国国家卒中临床指南2023版要点及解读:长期管理与二级预防[J].中国卒中杂志,2023,18(12):1383-1390.

[6]王伊龙,陈玮琪,刘欣如,等.中国脑血管病临床管理指南(第2版)(节选):第3章脑血管病高危人群管理[J].中国卒中杂志,2023,18(8):898-909.

二、脑梗死患者护理教学查房

查房患者:姬××,男,69岁,住院号8202198,诊断为脑梗死。

查房形式:PPT汇报+现场查体+情景展示。

主持人:护士长。

参加人员:护理部主任、科护士长、护士长、责任护士、病区总带教、各带教老师、实习同学等。

查房流程:

护士长:我们完成了第一、二周教学任务,在第三周确定对25床姬××脑梗死患者进行教学查房,大家在带教老师指导下查阅文献、拓展相关知识;学生通过护理评估,确定患者护理问题及预期目标;针对护理问题由学生主导、老师为辅实施了相应护理措施。

卒中严重危害着中国国民的身心健康,是我国首位的成人致死致残病因,其特点是高发病率、高复发率、高致残率、高死亡率、高经济负担。伴随着社会的发展,我国居民生活方式发生了显著变化,尤其是人口老龄化及城镇化进程的加速,脑血管疾病危险因素暴露水平上升,脑血管疾病负担日益增加。面对如此高发的疾病,了解此疾病的相关知识,给予患者正确的护理措施尤其重要。下面由病区总带教李护士继续主持。

病区总带教李护士:这次查房我们选择的是科室常见疾病——脑梗死,希望通过本次查房同学们能够完成以下各项教学目标。

知识目标:①掌握脑梗死的护理常规(重点)。②熟悉脑梗死潜在并发症(难点)。

技能目标:①掌握肌力查体的方法。②掌握吞咽功能的评定方法。

素质目标:①建立临床护理思维。②尊重并关注患者心理情况。③了解叙事护理,提高沟通能力。④保护患者隐私。

病区总带教李护士:本次查房主要从以下6个方面进行。脑梗死相关知识回顾、病历汇报、现场查体、护理程序成果汇报、知识拓展、查房总结。首先进行第一部分,主要通过互动问答的形式对上周业务学习的内容进行回顾,我提出相关问题,由同学进行回答,大家踊跃发言。

(一)相关知识回顾

问题:①脑梗死的高危因素分为哪两类? ②脑梗死的高危因素有哪些?

实习生小方:老师,脑梗死的高危因素分为可干预因素和不可干预因素两类。

实习生小高:在进行业务学习的时候,老师详细地讲解了脑梗死的高危因素,其中可干预高危因素有高血压、糖尿病、血脂异常、高同型半胱氨酸血症、睡眠呼吸暂停、营养状况、肥胖、卵圆孔未闭、吸烟、酗酒和体育锻炼等,不可干预的因素有性别、年龄、种族和遗传因素。

病区总带教李护士:同学们的回答非常全面,接下来进入今天的第二部分,病历汇报。

(二)病历汇报

实习生小高:患者姬××,25床,男,69岁。以"突发眩晕、呃逆、行走不稳20 h"为主诉,于2024年6月8日急诊入院。20 h前活动时突然出现眩晕、呃逆、行走不稳,伴有天旋地转,眩晕平躺稍可缓解,站立时眩晕程度加重,伴有饮水呛咳、吞咽困难,伴有咳嗽、咳痰,咳红色黏液样痰,症状呈持续性。急诊完善头颅、胸部CT提示:考虑左侧小脑半球缺血灶、梗死灶。考虑诊断急性脑梗死,急诊收入院。既往史:患"银屑病"40余年,患"高血压"30余年,患"冠状动脉粥样硬化性心脏病,不稳定型心绞痛,支架植入术后"20余年,2年前患者行"胃贲门恶性肿瘤切除术",有消化道出血症状14 d,"高胆固醇血症"1个月,无过敏史。查体意识清楚,精神差。言语欠流利,右瞳孔直径约3.0 mm,对光反射灵敏,左侧眼裂变小,左瞳孔直径2.0 mm,对光反射灵敏,左侧额部出汗少。左侧鼻唇沟变浅,口角右歪,咽反射消失,饮水呛咳,吞咽困难。30 mL饮水试验不配合。带入留置胃管,左侧肢体肌力3级,右侧肢体肌力5级,四肢肌张力正常,四肢腱反射对称存在,左侧巴宾斯基征阳性。患者大小便正常,睡眠欠佳,嗜烟嗜酒,无疼痛,自理能力重度依赖,有压疮低风险和跌倒高风险。

阳性体征:彩超示右侧小腿肌间静脉血栓形成。脑CT示延髓左侧份及左侧小脑半球脑梗死。磁共振示考虑左侧小脑半球、桥臂亚急性脑梗死合并新发梗死可能,延髓左侧份、左侧小脑半球渗血可能,建议结合临床。

检验结果(波动日期6.8~6.21)示粪便潜血+~++++,红细胞(2.78~4.11)×10^{12}/L,血红蛋白84~125 g/L,白蛋白29.3~36.5 g/L,D-二聚体876~4 951 μg/L。

诊疗经过方面:患者目前诊断急性脑梗死,合并消化道出血,治疗上暂给予吲哚布芬片0.1 g每天2次,观察消化道不良反应,观察大便是否有黑便情况。同时给予"瑞舒伐他汀钙片20 mg每晚1次、依折麦布片10 mg每晚1次"高强度强化他汀降脂稳定斑块、保护线粒体、改善微循环等对症支持治疗。脑血管病急性期随时有梗死面积扩大、脑水肿、肢体瘫痪加重、出血转化、脑疝可能。注意密切观察有无以下并发症:脑水肿与颅内压增高、肺炎、深静脉血栓、癫痫、尿路感染、应激性溃疡、消化道出血和过敏反应,必要时给予相关预防措施。

在给予患者动态的各项护理评估、相应的措施实施过程中,有以下一点困惑:如何正确地进行吞咽功能评估?

病区总带教李护士:吞咽障碍是脑梗死后严重危及患者生命的症状之一,卒中后吞咽障碍的发生率约为65%,由于吞咽障碍患者在食物通过口咽时无法很好地控制食物的移动,使吞咽功能的安全性和有效性受到影响。安全性与食物和液体在气道中的吸入风险有关,有效性与患者吞咽食物和液体的效率及速度有关,因此,推荐在患者开始进食、饮水或接受口服药物治疗前进行吞咽困难筛查,可有效地判定患者是否有误吸风险。吞咽障碍筛查主要包括EAT-10问卷筛查、反复唾液吞咽试验、改良洼田饮水试验、V-VST床旁吞咽筛查试验等。如筛查结果显示有或高度怀疑有误吸风险,则需要进一步行临床吞咽功能评估或仪器检查(如吞咽造影检查),以便更直观、准确地评估口腔期、咽期和食管期的吞咽情况。吞咽造影是吞咽障碍诊断的"金标准"。

◀ (三)现场查体

病区总带教李护士:由实习同学小李和小方共同完成查体,请各位移步至患者床旁。

实习生小李:常规查体结果如下。患者神志清,精神差,右瞳孔直径约3 mm,对光反射灵敏,左侧眼裂变小,左瞳孔直径2.0 mm,对光反射灵敏,自主体位,鼻饲饮食,睡眠及大小便正常,皮肤完整无破损,心理状况一般,生命体征平稳,体温36.5 ℃,心率89 次/min,呼吸20 次/min,血压107/67 mmHg,言语欠流利,左侧肢体肌力3 级,右侧肢体肌力5 级,四肢肌张力正常。

实习生小方:专科查体结果如下。

(1)询问患者问题,观察患者言语、意识情况。

(2)专科肌力查体(表8-4),注意保护患者隐私。

表8-4 肌力查体

分级	临床表现
0级	完全瘫痪,肌肉无收缩
1级	肌肉可轻微收缩,但不能产生动作
2级	肢体能在床面移动,但不能抵抗自身重力,即无力抬起
3级	肢体能抵抗重力离开床面,但不能抵抗阻力
4级	肢体能做抗阻力动作,但未达到正常
5级	正常肌力

(3)吞咽情况评估:询问患者情况,介绍评估流程,准备溶液,取正确的体位,进行评估并观察口腔情况,根据评估给出进食建议。

1)试验方法:嘱患者取端坐位或半坐卧位,先让患者分别单次喝下1、3、5 mL水,如无问题,再让患者像平常一样自行饮下30 mL温水,观察和记录饮水时间、有无呛咳、饮水状态。

2)结果判定:见表8-5。

表 8-5　吞咽情况评估

正常	Ⅰ级	Ⅰa:5 s 内能顺利地一次将水咽下
可疑		Ⅰb:5 s 以上一次喝完无呛咳
	Ⅱ级	分两次喝完,无呛咳
异常	Ⅲ级	一次喝完,有呛咳
	Ⅳ级	两次以上喝完,有呛咳
	Ⅴ级	多次发生呛咳,不能将水喝完

（4）改良版容积-黏度测试（volume-viscosity swallowing test-Chinese version）

1）测试流程:见图 8-1。

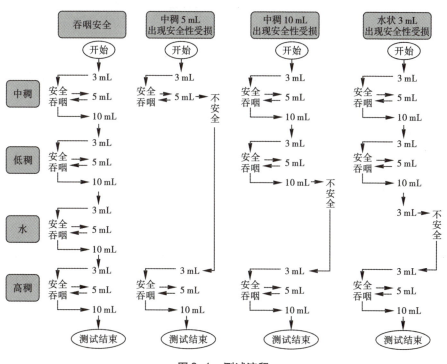

图 8-1　测试流程

2）测试结果记录:见表 8-6。

表8-6 测试结果记录

VVST-CV	不同稠度	中稠			低稠			高稠			水		
	不同容积	3 mL	5 mL	10 mL	3 mL	5 mL	10 mL	3 mL	5 mL	10 mL	3 mL	5 mL	10 mL
安全性受损指标	咳嗽												
	音质改变												
	血氧饱和度下降												
有效性受损指标	唇部闭合不全												
	口腔残留												
	分次吞咽												
	咽部残留												

注:按照测试流程进行测试,伴有相应指标表现,则标"+";不伴有相应表现,则标"-";未进行该项检测,则标"/"。

3)结果判定:①不伴安全性/有效性受损,说明 VVST-CV 测试结果为阴性。②伴有效性受损,不伴安全性受损,说明患者存在口咽性吞咽障碍。③伴安全性受损(伴或不伴有效性受损),说明患者存在口咽性吞咽障碍,患者可能已经发生误吸。

(四)护理程序成果汇报

病区总带教李护士: 刚才完成了床旁查体及护理问题评估、护理措施落实情况,接下来进入今天查房汇报的第四部分。

前期带领同学们进行护理评估、列出护理诊断;提出护理目标,并针对性地对患者进行各项护理措施的落实。现在,大家结合患者目前病情、查体结果及护理评估,对该患者的整体护理过程按照护理程序逐个进行汇报。

实习生小任:

护理诊断:"潜在并发症血容量不足",与消化道出血有关。

护理目标:患者无消化道出血或出血较前减少。

护理措施:①病情监测。使用 GBS 出血风险预测进行评估患者情况,每班查看患者有无呕血、黑便、腹部疼痛、恶心等症状,观察呕吐物及大便的形状、颜色、量,每次鼻饲前先抽吸胃液,观察颜色。观察患者有无面色苍白、口唇发绀、皮肤湿冷。尿量减少、烦躁不安、血压下降等失血性休克的表现。

如有呃逆、腹胀、胃液呈咖啡色或黑便,通知医生并留呕吐物及大便及时送检,准确记录出入量。②心理护理。告知患者和家属消化道出血的原因,安慰患者,消除紧张的情绪,创造安静舒适的环境,保证患者休息。③饮食护理。急性大出血伴恶心、呕吐者禁食,少量出血无呕吐者,可进食清淡、易消化、无刺激性、营养丰富的温凉饮食,少量多餐,防止出血加重,出血停止后改为营养丰富、易消化、无刺激性半流质、软食,少量多餐,逐步过渡到正常饮食。用药护理:遵医嘱用药,观察药物疗效和不良反应,必要时建立两条静脉通道。

护理评价:截至今日查房汇报时,患者消化道出血好转。

实习生小张:

护理诊断:吞咽障碍。

护理目标:能掌握恰当的进食时机,并主动配合进行吞咽功能训练,营养需要得到满足,吞咽功能逐渐恢复。

护理措施:①吞咽功能评估。观察患者能否经口进食及进食类型(固体、半流质、流质)、进食量和进食速度,饮水时有无呛咳,评估患者吞咽功能及营养状态。②经口进食的护理。体位选择、食物选择、吞咽方法的选择。③防止误吸、窒息。进食前注意休息,保持进食环境的安全、舒适,进餐时不要讲话,减少干扰因素,床旁根据情况配备吸引装置,如患者呛咳、误吸或呕吐,应立即指导卧位,及时清理口、鼻腔分泌物和呕吐物,保持呼吸道通畅,预防窒息和吸入性肺炎。④肠内营养的护理:对严重吞咽困难者尽早开始肠内营养,根据患者营养风险、吞咽能力、意识水平等因素选择肠内营养途径。

实习生小赵:

护理诊断:"舒适度改变",与呃逆有关。

护理目标:呃逆缓解。

护理措施:①病情观察。观察呃逆的发作频率、持续时间及伴随症状。②生活护理。创造安静、舒适的环境,减少不良刺激。指导良好的饮食习惯,少量多餐,选择易消化食物,避免生冷辛辣刺激食物。鼻饲前先确定胃管在胃内,回抽胃管,确定无胃潴留后缓慢注入,食物要温度适宜,防止发生呛咳、误吸,若呃逆顽固持续不缓解,应停止鼻饲。③心理护理。向患者及家属讲解呃逆的原因及预后,消除患者紧张情绪。④遵医嘱用药。观察药物的疗效和不良反应。⑤中医护理。包括针刺疗法、穴位注射、刮痧、耳穴等,可有效缓解呃逆症状。评估患者状态。

护理评价:患者呃逆缓解。

实习生小方:

护理诊断:躯体移动障碍。

护理目标:掌握肢体功能锻炼的方法,躯体移动能力逐步增强。

护理措施:指导患者功能锻炼,循序渐进,同时针对患者实际情况,制定个性化的锻炼方案。鼓励指导患者逐步完成生活自理活动,通过反复多次的指导,对患者鼓励重建信心。

护理评价:通过根据患者实际情况,制定个性化的锻炼方案,尽早完成自主穿衣、下床活动。

实习生小王:

护理诊断:言语沟通障碍。

护理目标:能采取有效的沟通方式表达自己的需求,能掌握语言功能训练的方法并主动配合康复活动,语言表达能力逐步增强。

护理措施:①心理护理。加强与患者的交流,指导家庭成员积极参与患者的康复训练,帮助患者树立信心,积极配合治疗。②沟通方法指导。鼓励患者采取任何方式向医护人员或家属表达自己的需要。③语言康复训练。由语言康复治疗师为患者制订个体化的语言康复计划,护士协助组织实施。

护理评价:患者能有效表达自己的基本需要和情感,情绪稳定,自信心增强。能正确使用文字、表情或手势等交流方式进行有效沟通。能主动参与和配合语言训练,口语表达、理解、阅读及书写能力逐步增强。

实习生小李:

护理诊断:有导管滑脱、堵塞的风险。

护理目标:导管顺利正常拔除,未发生相关并发症。

护理措施:针对患者导管滑脱、堵塞的风险,每天交接班时查看患者的管道固定情况、置入深度及是否有效二次固定。向患者及家属讲解留置管道的重要性和必要性,以及日常鼻胃管的注意事项。床位悬挂防导管滑脱标识,提醒和警示我们日常交接班时做好查看和交接。加强巡视并有效评估,病情许可时尽早拔出胃管。

护理评价:患者在拔除前未发生导管滑脱,置管通畅,二次固定稳妥。通过指导患者,我们也掌握了导管的重要性,知晓了携带管道患者的护理注意事项。

实习生小高：

护理诊断："焦虑/抑郁"，与担心疾病预后、不了解病情有关。

护理目标：患者焦虑症状减轻，了解后续治疗，积极配合。

护理措施：做好心理护理，增加交流频次，及时了解患者需求；为缓解患者的不良情绪，每天抽出时间陪伴患者，试着运用老师教我的"叙事护理"的方法鼓励患者，倾诉他们内心的焦虑。关心理解患者，耐心解答患者提出的问题；告诉患者疾病的预后，树立信心，向患者讲解治愈成功案例，排除患者心中顾虑。做好健康教育和心理疏导，同病房患者之间多沟通，相互鼓励。向患者及家属讲解疾病相关知识；做好家属沟通，家属对患者进行心理安抚，多陪伴并支持患者。

护理评价：患者焦虑症状较前缓解，与家属、病友交谈中有了笑容。

实习生小陈：

护理诊断："潜在并发症"，含误吸、下肢静脉血栓、卒中相关性肺炎、皮肤完整性受损等。

护理目标：未出现误吸、下肢静脉血栓、卒中相关性肺炎、皮肤完整性受损等并发症。

护理措施：鼻饲相关注意事项以纸质版形式进行健康宣教，防止误吸的发生，宣教吞咽评估的重要性，在专业评估前严禁尝试经口进食。每日进行踝泵运动，有效抬高下肢，预防下肢静脉血栓的形成。鼓励患者进行肺部功能锻炼，指导有效咳嗽的方法。保持皮肤清洁干燥，翻身时动作轻柔，避免推、拉、拖等动作产生摩擦力和剪切力。

护理评价：患者无并发症发生。

 （五）知识拓展

1. 有关呃逆的治疗方法

病区总带教李护士：感谢同学们的汇报，下面我们来了解一下呃逆，呃逆是神经系统疾病常见的并发症，多为顽固性呃逆，是一种膈肌痉挛性、暴发性异常呼吸运动，直接刺激膈神经或者迷走神经反射均可导致膈肌和肋间肌不自主地痉挛性收缩，膈肌快速下降导致强烈吸气运动伴随声带闭合从而发出特殊吸气声。若呃逆频繁发作，持续48 h以上不缓解则称为顽固性呃逆。呃逆既延长病程，又对疾病的治疗及预后产生很大的影响。频繁呃逆容易使患者烦躁不安，情绪抑郁，加重患者饮食困难，易引起吸入性肺炎、营养缺乏、水和电解质紊乱、以及呼吸抑制等。

呃逆最常见的病因为脑血管病,治疗首先是去除病因,同时做好患者的饮食教育,评估患者状态,可以进食的患者应少量多餐,进易消化食物,避免生冷辛辣刺激食物,向患者及家属讲解呃逆的原因及目前的治疗,消除患者紧张情绪,进食前暂停治疗护理工作,鼻饲前先确定胃管在胃内,回抽胃管,确定无胃潴留后缓慢注入,食物要温度适宜,尤其气管切开患者,应严格给予鼻饲,防止发生呛咳、误吸,若呃逆顽固持续不缓解,应停止鼻饲。目前对于中枢性呃逆的治疗主要是药物治疗、中医中药治疗(中药、针刺、穴位、耳穴等)和膈神经阻滞。中西医结合治疗如西药的穴位注射可取得良好效果。治疗过程中要根据患者病情实际情况,制定个体化方案,采用患者能够耐受且不良反应较小的措施,既要确保治疗效果,又要最大程度地降低患者的风险。

2.思考问题

病区总带教李护士:今天查房同学们进行了汇报和演示,接下有两道课后作业留给大家。①吞咽功能的评估量表有哪些? ②怎样进行脑卒中的早期识别?

 (六)查房总结

护士长总结:本次查房,主要围绕患者脑梗死疾病护理展开的教学查房,模式采用以学生为中心的教学方式,学生通过查房,了解了患者的病情和需求,整个查房过程中能看到大家付出了很多,也收获了很多,发现了许多潜在的问题,同时,我们也需要进一步完善护理规范和流程,出现新的护理问题时,需要重新评估及时修正新的护理计划。

护理部总结:从本次护理教学查房能看到大家准备得很充分,效果也不错,学以致用,通过此次查房,我们不仅看到了患者的身体状况和疾病表现,更深入了解了他们的心理状态和需求;希望我们通过这种形式的教学查房,能提高我们的护理水平和质量,谢谢!

◇　**参考文献**　◇

[1]尤黎明,吴瑛.内科护理学[M].7版.北京:人民卫生出版社,2022.

[2]中华医学会神经病学分会,中华医学会神经病学分会脑血管病学组.中国缺血性卒中和短暂性脑缺血发作二级预防指南 2022[J].中华神经科

杂志,2022,55(10):1071-1110.

[3]中华护理学会.T/CNAS40-2023脑卒中后吞咽障碍患者进食护理[S].北京:中华护理学会,2023.

[4]张芹,李红粉.中枢性呃逆的研究进展[J].中国卫生标准管理,2023,14(7):195-198.

三、癫痫患者护理教学查房

查房患者:唐××,女,54岁,住院号8198073,诊断为癫痫。

查房形式:PPT汇报+现场查体+情景展示。

主持人:护士长。

参加人员:护理部主任、科护士长、护士长、责任护士、病区总带教、各带教老师、实习同学等。

查房流程:

护士长:我们完成了第一、二周教学任务,在第三周确定对21床唐××癫痫患者进行教学查房,大家在带教老师指导下查阅文献、拓展相关知识;学生通过护理评估,确定患者护理问题及预期目标;针对护理问题由学生主导、老师为辅实施了相应护理措施。

癫痫(epilepsy)是多种原因导致的脑部神经元高度同步化异常放电的临床综合征。癫痫具有发作性、短暂性、重复性和刻板性的临床特点。异常放电神经元的位置不同及异常放电波及的范围差异,会导致患者发作的形式不一,可表现为感觉、运动、意识、精神、行为、自主神经功能障碍或兼而有之。临床上每次发作或每种发作的过程称为痫性发作(seizure),一个患者可有一种或数种形式的痫性发作。

癫痫是神经系统常见的慢性脑部疾病。流行病学资料显示,癫痫的年发病率为(50~70)/10万,患病率约为5‰,全球有超过5000万人患有癫痫,近80%生活在中低收入国家,占全球疾病总负担6‰。我国癫痫患者达900万以上,每年有65万~70万新发病例。面对如此高发的癫痫,了解癫痫疾病的相关知识,给予患者发作期安全护理尤其重要。下面由病区总带教楚护士继续主持。

病区总带教楚护士:这次查房我们选择的是科室常见疾病——癫痫,希望通过本次查房同学们能够完成以下各项教学目标。

知识目标:①了解癫痫患者做脑电图的意义。②掌握癫痫患者的护理常规。

技能目标:①掌握癫痫发作期的护理方法。②神经内科体格检查。

素质目标:①尊重并关爱癫痫患者心理情况。②了解叙事护理,提高沟通能力。③建立临床护理思维。

病区总带教楚护士:本次查房主要从以下6个方面进行。癫痫相关知识回顾、病历汇报、现场查体、护理程序成果汇报、知识拓展、查房总结。首先进行第一部分,主要通过互动问答的形式对上周业务学习的内容进行回顾,我提出相关问题,由同学进行回答,大家踊跃发言。

(一)相关知识回顾

问题:①什么是癫痫持续状态? ②癫痫发作的先兆有哪些? ③癫痫患者什么时候可以减少和停用药物?

实习生小秦:通过之前的业务学习,我了解到癫痫持续状态又称癫痫状态,是指癫痫连续发作之间意识尚未完全恢复又频繁再发或癫痫发作持续30 min 以上未自行停止。目前认为,如果患者出现全面强直–阵挛性发作持续5 min 以上即应考虑癫痫持续状态。

实习生小刘:我来回答问题"癫痫发作的先兆"。一些患者在癫痫发作前会经历不寻常的感觉或情感变化,这些征兆可以帮助他们预测发作的来临。①视觉先兆:看到不同类型的视觉,如闪光、光点、线条、火花等,这些视觉现象常常在发作前突然出现。②嗅觉先兆:突然感到某种奇怪或不寻常的味道,如焦糖、硫黄、腐烂等,而这些味道在周围环境中并不存在。③躯体感觉先兆:感到身体的一部分麻木、刺痛、沉重或异常,有时还可能出现感觉缺失的情况。④听觉先兆:听到不真实的声音,如噪声、响声、耳鸣、音乐或人声,这些声音实际上并不存在。⑤味觉先兆:感受到口中出现异常味道,通常是不愉快或奇怪的味道,与平常的味觉感受不同。⑥精神性先兆:有些患者在发作前可能出现幻觉、错觉或认知异常,他们可能会感到某种情景或物体突然出现,实际上这是虚构的。⑦情绪先兆:患者可能会经历情绪波动,包括焦虑、恐慌、压抑、兴奋或情绪不稳定。这种情绪变化可能是先兆之一。

这些先兆可以在癫痫发作前几分钟或几小时出现,通常是短暂的,然后就是癫痫发作。不过不是所有癫痫患者都会经历先兆,而且先兆的类型和频率因个体而异。

实习生小杨:癫痫患者什么时候可以减少或停用抗癫痫药物,需要在医生的指导下进行,通常有以下步骤。①稳定病情:通常需要患者至少 3~5 年没有癫痫发作,生活质量稳定,才能考虑减药。②逐渐减药:减药是一个缓慢的过程,通常每次减少药物剂量的幅度很小。患者需要定期复查,以确保不再发作。③医生指导:不应自行减少或停用药物,因为这可能导致癫痫再次发作。减药和停药的时间点应由医生决定。

病区总带教楚护士:同学们的回答都很正确,也比较全面,相信对上次业务学习的相关内容都有了一定的掌握,接下来进入今天的第二部分,病历汇报。

（二）病历汇报

实习生小王:患者唐××,21 床,女,54 岁。以"发作性意识不清 10 h"为主诉于 2024 年 5 月 5 日平诊入院。患者入院后各项评估均在正常范围,无疼痛,自理能力为轻度依赖,无压疮和跌倒风险,无过敏史。神经系统查体未见明显异常阳性定位体征,完善相关检查,头颅磁共振示:海马萎缩、右侧颞叶软化灶。诊疗经过方面:3 年前患者发热几天后地里干活时出现意识不清,言语混乱,持续 1 h 不缓解,转至××人民医院后出现意识丧失、四肢抽搐,给予安定后抽搐停止,仍意识不清,持续 24 h 后意识恢复,出现近记忆力下降,诊断为癫痫,给予丙戊酸钠片口服,仍间断出现意识不清、发呆、呼之不应,伴咂嘴、双手摸索动作,发作频率 2 次/月,近 2 月发作较前频繁,发作频率为 2 次/d。患者 3 年前诊断为癫痫,规范服用抗癫痫药物,10 h 前再发,表现为发作形式同前。为求诊治急来我院入住我科。患者于 5 月 5 日间断出现发作性发呆,呼之不应,伴咂嘴、双手摸索动作,给予左乙拉西坦针应用后未再出现发作性意识丧失。查体:神志清晰,言语流利,高级智能近记忆力下降。完善床旁脑电图检查,结果显示:异常脑电图。睡眠期:左侧颞区(左前颞叶)、左蝶骨电极棘波/棘慢波、尖波/尖慢波。

在给予患者动态各项护理评估中,我的困惑主要有以下两点:①癫痫患者抽搐时可以强行按压其肢体吗?②癫痫患者做脑电图检查有什么意义?

病区总带教楚护士:①癫痫患者抽搐时不可强行按压肢体,以免造成韧带撕裂、关节脱臼、甚至骨折等损伤。②脑电图(electroencephalogram,EEG)检查是癫痫诊断的重要方式,可以提供对大脑生理功能的最佳实时评估。

临床上,医生根据 EEG 中的异常波形识别发作间期的癫痫样放电,癫痫样放电是一段持续数十至数百毫秒的瞬态波形,可以提供关于癫痫病灶定位和癫痫综合征的信息。识别癫痫样放电具有重要的临床意义。

 (三)现场查体

病区总带教楚护士:由实习同学小张和小李共同完成查体,请各位移步至患者床旁。

实习生小张:常规查体结果如下。患者神志清,精神可,呼吸平稳,言语流利,双侧瞳孔等大等圆,直径约 3.0 mm,瞳孔对光反射灵敏,生命体征平稳,自主体位,低盐低脂饮食,睡眠及大小便正常,高级智能近记忆力下降。四肢肌力 5 级,肌张力正常。

实习生小李:专科查体结果如下。脑膜刺激征。①颈项强直:患者仰卧位,一手托患者枕部,另一手置于患者胸前作屈颈动作,颈部无抵抗。②Kernig 征:患者仰卧位,让其一侧下肢髋、膝关节屈曲成直角,将患者小腿抬高伸膝。患者膝关节可伸达 135°以上。③Brudzinski 征:患者仰卧,让其下肢伸直,用一手托其枕部,另一只手置于患者胸前。让患者头部前屈,双髋关节与膝关节没有屈曲。

 (四)护理程序成果汇报

病区总带教楚护士:刚才完成了床旁查体及护理问题评估、护理措施落实情况,接下来进入今天查房汇报的第四部分。

前期带领同学们进行护理评估、列出护理诊断、提出护理目标,并针对性地对患者进行各项护理措施的落实。现在,大家结合患者目前病情、查体结果及护理评估,对该患者的整体护理过程按照护理程序逐个进行汇报。

实习生小杨:

护理诊断:"有窒息的危险",与癫痫发作时喉头痉挛、气道分泌物增多有关。

护理目标:患者呼吸道通畅,未发生窒息。

护理措施:松解领扣和裤带;将患者头放低偏向一侧,使唾液和呼吸道分泌物由口角流出;防止舌后坠引起气道阻塞,托起下颌,将舌拉出;床边备吸引器,并及时吸出痰液;不可强行喂食。

护理评价:癫痫发作时未出现窒息。

实习生小王：

护理诊断："有受伤的危险"，与癫痫发作时全身肌肉抽搐发作及突然意识丧失有关。

护理目标：患者未发生自伤及他伤。

护理措施：①避免摔伤。发现先兆将患者就地平放。②避免擦伤。摘下眼镜、假牙，将手边的柔软物垫在患者头下，移去患者身边的危险物品，以免碰撞。抽搐发作时，不可用力按压肢体，以免造成骨折、肌肉撕裂及关节脱位。对精神运动兴奋性发作的患者，必要时给予保护性约束，防止自伤、伤人或走失。

护理评价：患者发作时未受伤。

实习生小秦：

护理诊断："恐惧"，与癫痫发作的不可预知和困窘有关。

护理目标：患者恐惧心理减轻，积极配合治疗。

护理措施：做好心理护理，多和患者交流，由于叙事护理能够提高患者对癫痫的认知，减少心理压力，所以我运用老师教我的叙事护理方法，积极与患者交流，获得患者的信任，鼓励患者叙事，对患者存在的问题进行解释，使患者从新的角度看待自身疾病，缓解患者消极的情绪状态，减少对疾病发作的担忧，建立患者对生活的信心，从而提高生活质量。向患者及家属讲解疾病相关知识；做好家属沟通，支持鼓励陪伴患者；引导她与其他患者之间多交流，让家属也对患者的心理进行安抚。

护理评价：患者恐惧心理症状较前缓解，能看到患者经常和同病房患者聊天谈笑，交谈中患者面部有了笑容。

实习生小陈：

护理诊断："知识缺乏"，与对疾病不了解及不了解用药的重要性有关。

护理目标：患者对疾病能正确理解，并遵医嘱按时服药。

护理措施：向患者和家属介绍用药原则、所用药物的常见不良反应和注意事项。向患者和家属说明能否停药及何时停药取决于所患疾病的类型、发作已控制时间及减量后反应等。勿自行减量、停药和更换药物。

护理评价：患者了解癫痫相关知识，并遵医嘱按时规律服药。

（五）知识拓展

1. 癫痫发作期安全护理

病区总带教楚护士：感谢同学们的汇报，今天我们对癫痫这个疾病进行了查房，在神经内科疾病中癫痫是一种临床常见慢性疾病，因大脑神经元突发性异常放电而出现短暂的功能障碍，包括意识障碍、人体感觉障碍等，而且还易诱发患者出现多种精神障碍病症，能严重影响患者的机体健康和生活质量。下面请实习生小高给大家普及一下癫痫发作时如何护理。

实习生小高：①告知患者有前驱症状时立即平卧，采取保护措施；当活动状态发作时，迅速脱离危险环境如火源、水源等，并移开易造成伤害的物品，防止患者受伤。②保持呼吸道通畅。松开衣领，取下领结、腰带等造成约束的外在因素，取下活动性义齿，将患者头偏向一侧，使口腔分泌物自行流出，及时清理口腔分泌物及痰液，防止分泌物误入气道，以防窒息发生，必要时建立人工气道。③体位管理。癫痫发作时，将患者放到床上或平坦地面上，取头低侧卧位或平卧位，并将头偏向一侧；在其头部下放置软物，防止患者因抽搐而伤及头部。④预防舌咬伤，不要将任何坚硬物品放入患者口中。⑤病情观察。密切观察并记录发作的类型、频率、起始及持续时间；观察发作停止后患者意识完全恢复的情况，有无头痛、疲乏及行为异常等。关注生命体征及意识、瞳孔变化，注意发作过程中有无心率增快、血压升高、呼吸减慢或暂停、瞳孔散大、牙关紧闭、大小便失禁等。⑥癫痫发作时禁忌。患者抽搐时，不可强行按压其肢体，以免造成韧带撕裂、关节脱臼，甚至骨折等损伤。不要指掐人中穴，不要强行给其喂水、喂食、喂药。癫痫持续状态、极度躁动或发作停止后意识恢复过程中，有短时躁动的患者，应由专人守护，加保护性床档。

2. 思考问题

病区总带教楚护士：今天查房同学们进行了汇报和演示，接下来有两道课后作业留给大家。①如何预防癫痫？②癫痫患者的饮食护理有哪些？

（六）查房总结

护士长总结：本次查房，围绕癫痫展开教学查房，模式采用以学生为中心的教学方式，由学生提出问题，积极查找资料，寻求答案，激发了护生极大的热情和兴趣，变被动为主动，积极性被充分调动，能培养学生独立思考问题、分析问题、解决问题的能力，同学们汇报的都很好，在整个查房过程中的付出都是值得肯定的。整个查房课堂气氛活跃,需要大家注意的一点是:护理程序是一个持续、动态的过程,在执行护理程序的同时,会出现新的护理问题,这时我们就需要重新评估及时修订新的护理计划。

护理部总结:通过这次教学查房,实习护生能应用自己所学理论知识主动发现问题、解决问题并能学以致用。护理工作不仅仅是为患者提供治疗和护理,更需要关注患者的心理和社会需求。这就需要我们不断学习和提高自己的护理技能水平和理论知识,能更好地为患者解决问题。谢谢!

参考文献

[1]丁国明,谢潇,胡玲利,等.面向癫痫的脑电图可视分析方法[J].计算机辅助设计与图形学学报,2024,36(5):658-667.

[2]岑海燕,伍新颜,林秀娟,等.个体化延续护理对癫痫患者负性情绪、服药依从性及生活质量的影响[J].中国医药科学,2022,12(3):110-112,128.

[3]仲丽芸,何川,张富丽.综合护理方案在运动区低级别胶质瘤合并癫痫患者中的干预效果[J].中华现代护理杂志,2020,26(34):4815-4818.

四、短暂性脑缺血发作患者护理教学查房

查房患者:郁××,女,71岁,住院号8058643,诊断为短暂性脑缺血发作。

查房形式:PPT汇报+现场查体+情景展示。

主持人:护士长。

参加人员:护理部主任、科护士长、护士长、责任护士、实习总带教、各带教老师、实习同学等。

查房流程:

护士长:我们完成了第一、二周教学任务,在第三周确定对77床郁××短暂性脑缺血发作患者进行教学查房,大家在带教老师的指导下查阅文献、拓展相关知识;学生通过护理评估确定患者护理问题及预期目标;针对护理问题由学生主导、老师为辅实施了相应护理措施。

短暂性脑缺血发作是脑、脊髓或视网膜局灶性缺血所致的、未发生急性缺血性卒中的短暂性神经功能障碍。其好发于中老年人,男性多于女性,

患者多患有高血压、动脉粥样硬化、糖尿病或高脂血症等脑血管病危险因素。常发病突然，症状历时短暂，一般不超过 24 h，一般不留后遗症，但短暂性脑缺血发作患者在近期有很高的卒中发生风险。调查显示，我国有 2 390 万短暂性脑缺血发作患者，意味着短暂性脑缺血发作已成为中国卒中高发的重要推手。面对如此高发的短暂性脑缺血发作，它有哪些临床表现呢？今天我们主要通过 77 床患者郁××的教学查房一起来讨论学习短暂性脑缺血发作的相关基础知识。下面由病区总带教张护士继续主持。

病区总带教张护士：这次查房我选择的是科室的常见疾病——短暂性脑缺血发作，希望通过本次查房同学们能够完成以下各项教学目标。

知识目标：①熟悉短暂性脑缺血发作的潜在并发症及其护理措施（难点）。②掌握短暂性脑缺血发作的护理常规（重点）。③建立临床护理思维。

技能目标：①了解神经内科专科查体。②掌握肌力的评估方法。

素质目标：①了解患者心理情况。②了解叙事护理，提高沟通能力。

病区总带教张护士：本次查房主要从以下 6 个方面进行。短暂性脑缺血发作相关知识回顾、病历汇报、现场查体、护理程序成果汇报、知识拓展、查房总结。首先进行第一部分，主要通过互动问答的形式对上周业务学习的内容进行回顾，我提出相关问题，由同学进行回答，大家踊跃发言。

◀ **（一）相关知识回顾**

问题：①短暂性脑缺血发作的临床表现有哪些？②短暂性脑缺血发作的高危因素有哪些？③如何预防短暂性脑缺血发作？

实习生小王： 在业务学习中学到了相关知识，我对"短暂性脑缺血发作的临床表现"进行回答。短暂性脑缺血发作时患者会突然出现构音障碍、口角歪斜、单侧肢体麻木、头晕、行走不稳等症状中的一种或者多种，以上症状持续一段时间后会完全缓解，一般是几分钟或者几个小时，不超过 24 h。

实习生小杨： 我来回答问题"短暂性脑缺血发作的高危因素有哪些"。分为可干预因素和不可干预因素。可干预因素包括高血压、糖尿病、高脂血症、心脏病、高同型半胱氨酸血症、吸烟、酗酒、体力活动少、高盐饮食、超重、感染等。不可干预因素包括年龄、性别、性格、种族、遗传。55 岁以后发病率明显增加，年龄每增加 10 岁，发病率约增加 1 倍，男性发病率高于女性。

实习生小宋：老师，我来回答问题"如何预防短暂性脑缺血发作"。短暂性脑缺血发作重在预防，首先，建议低盐低脂高蛋白饮食，如多食谷类和鱼类、新鲜水果及蔬菜、豆类、坚果等。限制钠的摄入量，每天不超过 5 g，忌食辛辣油腻食物，避免暴饮暴食，戒烟限酒。其次，要保持良好的心理状态，保持情绪稳定，心情愉悦，多参加有益于身心健康的社交活动。再次，要定期门诊复查，积极治疗高血压、高脂血症、糖尿病、动脉硬化等基础疾病。

病区总带教张护士：同学们的回答都很正确，也比较全面，相信对上次业务学习的相关内容都有了一定的掌握，接下来进入今天的第二部分，病历汇报。

（二）病历汇报

实习生小刘：患者郁××，77 床，女，71 岁。以"发作性头晕、右侧肢体无力 3 h"为主诉于 2024 年 6 月 6 日急诊入院。患者入院后各项评估均在正常范围，自理能力轻度依赖，压疮和跌倒均是低风险，既往有高血压、糖尿病、脑梗死病史，无药物过敏史。完善相关检查，头颅磁共振提示：①脑白质高信号，改良 Fazekas 1 级。②前交通可疑动脉瘤，直径约 1.2 mm。③右侧大脑中动脉 M2 段、右侧大脑后动脉 P1～3 段、左侧大脑后动脉 P1 段动脉硬化，管腔中重度狭窄。④余颅内动脉多发硬化，管腔轻、中度狭窄。⑤右侧椎动脉颅内段优势。

诊疗经过方面：3 h 前患者醒后发现头晕、右侧肢体无力，右上肢持物不稳，右下肢行走拖地，能独立行走，症状持续 1～2 h 缓解，为求诊治，急来我院，急诊以"短暂性脑缺血发作"收入院。在短暂性脑缺血发作的学习中，我的困惑主要有以下两点：①短暂性脑缺血发作的患者症状一般都是持续多长时间？②如果患者不能静脉溶栓，那么应该如何治疗？

病区总带教张护士：①短暂性脑缺血发作是局部脑或视网膜缺血引起的短暂性神经功能缺损，症状持续时间一般不超过 1 h，最长不超过 24 h，且无责任病灶的证据。②如果患者不能进行溶栓治疗，医生会根据具体情况采取其他治疗方法，如药物治疗、介入治疗等。

（三）现场查体

病区总带教张护士：前面我已经给实习同学演示过查体操作，由实习同学小杨、小宋共同完成查体，如有问题我会进行指导，请各位移步至患者床旁。

实习生小杨：常规查体结果如下。患者神志清，精神可，自主体位，低盐低脂糖尿病饮食，睡眠及大小便正常，心理状况可，生命体征平稳，体温36.3 ℃，心率 75 次/min，呼吸 18 次/min。

病区总带教张护士：小杨同学要注意，针对短暂性脑缺血发作患者的常规查体一定要包含体温、心率、呼吸还有血压的测量。刚才没有测量患者血压情况，请小杨同学补充。

实习生小杨：好的，张老师，患者血压 136/78 mmHg。

实习生小宋：专科查体结果如下。①四肢肌力的检查：让患者配合做肢体动作，对患者施加阻力，经观察患者肌肉收缩及抵抗阻力全部正常，患者四肢肌力均为 5 级。②患者意识状态的检查：意识状态主要包括清醒、嗜睡、意识模糊、昏睡、昏迷。通过询问患者问题，确定患者意识状态为清醒。

病区总带教张护士：在对患者进行四肢肌力检查时，一定要确保是从反方向施加阻力，这样才能准确判断患者四肢肌力情况。

实习生小宋：好的，张老师，让患者配合做肢体动作，从反方向施加阻力，经观察患者肌肉收缩及抵抗阻力全部正常，患者四肢肌力均为 5 级。

病区总带教张护士：两位同学对查体方法整体掌握较好，但是还需进一步强化学习，不断提升实操能力。

（四）护理程序成果汇报

病区总带教张护士：刚才完成了床旁查体及护理问题评估、护理措施落实情况，接下来进入今天查房汇报的第四部分。

前期带领同学们进行护理评估、列出护理诊断、提出护理目标，并针对性地对患者进行各项护理措施的落实，对该患者的整体护理过程按照护理程序逐个进行汇报。

实习生小杨：

护理诊断："有跌倒的风险"，与突发眩晕、平衡失调和一过性失明有关。

护理目标：住院期间未发生跌倒。

护理措施：①卧床休息，协助患者生活护理，防止患者受伤。②嘱家属24 h 有效留陪，密切关注患者情况，预防跌倒。③给予起床三部曲知识宣教，预防跌倒。

护理评价：经过制定个性化的护理方案及实施，患者住院期间未发生跌倒。

病区总带教张护士:针对小杨同学的护理措施,我补充两点:①保持地面干燥,避免湿滑。②嘱患者下床活动时穿低跟、结实、防滑的鞋子。

实习生小宋:

护理诊断:潜在并发症,脑梗死。

护理目标:无潜在并发症发生。

护理措施:①病情观察。观察患者发作持续时间、间隔时间和伴随症状。②观察肢体无力或麻木等有无减轻或加重,有无头痛、头晕,警惕完全性缺血性脑卒中的发生。③饮食指导。指导患者低盐低脂、足量蛋白质、富含维生素饮食,多吃水果及蔬菜、豆类、坚果,限制钠盐的摄入量,每天不超过 5 g,忌食辛辣油腻的食物,避免暴饮暴食,戒烟限酒。

护理评价:患者无潜在并发症发生。

实习生小王:

护理诊断:"知识缺乏",缺乏疾病治疗、护理和预防复发的相关知识。

护理目标:患者及家属了解疾病相关知识。

护理措施:①评估患者和家属对疾病的认知程度,向患者和家属介绍疾病发生的基本病因,主要危险因素,早期症状和体征,及时就诊和治疗与预后的关系,防治知识,遵医嘱用药和护理的方法。②告知患者和家属遵医嘱用药的意义、用药期间应观察的指征、定期复查相关项目的重要性。

护理评价:患者及家属能够掌握疾病相关知识。通过给患者的指导,我也掌握了疾病相关的治疗及护理的相关知识。

病区总带教张护士:针对小王同学的护理措施,我补充一点,一定要告知患者和家属定期门诊复查,出现肢体麻木无力、眩晕、复视等症状应立即就医,积极治疗高血压、高脂血症、糖尿病、脑动脉硬化等。

感谢以上几位同学的分享,在老师的带教引导和自己的认真学习中掌握了短暂性脑缺血发作这个疾病的护理常规,以上就是今天查房的全部内容。

(五)知识拓展

1.短暂性脑缺血发作的高危人群

病区总带教张护士:感谢同学们的汇报,相信大家已经掌握了短暂性脑缺血发作的护理措施等相关知识。其实我们也有必要了解发病的高危人群,这样能够采取针对性的护理措施,下面请实习生小宋给大家讲解一下短暂性脑缺血发作的高危人群。

　　实习生小宋：短暂脑缺血发作的高危人群如下。①高血压患者：约60%的脑梗死患者和约90%的脑出血患者合并有高血压。高血压患者脑梗死的概率是普通人的3倍。②动脉粥样硬化患者：该病变是全身性血管病变，易发生在人体重要脏器（心、脑、肾、肢体等）的血管。脑动脉粥样硬化斑块中的不稳定斑块，尤其是溃疡型斑块是形成微血栓的重要阶段，可引发短暂脑缺血发作，甚至可导致脑梗死。③心脏病患者：心力衰竭特别是并发心房颤动时，心房内附壁血栓一旦致落，可以反复发生短暂性脑缺血发作和脑梗死。心脏病患者患脑梗死的概率是一般人的2.6～4.5倍。④糖尿病患者、高脂血症患者、高同型半胱氨酸血症患者、高尿酸血症患者、肥胖者。⑤不良生活方式者：久坐缺少活动、生活不规律、嗜烟酗酒者。⑥有脑梗死家族史者。⑦60岁以上老年人。

　　2. 思考问题

　　病区总带教张护士：今天查房同学们进行了汇报和演示，接下来有两道课后作业留给大家。①短暂性脑缺血发作常见诊断检查方式有哪些？②短暂性脑缺血发作常与哪些症状相关联？请同学们结合这节教学查房的学习认真总结完成课后作业。

 （六）查房总结

　　护士长总结：本次查房，围绕短暂性脑缺血发作患者的护理展开教学查房，模式采用以学生为中心的教学方式，由学生提出问题，积极查找资料，寻求答案，激发了护生极大的热情和兴趣，变被动为主动，积极性被充分调动，能培养学生独立思考问题、分析问题、解决问题的能力，同学们汇报得都很好，在整个查房过程中的付出都是值得肯定的。整个查房课堂气氛活跃，需要大家注意的一点是：护理程序是一个持续、动态的过程，在执行护理程序的同时，会出现新的护理问题，这时我们就需要重新评估及时修正新的护理计划。

　　护理部总结：这次的查房大家准备很充分，效果很好，实习护生能主动发现问题、解决问题，积极主动地和患者沟通、交流，患者对于我们的护理也非常满意。希望在今后的教学查房中能积极创新，同学们真正地将所学知识学以致用，谢谢！

◈ 参考文献 ◈

[1]尤黎明,吴瑛.内科护理学[M].7版.北京:人民卫生出版社,2022.

[2]李琳,杨晓凤.短暂性脑缺血发作患者出院后二级预防用药情况及服药行为的混合性研究[J].国际神经病学神经外科学杂志,2023,50(2):12-17.

[3]曹秋菊,段海宇,李圆圆.短暂性脑缺血发作患者认知功能障碍特点及危险因素分析[J].脑与神经疾病杂志,2023,31(12):732-736.

[4]王拥军.中国缺血性卒中及短暂性脑缺血发作患者血脂长期管理科学声明[J].中国卒中杂志,2024,19(4):440-451.

[5]常小娜,何文进.全脑CT灌注及磁共振弥散加权成像评价短暂性脑缺血发作继发脑梗死的价值[J].中国实用神经疾病杂志,2024,27(1):37-42.

[6]杨敏,张芳,张丽娟.基于短暂性脑缺血发作单病种护理质量管理的实践探讨[J].中国医学创新,2024,21(8):79-83.

五、周围性面瘫患者护理教学查房

查房患者:张××,男,74岁,住院号8201728,诊断为周围性面瘫。

查房形式:PPT汇报+现场查体+情景展示。

主持人:护士长。

参加人员:护理部主任、科护士长、护士长、责任护士、病区总带教、各带教老师、实习同学等。

查房流程:

护士长:我们完成了第一、二周教学任务,在第三周确定对5床张××周围性面瘫患者进行教学查房,大家在带教老师指导下查阅文献、拓展相关知识;学生通过护理评估,确定患者护理问题及护理目标;针对护理问题由学生主导、老师为辅实施了相应护理措施。

周围性面瘫又称Bell麻痹,是最常见的面神经疾病,占60%~75%,临床以口角歪斜、流涎、讲话漏风为主要表现,吹口哨或发笑时尤为明显。任何年龄均可发病,以20~40岁最为多见,男性略多。由于这种疾病如不及时治疗将影响患者容貌、个人尊严和社会形象,给患者的生活和工作带来很大的困扰,而且它还是神经内科常见病、多发病,所以我们今天选择5床张××周围性面瘫的患者进行教学查房,一起来学习周围性面瘫的相关知识。下面请病区总带教田护士继续主持。

病区总带教田护士:这次查房我们选择的是科室常见疾病——周围性面瘫,希望通过本次查房同学们能够完成以下各项教学目标。

知识目标:①掌握周围性面瘫的护理常规(重点)。②区分周围性面瘫与中枢性面瘫(难点)。

技能目标:①了解周围性面瘫的检测方法。②掌握周围性面瘫锻炼方法。

素质目标:①培养理论联系实践的能力,提高综合素质。②尊重并关爱周围性面瘫患者心理情况。③保护患者隐私。

病区总带教田护士:本次查房主要从以下6个方面进行。周围性面瘫相关知识回顾、病历汇报、现场查体、护理程序成果汇报、知识拓展、查房总结。首先进行第一部分,主要通过互动问答的形式对上周业务学习的内容进行回顾,我提出相关问题,由同学进行回答,大家踊跃发言。

（一）相关知识回顾

问题:①周围性面瘫的临床表现有哪些? ②周围性面瘫的治疗原则是什么? ③如何治疗周围性面瘫?

实习生小张:老师,通过查阅资料,我知道周围性面瘫在任何年龄、任何季节均可发病,多见于 20~40 岁,男性多于女性。大部分为单侧发病,双侧同时发病者极少。少部分患者可反复发作。常起病较急,通常表现为患侧口角歪斜、讲话漏风,不能作皱眉、闭目、示齿、鼓腮等动作。进食食物时,常滞留于病侧的齿颊间隙中,并常有口水自患侧流下。泪点随下睑而外翻,使泪液不能正常引流而致外溢。部分患者起病前几天可有同侧耳后、乳突区轻微疼痛,可于 72 h 内达到高峰。

面神经的不同部位损害出现的临床症状也不同。①膝状神经节前损害:鼓索神经损害,舌前2/3味觉障碍;镫骨肌神经分支损害,出现听觉过敏。②膝状神经节损害:不仅表现有面神经麻痹、听觉过敏和舌前2/3味觉障碍,还有耳郭和外耳道感觉迟钝、外耳道和鼓膜上出现疱疹,称亨特综合征,为带状疱疹病毒感染相关。③茎乳孔附近病变:会出现上述周围性面瘫的体征以及耳后区压痛感。

实习生小王:通过跟随主任及主管医生查房,我了解到周围性面瘫的治疗原则是改善局部血液循环、减轻面神经水肿,缓解神经受压,促使功能恢复。

实习生小李:治疗周围性面瘫可通过以下方法。①口服药物:急性期如有带状疱疹等病毒感染的证据时,可给予抗病毒类药物(如阿昔洛韦、伐昔洛韦)口服;神经营养类药物包括甲钴胺、维生素 B_1 口服;泼尼松片等糖皮质激素类口服(急性期应尽早使用,每天一次顿服,每次 30～60 mg/d,连续服用 5 d,之后 7 d 内逐渐停用)。恢复期建议继续使用神经营养类药物。后遗症期患者可酌情间断使用神经营养类药物。②肌内注射与静脉药物:急性期使用脱水剂可减轻神经水肿,通常选用甘露醇 125～250 mL 静脉滴注,一日两次;甲钴胺 0.5 mg,肌内注射,每 1～2 d 1 次;地塞米松 5 mg 静脉注射每日 1～2 次(或选用七叶皂苷钠、甲强龙等);法舒地尔等药物改善微循环;鼠神经生长因子 30 μg 肌内注射,每日 1 次。银杏叶提取物注射液 20 mL,静脉滴注,每日 1 次,7～10 d 为 1 个疗程。可以重复 2～4 个疗程。恢复期和后遗症期患者可间断使用神经营养类药物。③中医治疗。④穴位注射。⑤中药外治与推拿。⑥针灸。

病区总带教田护士:同学们的回答比较全面,接下来进入今天的第二部分,病历汇报。

（二）病历汇报

实习生小方:患者张××,5 床,男,74 岁,××××年×月×日以"口角歪斜 4 d"为主诉门诊自行步入病房,4 d 前吹风受凉后出现右侧口角歪斜、闭目无力、流涎,无耳后疼痛,大小便正常,既往有高血压病史,未服用降压药,无过敏史。诊疗经过:入院后给予相关检查,面神经传导测定检查回示:右面神经损害(中度),治疗给予银杏叶提取物注射液活血化瘀、醋酸泼尼松片抗炎、硝苯地平控释片降压等药物应用,面部中药封包治疗+红外线治疗一日 2 次应用,康复科针灸治疗,现神志清,精神好,呼吸平稳,双侧瞳孔等大等圆,对光反射灵敏,四肢肌力、肌张力均正常,右侧口角歪斜、闭目无力、流涎较前好转。

我在给予患者动态各项护理评估、相应的措施实施过程中,有以下一点困惑:该患者此次住院是因为吹风后出现了口角歪斜、右眼闭合不能,那还有什么因素会诱发周围性面瘫?

病区总带教田护士：这个问题提得好，周围性面瘫确切的病因与发病机制尚未完全阐明。面部受冷风吹袭、病毒感染、中耳炎、茎乳孔周围水肿及面神经在面神经管出口处受压、缺血、水肿等均可引起发病，也有认为可能与免疫反应有关。所以很多时候患者都是在免疫力低的时候出现了口角歪斜等症状，像熬夜、月经期、受凉感冒等都可能会得周围性面瘫。

◀（三）现场查体

病区总带教田护士：由实习生小赵和小杨共同完成查体，请各位老师移步至患者床旁。

实习生小赵：常规查体结果如下。患者神志清，精神好，自主体位，低盐低脂饮食，睡眠及大小便正常，心理状况良好，生命体征平稳，体温 36.4 ℃，脉搏 78 次/min，呼吸 18 次/min，血压 123/81 mmHg，疼痛 0 分。

实习生小杨：专科查体结果如下。①右侧额纹浅，右眼闭目不能，右侧鼻唇沟变浅，口角向左歪斜，鼓腮右侧漏气。②双侧瞳孔等大等圆，直径约 2.5 mm，对光反射灵敏。③四肢肌力、肌张力均正常。

病区总带教田护士：实习生查体有以下不足之处。①至患者床旁未先进行自我介绍，未给患者讲解如何配合查体。②查体时没有做到人文关怀，未把隔帘拉开遮挡患者。③查体完毕后没有进行道谢，感谢患者的配合。以上三点请注意改正。

◀（四）护理程序成果汇报

病区总带教田护士：刚才完成了床旁查体及护理问题评估、护理措施落实情况，接下来进入今天查房汇报的第四部分。

前期带领同学们进行护理评估、列出护理诊断；提出护理目标，并针对性地对患者进行了各项护理措施的落实。现在，大家结合该患者目前病情、查体结果及护理评估，对该患者的整体护理过程按照护理程序逐个进行汇报。

实习生小王：

护理诊断："体像紊乱"，与面神经麻痹所致口角歪斜等有关。

护理目标：改善自我形象，树立患者自信心。

护理措施：给予心理疏导及正面引导，让其树立自信心。寻找家属支持，多鼓励患者。给予休息与修饰指导，嘱其急性期注意休息，做好面部保暖工作，如关注天气变化，洗脸时选择温水，建议患者佩戴口罩，避免出现在风力较强的场所。尤其患侧耳后茎乳孔周围应予保护，预防诱发。外出时可戴口罩,系围巾,或使用其他改善自身形象的恰当修饰。指导患者尽早开始面肌的主动与被动运动。可对着镜子做皱眉、举额、闭眼、露齿、鼓腮和吹口哨等动作,每天数次,每次 5～15 min,并辅以面肌按摩,以促进早日康复。

护理评价:患者口角歪斜、流涎症状明显好转。

实习生小赵:

护理诊断:"有眼部感染的风险",与右眼闭合不全有关。

护理目标:眼部未受到感染。

护理措施:遵医嘱对患者眼睛使用眼膏、眼药水,预防感染以保护角膜。告知患者减少用眼动作,勿用手揉眼睛,避免眼部感染。嘱患者外出时,佩戴墨镜保护眼睛防止风沙和紫外线照射。

护理评价:患者学会了如何保护眼睛避免感染,眼睛未受到感染。

实习生小张:

护理诊断:"血压异常",与患者患有高血压未服用降压药有关。

护理目标:血压维持在正常范围。

护理措施:每日 8 点和 16 点一日 2 次给予血压监测。每日早晨发放降压药硝苯地平控释片 1 片,看服到口。根据患者血压情况遵医嘱调整药物应用。给予饮食指导,嘱其每日进食富有营养、清淡可口、易消化饮食。

护理评价:患者能按时服药,血压控制在正常范围。

实习生小李:

护理诊断:"潜在并发症",水、电解质紊乱,与应用激素类药物有关。

护理目标:维持水、电解质平衡。

护理措施:遵医嘱按时按量口服激素类药物,激素类药物服用剂量较为特殊,需要定时减量,所以按时提醒患者按量服用。定时监测患者电解质情况。加强病房巡视,定时复测患者血压、血糖等,关注患者有无激素不良反应,如胃肠道反应、血糖升高等。

护理评价:患者住院期间按时按量服药,未发生水、电解质紊乱。

实习生小杨:

护理诊断:"焦虑",与担心疾病预后、不了解病情及后续治疗有关。

护理目标:患者焦虑症状减轻,了解后续治疗,积极配合。

护理措施:周围性面瘫患者在遭受疾病困扰的同时,常常会面临心理压力和情绪问题,所以我学着用叙事护理来倾听和理解患者的内心感受,家人、朋友和我们医护人员应耐心倾听患者的诉说,理解他们的痛苦和困扰,给予关心和支持。患者可能会对疾病的治疗和预后存在疑虑，提供疾病相关知识，帮助患者了解疾病的性质、治疗方法和预后，减轻他们的焦虑和恐惧。鼓励家属给予患者心理上的支持，帮助他们树立信心；并嘱咐家属给予患者必要的支持，以改善患者心理状况。

护理评价：患者焦虑症状较前缓解，积极与家属、病友交谈，保持乐观情绪，积极配合各项治疗。

 （五）知识拓展

1. 中枢性面瘫与周围性面瘫的区别

病区总带教田护士：感谢同学们的汇报，周围性面瘫现在是很常见，但一定要与中枢性面瘫区分开，它们的治疗方案是有所不同的，下面请小高给大家讲一下中枢性面瘫与周围性面瘫的区别（图8-2）。

实习生小高：

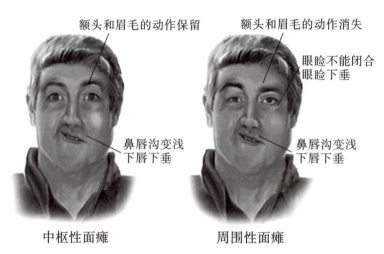

图8-2 中枢性面瘫与周围性面瘫的区别

（1）中枢性面瘫：为上运动神经元损伤所致，病变在一侧中央前回下部或皮质脑干束。临床仅表现为病灶对侧下部面肌瘫痪，即鼻唇沟变浅、口角轻度下垂，而上部面肌（额肌、眼轮匝肌）不受累，常见于脑血管病。

（2）周围性面瘫：为下运动神经元损伤所致，病变在面神经核或核以下周围神经。临床表现为同侧上、下部面肌瘫痪，即患侧额纹变浅或消失，不能皱眉，眼裂变大，眼睑闭合无力。当用力闭眼时眼球向上外方转动，暴露出白色巩膜，称为Bell现象。患侧鼻唇沟变浅，口角下垂，鼓腮漏气，不能吹口哨,吃饭时食物存于颊部与齿龈之间。

2.思考问题

病区总带教田护士:今天查房同学们进行了汇报和演示,接下来有道课后作业留给大家。周围性面瘫康复训练有哪些?

(六)查房总结

护士长总结:护理教学查房是提高护理人员整体素质和工作质量的有效方法。为适应护理模式的转变,提高带教老师的整体素质,拓宽查房内涵,加强带教质量管理,所以本次查房围绕着周围性面瘫患者的护理展开教学查房,模式采用以学生为中心的教学方式,激发了护生极大的热情和兴趣,变被动为主动,培养了学生独立思考、合作分析的能力,提高了学生业务学习兴趣,提高了工作价值感。整个查房课堂气氛活跃,需要大家注意的一点是:护理程序是一个持续、动态的过程,希望大家以后继续应用这种护理程序完成各项护理工作。

护理部总结:这次的查房大家准备很充分,效果很好,实习护生能主动发现问题、解决问题,积极主动地和患者沟通、交流,患者对于我们的护理也非常满意。希望在今后的教学查房中能积极创新,同学们真正地将所学知识学以致用,谢谢!

◆ **参考文献** ◆

[1]贾建平,陈生弟.神经病学[M].8版.北京:人民卫生出版社,2018.

[2]尤黎明,吴瑛.内科护理学[M].7版.北京:人民卫生出版社,2021.

[3]国际神经修复学会中国委员会,北京医师协会神经修复学专家委员会,广东省医师协会神经修复专业医师分会.中国特发性面神经麻痹神经修复治疗临床指南(2022版)[J].神经损伤与功能重建,2023,18(1):1-12.

六、帕金森病患者护理教学查房

查房患者:郭××,男,75岁,住院号8144279,诊断为帕金森病。

查房形式:PPT汇报+现场查体+情景展示。

主持人:护士长。

参加人员:护理部主任、科护士长、护士长、责任护士、病区总带教、各带教老师、实习同学等。

查房流程:

护士长:我们完成了第一、二周教学任务,在第三周确定对49床郭××帕金森病患者进行教学查房,大家在带教老师指导下查阅文献、拓展相关知识;学生通过护理评估,确定患者护理问题及预期目标;针对护理问题由学生主导、老师为辅实施了相应护理措施,最后给予护理评价。

帕金森病(Parkinson's disease,PD)是一种常见于中老年人,以中脑黑质多巴胺神经元进行性退变为主、多系统受累的缓慢进展的神经系统变性疾病。随着老龄化社会的到来,PD在全球特别是中国的患病率和发病率明显上升。临床表现有运动迟缓、静止性震颤、肌强直及姿势平衡障碍等,导致患者运动效能降低,严重影响患者生活自理能力;伴随认知、情绪、睡眠、自主神经功能和感觉的障碍等非运动症状,会导致患者产生静坐行为,这些症状不仅会加重患者的生理和心理负担,还会增加个人、家庭和社会的经济成本,且随着预期寿命的延长而增长。面对如此高发的帕金森病,了解疾病的相关知识,给予患者正确的护理措施尤为重要。下面由病区总带教田护士继续主持。

病区总带教田护士:这次查房我们选择的是科室常见疾病——帕金森病,希望通过本次查房同学们能够完成以下各项教学目标。

知识目标:①掌握帕金森病的护理常规(重点)。②熟悉帕金森病的护理措施(难点)。

技能目标:了解帕金森病典型体征的检查方法。

素质目标:①建立临床护理思维。②尊重并关爱帕金森患者心理情况。③了解叙事护理,提高沟通能力。

病区总带教田护士:本次查房主要从以下6个方面进行。帕金森病相关知识回顾、病历汇报、现场查体、护理程序成果汇报、知识拓展、查房总结。首先进行第一部分,主要通过互动问答的形式对上周业务学习的内容进行回顾,我提出相关问题,由同学进行回答,大家踊跃发言。

◀ (一)相关知识回顾

问题:①帕金森病的病因与发病机制有哪些? ②帕金森病的临床表现有哪些?

实习生小方:帕金森病的病因未明,发病机制复杂。目前认为帕金森病非单因素所致,而是以下多种因素交互作用下发病。①环境因素:有学者认为环境中的某些物质,如杀虫剂、除草剂或某些工业化学品等与 MPTP 结构类似,并通过类似的机制致病,可能是帕金森病的病因之一。②遗传因素:有报道 10% 左右的帕金森病患者有家族史,包括常染色体显性遗传或常染色体隐性遗传,而绝大多数患者为散发性。③神经系统老化:帕金森病多见于中老年人,我国 65 岁以上人群患病率为 1 700/10 万,而且随年龄增加而升高,而 40 岁以前发病者甚少,提示神经系统老化与发病有关。有资料显示生理性多巴胺能神经元退变不足以引起本病,正常神经系统老化只是帕金森病的促发因素。这些都是帕金森病的病因与发病机制。

实习生小高:结合在业务学习中学到的知识,对问题"帕金森病的临床表现"进行总结回答。发病年龄多为 60 岁以后,男性稍多,起病隐匿,缓慢进展。首发症状多为震颤,其次为步行障碍、肌强直和运动迟缓。临床症状与体征包括静止性震颤、肌强直、运动迟缓、姿势步态障碍、非运动症状,少数患者在疾病晚期出现智能障碍。

病区总带教田护士:同学们的回答已经较全面,各项症状和体征的表现还有以下几点。①静止性震颤:常常是首发症状,多开始于一侧上肢远端,静止位时出现或明显,随意运动时减轻或停止,紧张或激动时加剧,入睡后消失。典型的表现是拇指与示指呈"搓丸样"动作。让患者一侧肢体运动如握拳或松拳,另一侧肢体震颤更明显。②肌强直:颈部、躯干、四肢、肌强直可使患者出现特殊的屈曲体姿,表现为头部前倾,躯干俯屈,肘关节屈曲,腕关节伸直,前臂内收,髋及膝关节略为弯曲。③运动迟缓:患者随意运动减少,动作缓慢、笨拙。早期以手指精细动作如解或扣纽扣、系鞋带等动作缓慢,逐渐发展成全面性随意运动减少、迟钝,晚期因合并肌张力增高,导致起床、翻身均有困难。也可以看到患者面容呆板,双眼凝视,瞬目动作减少,酷似"面具脸";口、咽、腭肌运动徐缓时,表现为语速变慢,语音低调;书写字体越写越小,呈现"小字征";做快速重复性动作如拇、示指对指时运动速度缓慢和幅度减小。④姿势步态障碍:在疾病早期,表现为走路时患侧上肢摆臂幅度减小或消失,下肢拖曳。随病情进展,步伐逐渐变小变慢,启动、转弯时步态障碍更加明显,自坐位、卧位起立时困难。有时行走中全身僵住,不能动弹,称为"冻结"现象。有时迈步后,以极小的碎步往前冲,越走越快,不能及时止步,称为"前冲步态"或"慌张步态"。接下来进入今天的第二部分,病历汇报。

（二）病历汇报

实习生小高：患者郭××，男，75 岁。以"行动缓慢 5 年，反复跌倒 1 个月"为主诉，于 2024 年 5 月 25 日平诊入院。无既往史、过敏史。查体意识清楚，精神差，呆板面容，慌张步态，反应迟钝。双侧瞳孔等大等圆，直径约 2.5 mm，对光反射灵敏。四肢肌张力明显增高，呈齿轮样强直，左侧为著，肌力 5 级。双侧上肢远端静止性震颤，左侧为著。站立时姿势前倾前屈，行走启动慢，步基及步距较小，双侧摆臂动作少，转身需分步完成。无疼痛，自理能力中度依赖，跌倒高风险，无压疮风险。患者家人于 5 年前发现患者无明显诱因出现动作迟缓，开始时穿衣笨拙、缓慢，后逐步出现起床困难；有肢体震颤，静止放置时肢体震颤出现，活动时肢体震颤消失，拇指、示指呈搓丸样动作，频率 4～6 Hz，从左侧上肢开始，逐步出现左侧下肢，后出现右侧上肢；行走时双上肢摆动幅度减小，呈屈曲前倾状，步基小，步距窄，擦地，开始行走或者转弯时迟疑；入院后完善相关检查，MR 结果提示：脑白质高信号，改良 Fazekas 2 级，右侧基底节及左侧丘脑软化灶，脑萎缩。彩超中脑黑质超声报告提示：双侧黑质明显回声增强。遵医嘱给予多巴丝肼、普拉克索片、改善微循环等支持、对症等治疗。目前患者自主卧位，一级护理，低盐低脂饮食，睡眠及大小便正常，心理状况良好，目前已指导患者进行肢体功能的锻炼。

我在给予患者动态各项护理评估、相应的措施实施过程中，有以下一点困惑：患者表现为齿轮样肌强直，如何区分患者肌强直的类型？

病区总带教田护士：肌强直分为三种类型。肌强直与锥体束受损时的肌张力增高不同，后者被动运动关节时，阻力在开始时较明显，随后迅速减弱，呈所谓折刀现象，故称"折刀样肌强直"，多伴有腱反射亢进和病理反射。患者的肌强直表现为屈肌和伸肌肌张力均增高，被动运动关节时始终保持阻力增高，类似弯曲软铅管的感觉，故称"铅管样肌强直"。在有静止性震颤的患者中可感到均匀的阻力中出现断续停顿，如同转动齿轮感，称为"齿轮样肌强直"，这是由于肌强直与静止性震颤叠加所致。

（三）现场查体

病区总带教田护士：由实习同学小李和小方共同完成查体，请各位老师移步至患者床旁。

实习生小李:常规查体结果如下。患者意识清楚,精神差,呆板面容,慌张步态,反应迟钝,低盐低脂饮食,睡眠及大小便正常,心理状况良好,生命体征平稳。体温 36.5 ℃,脉搏 78 次/min,呼吸 19 次/min,血压 140/80 mmHg,疼痛 0 分。

实习生小方:专科查体结果如下。①双侧瞳孔等大等圆,直径约2.5 mm,对光反射灵敏。②双侧额纹对称,双侧眼球向各方向运动充分,无眼球震颤。双侧鼻唇沟对称,伸舌居中,悬雍垂居中,咽反射存在。③四肢肌张力明显增高,呈齿轮样强直,左侧为著,肌力 5 级,腱反射对称低下。④双侧上肢远端静止性震颤,左侧为著。站立时姿势前倾前屈,行走启动慢,步基及步距较小,双侧摆臂动作少,转身需分步完成。

病区总带教田护士:查体结束,我给大家指导一下肌力分级。肌力是受试者主动运动时肌肉收缩的力量。一般分为 0~5 级,主要关注肌肉主动收缩时力量大小。0 级:完全瘫痪,肌肉无收缩;1 级:肌肉可轻微收缩,但不能产生动作;2 级:肢体能在床面平行移动,但不能抵抗自身重力,即无力抬起;3 级:肢体能抵抗重力离开床面,但不能抵抗阻力;4 级:肢体能做抗阻力动作,但未达到正常;5 级:正常肌力。

◀ (四)护理成果汇报

病区总带教田护士:刚才完成了床旁查体及护理问题评估、护理措施落实情况,接下来进入今天查房汇报的第四部分。

前期带领同学们进行护理评估、列出护理诊断;提出护理目标,并针对性地对患者进行各项护理措施的落实。现在,大家结合患者目前病情、查体结果及护理评估,对该患者的整体护理过程按照护理程序逐个进行汇报。

实习生小王:

护理诊断:"躯体移动障碍",与震颤、肌强直、体位不稳、随意运动异常有关。

护理目标:保持身体功能稳定,预防并发症,提高生活质量。

护理措施:告知患者运动锻炼的目的在于防止和推迟关节强直与肢体挛缩;有助于维持身体的灵活性,增加肺活量,防止便秘,保持并增强自我照顾能力。应与患者和家属共同制订切实可行的具体锻炼计划。同时考虑患者职业等因素,制订个性化的训练计划,给予患者个性化干预,也可改善帕金森病患者的睡眠质量。嘱患者随意活动各关节,观察活动的速度、幅度和耐久度,并施以阻力与其对抗;让患者维持某种姿势,施力使其改变;加强巡视,主动了解患者的需要,指导和鼓励患者自我护理,做自己力所能及的事情;协助患者洗漱、进食、沐浴、大小便护理和做好安全防护;增进患者的舒适度,预防并发症。配备高位坐厕、坚固且带有扶手的高脚椅、手杖、床铺护栏、卫生间和走道扶手等必要的辅助设施;呼叫器置于患者手边;生活日用品如茶杯、毛巾、纸巾、便器、手杖等固定放置于患者伸手可及处,以方便患者取用等。

护理评价:患者动作迟缓稍有改善,症状缓解,查体无新发明显阳性体征,患者需求及时处理,对护理服务满意度极高。通过给患者的指导,我也掌握了患者运动锻炼的常见方法。

实习生小张:

护理诊断:有受伤的风险。

护理目标:患者未发生伤害,及时纠正安全隐患。

护理措施:护理重点是防止坠床和跌倒,确保安全。运动场所要宽敞、明亮,无障碍物阻挡,建立"无障碍通道";走廊、厕所要装扶手,以方便患者起坐、扶行;地面保持平整干燥,防湿防滑,去除门槛;患者最好穿防滑软橡胶底鞋,穿棉布衣服,衣着宽松;患者在行走时不要在其身旁擦过或在其面前穿过,同时避免突然呼唤患者,以免分散其注意力;避免拿热水、热汤,谨防烧伤、烫伤等;行走不稳或步态不稳者,选用三角手杖等合适的辅助工具,并有人陪伴,防止受伤。

护理评价:截至今日查房汇报时,患者未发生跌倒、烫伤等事件。

实习生小方:

护理诊断:"自理能力下降",与震颤、随意运动异常有关。

护理目标:自理能力日渐提高,达到轻度依赖。

护理措施:指导患者功能锻炼,循序渐进地按照功能锻炼计划表指导逐步进行肢体锻炼,同时针对患者实际情况,制订个性化的肢体锻炼计划。指导患者自我护理的方法,逐步完成生活自理活动,通过反复多次的指导,对患者鼓励重建信心;协助患者日常生活活动,遵医嘱用药。

护理评价:根据患者实际情况,制定个性化的锻炼方案,现患者自理能力已达轻度依赖。

实习生小李:

护理诊断:"自尊低下",与震颤、面肌强直等身体形象改变和生活依赖他人有关。

护理目标:患者能够主动表达自身感受,并实现自我价值。

护理措施:细心观察患者的心理反应,鼓励患者表达并注意倾听他们的心理感受,与患者讨论身体健康状况改变所造成的影响、不利于应对的因素,及时给予正确的信息和引导,使其能够接受和适应自己目前的状态并能设法改善。鼓励患者尽量维持过去的兴趣与爱好,多与他人交往,不要孤立自己;指导家属关心体贴患者,多鼓励、少指责和念叨,为患者创造良好的亲情氛围,减轻他们的心理压力;告诉患者本病病程长、进展缓慢、治疗周期长,而疗效的好坏常与患者精神情绪有关,鼓励他们保持良好心态。

护理评价:患者积极表达自身感受与需求,正常与人交流。

实习生小高:

护理诊断:"知识缺乏",缺乏本病相关知识与药物治疗知识。

护理目标:患者掌握本病相关知识和药物治疗知识。

护理措施:指导患者及家属了解本病的临床表现、病程进展和主要并发症,帮助患者和照顾者适应角色的转变,掌握自我护理知识,积极寻找和去除任何使病情加重的原因。告知患者本病需要长期或终身服药治疗,让患者了解用药原则,常用药物种类与名称、剂型、用法、服药注意事项、疗效及不良反应的观察与处理。

护理评价:患者对帕金森病相关知识和常用药物注意事项已了解,未发生用药不良事件。

(五)知识拓展

1. 帕金森病常用药物的作用、不良反应及用药注意事项

病区总带教田护士:感谢同学们的汇报,帕金森病是中老年常见的神经系统变性疾病,也是一种慢性进行性加重的疾病,药物治疗是控制帕金森病运动和非运动症状的主要手段之一,需要长期或终身服药治疗,所以让患者了解用药原则是非常重要的。下面请实习生小高给大家展示一下帕金森病常用药物的作用、不良反应及用药注意事项。

实习生小高:帕金森患者存在对药物相关知识理解不足、服药依从性不高、自行调整用药等问题,所以我们日常宣教时要重点指导药物治疗方法。帕金森病的用药需要从小剂量开始,逐步缓慢加量直至有效维持;服药期间尽量避免使用维生素 B_6、氯氮平、利血平、氯丙嗪、奋乃静等药物,以免降低

药物疗效或导致直立性低血压。用药期间同时要观察药物的疗效：观察震颤、肌强直和其他运动功能、语言功能的改善程度，观察患者起坐的速度、步行的姿态、讲话的音调与流利程度，写字、梳头、扣纽扣、系鞋带及进食动作等，以确定药物疗效。表8-7是我在此护理期间对帕金森病常用药物的作用、可能出现的不良反应，以及使用注意事项的总结。

表8-7　帕金森病常用药物的作用、可能出现的不良反应，以及使用注意事项

药物	作用	不良反应	用药注意事项
多巴丝肼/卡左双多巴控释片（息宁）	补充黑质纹状体内多巴胺的不足	恶心、呕吐、便秘、眩晕、幻觉、异动症、开/关现象	需服药数天或数周才见效，避免嚼碎药片；出现开/关现象时最佳服药时间为饭前1 h或饭后1.5 h；避免与高蛋白食物一起服用；避免突然停药
普拉克索吡贝地尔	直接激动纹状体，使之产生和多巴胺作用相同的药物，减少和延缓左旋多巴的不良反应	恶心、呕吐、眩晕、疲倦、口干、直立性低血压、嗜睡、幻觉与精神障碍	首次服药后应卧床休息，如有口干舌燥可嚼口香糖或多喝水；避免开车或操作机械；有轻微兴奋作用，尽量在上午服药，以免影响睡眠
恩他卡朋	抑制左旋多巴和多巴胺的分解，增加脑内多巴胺的含量	恶心、呕吐、神志混乱、不自主动作、尿黄	与多巴丝肼或息宁一起服用
司来吉兰	阻止脑内多巴胺释放，增加多巴胺浓度	恶心、呕吐、眩晕、疲倦、做梦、不自主动作	有轻微兴奋作用，尽量在上午服药，以免影响睡眠；溃疡患者慎用
盐酸苯海索（安坦）	抗胆碱能药物，协助维持纹状体的递质平衡	恶心、呕吐、眩晕、疲倦、视力模糊、口干、便秘、小便困难	不可立即停药，需缓慢减量；闭角型青光眼及前列腺肥大者禁用
盐酸金刚烷胺	促进神经末梢释放多巴胺并阻止其再吸收	下肢网状青斑、踝部水肿、不宁、意识模糊	尽量在黄昏前服用，避免失眠；肾功能不全、癫痫、严重胃溃疡、肝病者慎用；哺乳期妇女禁用

2.思考问题

病区总带教田护士:今天查房同学们进行了汇报和演示,接下来有两道课后作业留给大家。①帕金森患者躯体活动锻炼方法是什么? ②帕金森患者日常生活护理的注意事项有哪些?

 (六)查房总结

护士长总结:护理教学查房是以临床护理教学为目的,以病例为引导,以问题为基础,问题与病程相结合的护理查房。旨在培养大家护理与实践相结合的能力,并提高其综合能力。本次查房运用护理程序,围绕着帕金森病患者的护理展开教学查房,模式采用以学生为中心的教学方式,学生提出问题、查找资料、寻求答案,激发了护生极大的热情和兴趣,变被动为主动,提高了学生业务学习兴趣,提高工作价值感,展示了各自的潜能,每位同学都很用心,在整个查房过程中的付出都是值得肯定的。

护理部总结:这次的查房大家准备很充分,效果很好,实习护生能主动发现问题、解决问题,积极主动地和患者沟通、交流,患者对于我们的护理也非常满意。每位护生的能力得到了充分的发挥和展示,希望在今后的教学查房中能积极创新,同学们真正地将所学知识学以致用,谢谢!

参考文献

[1] ARMSTRONG M J, OKUN M S. Diagnosis and treatmentof Parkinson disease:a review[J]. JAMA,2020,323(6):548-560.

[2] 中华医学会神经病学分会帕金森病及运动障碍学组,中国医师协会神经内科医师分会帕金森病及运动障碍学组.中国帕金森病治疗指南(第四版)[J].中华神经科杂志,2020,53(12):973-986.

[3] 陈方政,刘军.帕金森病的诊断[J].中华神经科杂志,2021,54(9):957-962.

[4] 白佳瑶,廖宗峰,李玲,等.帕金森病患者功能锻炼的依从性现状及影响因素分析[J].护士进修杂志,2023,38(6):491-495.

[5] 毛李烨,李玲,廖宗峰,等.帕金森病病人药物素养的研究进展[J].护理研究,2023,37(10):1797-1801.

[6] 应钰皑,孙蕊,胡晨,等.运动锻炼对帕金森病患者睡眠质量影响的Meta分析[J].中华护理杂志,2024,59(4):482-490.

第九章
肿瘤内科护理教学查房

护理实习生在肿瘤内科系统各病区轮转时间为四周,按照每周教学计划开展带教工作。

第一周,为入科宣教,明确教学计划,了解亚专业特点;学习内容包括常见疾病护理常规、护理程序等五大内容等,熟悉基础的肿瘤专科技能操作。

第二周,着重对病区常见疾病的护理进行带教指导,了解各位学生对专科基础知识的掌握情况、对教学查房的理解程度。

第三周,选择查房患者,在带教老师指导下;学生通过护理评估,确定患者护理问题及预期目标;针对护理问题以学生为主、老师为辅实施相应护理措施,学生自行评价落实效果,并在老师的带领下进行相关知识拓展及文献查阅,带教老师评价并指导护理质量持续改进,周末召开教学工作,会议安排第四周教学查房工作。

第四周,对选定的患者进行护理教学查房,以 PPT 形式汇报整体护理情况,并按照护理程序进行护理成果汇报;同时,鼓励学生不限形式、大胆创新,展现整体护理过程及学生知识掌握情况,对教学查房的理解程度。

一、肺癌患者护理教学查房

查房患者:张××,男,57 岁,住院号 8019390。

查房形式:PPT 汇报+现场查体+情景展示。

主持人:护士长。

参加人员:护理部主任、科护士长、护士长、责任护士、实习总带教、各带教老师、实习同学等。

查房流程:

护士长:我们完成了第一、二周教学任务,在第三周确定对 22 床张××肺癌患者进行教学查房,大家在带教老师指导下查阅文献、拓展相关知识;

学生通过护理评估,确定患者护理问题及预期目标;针对护理问题以学生为主、老师为辅实施了相应护理措施。

据国家癌症中心发布"2022年恶性肿瘤疾病负担情况"相关数据,近2年我国恶性肿瘤新发病例为482.47万,总体上男性发病率高于女性,肺癌发病率居首位。而因肺癌死亡的人数高达74万,肺癌是全球死亡率最高的恶性肿瘤,也是我国发病率高居首位的恶性肿瘤。"健康中国2030"规划纲要提出,癌症患者5年生存率提升15%,那么面对如此高发的肺癌,它有哪些临床表现呢? 今天我们主要通过22床患者张××的教学查房一起来讨论学习肺癌的相关基础知识。下面由病区总带教万护士继续主持。

病区总带教万护士:这次查房选择的是科室常见疾病——肺癌,首先明确此次教学查房的教学目标。

知识目标:①掌握肺癌的护理常规(重点)。②掌握肺癌的主要护理诊断及护理措施(重点)。③熟悉肺癌相关并发症及其护理要点(难点)。

技能目标:①能够熟练进行肺癌相关的护理操作(如输液、吸氧、导尿等常规护理操作)及特殊护理操作(如疼痛评估、中心静脉导管的维护等)。②具备观察病情变化的能力,能够及时发现肺癌患者的病情变化。③能够进行肺癌患者的健康教育。

素质目标:①建立临床护理思维,增强学生对肺癌患者的同情心和责任感。②具有良好的沟通技巧,体现人文关怀,了解叙事护理。③具备专业的护理技术。

病区总带教万护士:查房主要从以下6个方面进行。肺癌相关知识回顾、病历汇报、现场查体、护理程序成果汇报、知识拓展、查房总结。首先进行第一部分,主要通过互动问答的形式对上周业务学习的内容进行回顾,我提出相关问题,由同学进行回答,大家踊跃发言。

(一)相关知识回顾

问题:①肺癌发生的高危因素有哪些? ②肺癌的临床表现有哪些? ③确诊肺癌的辅助检查有哪些?

实习生小王:我来回答问题"肺癌发生的高危因素有哪些"。肺癌的高危因素有4种,第一是吸烟和被动吸烟:吸烟是肺癌最重要的危险因素,吸烟者患肺癌的风险远高于不吸烟者,长期吸入二手烟也会增加患肺癌的风险。

第二种是遗传因素：亲属（如父母、兄弟姐妹）中有肺癌患者，其患癌风险也相对较高。第三种是肺部慢性疾病：肺部疾病患者发生肺癌的风险较高。第四种是空气污染：室内外的空气污染也是诱发肺癌的原因，这些都是肺癌的高危因素。

实习生小胡：在跟带教老师日常工作及结合在业务学习中学到的知识对问题"肺癌的临床表现"进行总结回答。肺癌最常见的症状是咳嗽，为初发症状，贯穿疾病的发展过程，初期多为干咳，且较轻，日久加重。有时可听到金属噪声。患者以咳痰为初发症状者约占 15%，咳痰性质与痰量各异，血痰极为常见约占 50%，大口咯血约占 5%。胸部胀满、疼痛或压迫感，可呈游走性，可放射至颈、背或上腹部。有胸腔积液的患者可出现气短。发生肺脓肿可表现为持续性高热，发热约占初发症状的 10%，占全部肺癌患者的 20%～30%。

实习生小周：我来回答问题"确诊肺癌的辅助检查有哪些"。确诊肺癌的辅助检查有 3 种，即胸部 CT 检查，气管镜检查，病变活检穿刺、病理检查。胸部 CT 检查肿块的大小、形态，结果显示边界不清，形态可能不规则，呈圆形或椭圆形，边缘呈现分叶状，合并有毛刺征、空泡征等为肺实质肿块。图像表现为肺组织向肺门凹陷，即为胸膜凹陷征。图像上可清晰看到邻近淋巴结增大，考虑肺癌，病变活检穿刺是判断肿瘤良恶性的"金标准"。

病区总带教万护士：同学们的回答都很正确，也比较全面，这么完善的回答证明下了不少功夫去翻阅资料，相信对上次业务学习的相关内容都有了一定的掌握，接下来进入今天的第二部分，病历汇报。

（二）病历汇报

实习生小张：患者张××，22 床，男，57 岁，以"刺激性干咳，咯血，胸痛 9 月余"为主诉入院，既往史：有 30 年吸烟史，体格检查：T 36.1 ℃，P 74 次/min，R 20 次/min，BP 100/70 mmHg，疼痛 3 分。外院行 CT 示：肺占位伴纵隔淋巴结肿大，考虑非小细胞肺癌；在医院行肺活检示：非小细胞肺癌。诊疗经过：入院后给予经外周中心静脉置管，并行"依托泊苷+顺铂"方案静脉化疗。同时予以保护胃黏膜、镇痛止吐等对症支持治疗，化疗顺利完成出院。出院后一般情况欠佳，有恶心、呕吐、头晕等反应。在当地复查血常规：白细胞 2.9×10^9/L，给予"重组人粒细胞集落刺激因子注射液"生白细胞治疗，未再次复查血常规，为行再次化疗住院。近 3 d 因受凉，患者出现流涕，偶有咳嗽，咳白色黏痰,无畏寒、发热,诉胸部疼痛,疼痛评分:3 分。目前食欲差。自患病以来,患者神志清,精神好,呼吸平稳,饮食欠佳,大小便正常,诉恶心、呕吐,偶有咳嗽,咳出白色黏痰带有少量血丝。

在患者各项动态护理评估中,我的困惑主要有以下两点:①肺癌患者的主要症状有哪些? 怎样进行有效的护理? ②携带 PICC 导管的患者日常生活注意事项有哪些?

病区总带教万护士:好的,针对第一个问题,肺癌的主要症状有刺激性干咳、咯血、胸痛、呼吸困难等。由于化学药物治疗,患者可能会出现恶心、呕吐、食欲减退等不良反应,此外,患者的心理状态也需要特别关注,因为长期疾病和治疗过程,可能引发焦虑和抑郁。针对不良反应,可以采取对症药物应用,调整饮食结构等措施;针对心理状态,要做好心理护理,多和患者交流,及时了解患者需求,可给予心理咨询和疏导。

接下来是第二个疑惑,对于携带 PICC 导管患者,可给予以下措施:①保持局部清洁干燥,不要擅自撕下贴膜,贴膜有卷曲、松动、汗液时,及时到医院就诊。②携带导管不影响日常生活。但需避免游泳及使用置管侧手臂提重物,做引体向上托举哑铃等持重动作。③携带导管可以进行沐浴。但应避免盆浴和泡浴。④间歇期每周进行一次冲封管,更换敷料和正压接头。⑤不要在置管侧手臂上方扎止血带,测血压。⑥注意观察穿刺点周围有无发红、疼痛、肿胀、渗出。如有异常反应,及时到医院就诊。⑦注意衣服袖口不宜过紧。在穿脱衣服时,防止把导管带出。⑧在使用和维护时,禁止使用 10 mL 以下的注射器。特别注意在做 CT 和核磁共振检查时,禁止使用高压注射泵推注对比剂。

◀ (三)现场查体

病区总带教万护士:接下来进行床旁现场查体,由实习生小赵和小王共同完成,请各位移步至患者床旁,查体主要从两个方面进行。

实习生小赵:常规查体结果如下。患者神志清,精神好,自主体位,步态平稳,普通饮食,睡眠及大小便正常,心理状况良好,生命体征平稳,体温 36.7 ℃,心率 92 次/min,呼吸 21 次/min,血压 126/88 mmHg,无疼痛,四肢无肿胀、疼痛、活动正常,右上肢贵要静脉置管处无菌敷料固定好,无渗血。

实习生小王:专科查体结果如下。①患者呼吸频率、深度、呼吸音均正常,偶有咳嗽、咳痰,无咯血。②患者胸廓形状正常、无压痛、间断胸痛,叩诊无异常。

（四）护理程序成果汇报

病区总带教万护士：刚才完成了床旁查体，接下来进入今天查房汇报的第四部分，根据患者的现状，前期带领同学们与患者进行沟通交流，进行护理评估，列出护理诊断，提出护理目标，再有针对性地对患者进行各项护理措施的落实，最后进行实习生和带教老师的双向评价，接下来就以上情况由各位同学逐个进行汇报。下面由各位实习生进行逐一汇报。

实习生小张：

护理诊断：有咯血的风险。

护理目标：无咯血。

护理措施：保持患者呼吸道通畅，监测生命体征，观察咯血的颜色、质量和性质。遵医嘱给予止血药物，做好心理护理，减轻患者的恐惧和焦虑。

护理评价：患者无咯血发生，呼吸道是否通畅，生命体征是否稳定，未发生其他并发症。

实习生小周：

护理诊断：疼痛。

护理目标：疼痛减轻或缓解。

护理措施：评估疼痛的程度及性质，采用非药物疗法（如放松疗法、音乐疗法）和药物疗法（如镇痛药物）相结合的方式；观察药物的效果和不良反应，做好心理护理，给予患者情感支持。

护理评价：患者的疼痛是否得到缓解，程度降低，患者对疼痛管理感到满意。

实习生小王：

护理诊断：咳嗽。

护理目标：咳嗽减轻或缓解。

护理措施：指导患者进行有效的咳嗽技巧，保持呼吸道通畅，给予止咳药物或雾化吸入治疗，观察咳嗽的频率和性质，做好心理护理，减轻患者不适感。

护理评价：患者的咳嗽症状是否减轻，呼吸道是否通畅，患者对咳嗽护理的满意度如何，是否有药物不良反应的发生。

实习生小胡：

护理诊断："化疗药物不良反应"，与患者用药有关。

护理目标：减轻化疗后不良反应。

护理措施：鼓励患者进行高热量、高蛋白、富含维生素易消化的饮食。介绍药物的名称、剂量、作用、用法和不良反应；化疗间歇期间定期复查血常规，如有异常及时治疗。对可能发生的不良反应要采取适当的预防和治疗措施。

护理评价：经过我们给他制定个性化的健康教育，根据患者病情变化，适时调整护理措施，患者的不良反应有了一定的降低。

实习生小赵：

护理诊断："有导管感染的危险"，与导管留置，患者免疫力下降有关。

护理目标：预防和控制感染。

护理措施：①穿刺部位护理。定期更换敷料，观察穿刺点有无红肿、疼痛、渗血等，保持局部干燥清洁，观察记录置管外露刻度，导管穿刺处皮肤情况，妥善固定，接触导管接口或更换敷料时，需进行严格的手卫生。②导管维护。定期冲管（使用生理盐水脉冲式冲管技术），正确封管（使用肝素盐水正压封管），防止血栓形成和导管堵塞。③并发症监测与处理。观察和处理可能的并发症，如静脉炎、感染、导管堵塞等。④患者教育。指导患者日常活动限制，避免剧烈运动，床上活动或下床活动时，避免压迫、折叠、牵拉管道，防止管路滑脱。保持穿刺处皮肤清洁干燥，提供自我护理指导，如洗澡时的保护措施。床尾悬挂防导管滑脱标识。

实习生小赵：

护理诊断："潜在并发症"，肺部感染、呼吸衰竭等。

护理目标：无并发症发生。

护理措施：

（1）预防和控制肺部感染。①保持呼吸道通畅：鼓励患者有效咳嗽和深呼吸，必要时进行胸部物理治疗。②体位引流：根据病情采取适当的体位，帮助分泌物排出。③呼吸道湿化：使用加湿器或雾化吸入，保持呼吸道湿润。④口腔护理：保持口腔清洁，减少细菌滋生。⑤遵医嘱使用抗生素：密切观察药物疗效和不良反应。

（2）预防呼吸衰竭。①监测呼吸功能：观察呼吸频率、节律和深度，定期测量血氧饱和度和动脉血气分析。②氧疗：根据需要给予氧疗，确保血氧饱和度维持在安全范围内。③呼吸训练:指导患者进行腹式呼吸和缩唇呼吸训练,加强呼吸肌功能。④避免诱因:防止感冒和其他呼吸道感染,避免吸烟和接触其他呼吸道刺激物。

护理评价:通过实施这些护理措施并定期评价护理效果,可以有效预防和管理肺癌患者的潜在并发症,提高其生活质量和治疗效果。

实习生小李:

护理诊断:"导管异位或脱出",导管位置发生改变或患者不慎拉出部分导管。

护理目标:无导管位置改变或导管脱出。

护理措施:①评估和处理。一旦发现 PICC 导管部分脱出,应立即停止输液,评估导管脱出的长度和穿刺部位情况。用无菌注射器尝试抽回血,若无回血,需报告医生并遵医嘱使用肝素钠液或尿激酶进行通管处理。如果导管不通畅,则考虑拔除。若有回血,则用生理盐水冲管保持通畅,并重新固定导管,严禁将已脱出的部分回送入血管内。妥善固定导管使用透明敷料或固定翼加强体外导管的固定,确保导管不会继续脱出或受到外力拉扯。更换敷料时,操作应轻柔,从下往上缓慢撕开贴膜,避免将导管带出体外。②观察和记录。密切观察穿刺部位是否有血肿、渗血或其他异常情况,并记录导管的长度、位置及患者的反应。定期评估导管的功能状态,确保输液治疗能够顺利进行。③健康教育和心理护理。向患者及其家属详细讲解导管维护的重要性,提供具体的自我护理指导,如避免剧烈运动、穿脱衣服时的注意事项等。对于情绪紧张或焦虑的患者,给予心理安慰和支持,帮助其减轻心理压力,积极配合治疗。选择适当的穿刺部位,首选肘部贵要静脉,以减少因活动引起的导管摩擦和移动。加强护士的专业培训,提高其导管固定和维护的操作技能。定期更换敷料,保持穿刺部位清洁干燥,选择适合患者皮肤特性的敷料。

护理评价:评估导管脱出后的处理效果,包括导管的通畅性、完整性及穿刺部位是否有感染迹象。若导管重新固定后功能正常,则需持续监测其使用情况,确保无再次脱出的风险。

(五)知识拓展

1.肺癌自查的演示

病区总带教万护士:感谢同学们的汇报,今天我们对肺癌这个疾病进行了查房,它的典型症状就是咳嗽,今天查房的患者也是有咳嗽这一典型症状,肺癌的早发现可以提高肺癌患者生存率、降低治疗成本及减少并发症,所以肺癌的早发现、早治疗就显得尤为重要了,下面请实习生小魏给大家普及肺癌早期症状的相关知识及疼痛出现后的评估和护理。

实习生小王:对肺癌高风险人群进行低剂量螺旋 CT 筛查,改善预后,降低肺癌死亡率。①观察法:观察咳嗽的性质及咳痰的颜色有无改变。②触诊法:检查患者颈部、锁骨下、腋下有无肿块。③疼痛分级法:正确评估疼痛,选用疼痛评估工具。④遵循疼痛护理原则:指导患者按时给药,监测不良反应。

2.思考问题

病区总带教万护士:感谢两位同学的演示,以上就是我们今天查房的全部内容,接下来有两道课后作业留给大家。①患者如果出现骨髓抑制,预防方法和处理措施有哪些? ②怎样提高患者的呼吸功能?

(六)查房总结

护士长总结:本次查房,围绕肺癌患者护理展开教学查房,对于这类患者的护理,主要是延长患者的生命,提高患者的生活质量,模式采用以学生为中心的教学方式,由学生提出问题,积极查找资料,寻求答案,激发了大家极大的热情和兴趣,变被动为主动,积极性被充分调动,能培养学生独立思考问题、分析问题、解决问题的能力,同学们汇报得都很好,在整个查房过程中的付出都是值得肯定的。整个查房课堂气氛活跃,需要大家注意的一点是:护理程序是一个持续、动态的过程,在执行护理程序的同时,会出现新的护理问题,这时我们就需要重新评估及时修正新的护理计划。

护理部总结:通过这次的教学查房实习生能应用自己所学理论知识主动发现问题、解决问题,并能学以致用。在护理过程中,做到预见性护理,减轻并发症或减少并发症的发生,增加患者的舒适度和促进患者康复,强调的一点,护理工作不仅仅是为患者提供治疗和护理,更需要关注患者的心理和社会需求。这就需要我们不断地学习和提高自己的护理技能水平和理论知识,才能更好地为患者解决问题。谢谢!

参考文献

[1]强万敏,姜永亲.肿瘤护理学[M].7 版.天津:天津科技翻译出版公

司,2016.

[2]中国疾病预防控制中心,慢性非传染性疾病预防控制中心,国家卫生健康委统计信息中心编著.中国死因监测数据集2019[M].北京:中国科学技术出版社,2020.

[3]张建国.肺癌诊疗学[M].北京:人民卫生出版社,2021.

[4]李华,张涛.肺癌早期诊断技术研究进展[J].中国肿瘤杂志,2022,32(1):1-8.

[5]陈晓红,李勇.肺癌研究前沿[M].上海:上海科学技术出版社,2022.

[6]赵丽,陈伟.基于深度学习的肺癌影像诊断方法研究[C].第十三届全国肺癌学术会议论文集,2022:345-352.

[7]刘佳.肺癌患者生活质量影响因素的研究[D].上海:复旦大学,2022.

[8]尤黎明,吴瑛.内科护理学[M].7版.北京:人民卫生出版社,2022.

[9]王明,刘梅.肺癌的免疫治疗进展与挑战[J].中国肺癌杂志,2023,17(2):11-19.

二、肝癌患者护理教学查房

　　查房患者:王××,男,65岁,住院号8053322,诊断为肝恶性肿瘤。

　　查房形式:PPT汇报+现场查体+场景展示。

　　主持人:护士长。

　　参加人员:护理部主任、科护士长、护士长、责任护士、病区总带教、各带教老师、实习同学等。

　　查房流程:

　　护士长:到目前我们完成了第一、二周教学任务,在第三周确定对46床王××肝恶性肿瘤患者进行教学查房,大家在带教老师指导下查阅文献、拓展相关知识;学生通过护理评估,确定患者护理问题及预期目标;针对护理问题以学生为主、老师为辅实施了相应护理措施。

　　肝癌可分为原发性和继发性两大类。此次我们主要针对原发性肝癌进行学习。原发性肝癌是一种常见的消化系统恶性肿瘤,在全球常见癌症类型中排名居第6位,在癌症死亡原因中居第3位。据统计,2020年全世界新增肝癌病例数约90.6万例,新增肝癌死亡例数83万例,我国原发性肝癌患者约占全球的一半,由于肿瘤具有异质性,较容易发生远处传播,往往导致患者疾病预后不佳,生存率较低。面对如此高发的肝癌,它有哪些临床表现呢? 今天我们主要通过46床患者王××的教学查房一起来讨论学习肝癌的相关基础知识。下面由病区总带教万护士继续主持今天的护理教学查房。

病区总带教万护士:这次查房我选择的是科室的典型疾病——原发性肝癌,希望通过本次查房同学们能够完成以下各项教学目标。

知识目标:①熟悉肝癌的护理相关知识(重点)。②掌握肝癌患者出现并发症的护理措施(难点)。

技能目标:①掌握肝癌介入治疗后的护理。②肝癌患者的疼痛管理。

素质目标:①建立临床护理思维。②尊重并关爱癌症患者心理情况。③了解叙事护理,体现人文关怀,提高沟通能力。

病区总带教万护士:本次查房主要从以下6个方面进行。肝癌相关知识回顾、病历汇报、现场查体、护理程序成果汇报、知识拓展、查房总结。首先进行第一部分,主要通过互动问答的形式对上周业务学习的内容进行回顾,我提出相关问题,由同学进行回答,大家踊跃发言。

◀ (一)相关知识回顾

问题:①肝癌的临床表现有哪些? ②确诊肝癌的辅助检查有哪些?③肝癌发生的高危因素有哪些?

实习生小王:根据在上周业务学习中学到的知识对问题"肝癌的临床表现"进行总结回答。早期肝癌常无特异性表现,中晚期肝癌的症状则较多,常见的有肝区疼痛、腹胀、食欲减退、乏力、消瘦,进行性肝大或上腹部包块等,常出现肝大、黄疸、腹水等体征;部分患者有低热、黄疸、腹泻、上消化道出血;肝癌破裂后出现急腹症表现等;合并肝硬化者常有肝掌、蜘蛛痣、男性乳腺增大、下肢水肿等。

实习生小张:我来回答问题"确诊肝癌的辅助检查",确诊肝癌的辅助检查有三种。①肝癌血清标志物检测:血清甲胎蛋白(AFP)测定对诊断此病有相对的特异性。②X射线:肝癌血管造影肿瘤血管和肿瘤染色是特征性表现。③CT:除低密度影外,动静脉分流是肝癌的特征之一,表现为增强早期病灶周围静脉显影。

实习生小赵:我来回答问题"肝癌发生的高危因素有哪些"。目前研究显示,原发性肝癌的发病与肝炎病毒感染(乙型肝炎病毒、丙型肝炎病毒)、黄曲霉毒素 B$_1$ 污染、饮酒、肥胖、糖尿病、肠道菌群失调等因素相关。

病区总带教万护士：同学们的回答都很正确，也比较全面，相信对上次业务学习的相关内容都有了一定的掌握，接下来进入今天的第二部分，病历汇报。

 （二）病历汇报

实习生小高：患者王××，46 床，男，65 岁。以"肝癌术后，下腹部阵发性腹痛 3 d"为主诉入院。既往史：半年前在全身麻醉下行肝后叶肿瘤切除术，术后病理回示：肝细胞癌。行"贝伐珠单抗+卡瑞利珠单抗"抗肿瘤治疗 2 周期。行"经皮动脉插管药物灌注术"1 次，有饮酒史 30 年余，"乙型肝炎"病史 25 年余，口服"阿德福韦酯 10 mg 每天 1 次"抗病毒治疗，无食物、药物过敏史。自发病以来，患者神志清，精神、饮食欠佳，睡眠好，小便正常，皮肤及黏膜无黄染，腹部膨隆，诉阵发性疼痛，疼痛评分：3 分。诊疗经过：腹部 X 射线平片怀疑不完全性肠梗阻，结合临床考虑术后粘连性肠梗阻可能，肝功能示：总胆红素 86.1 μmol/L，直接胆红素 46.6 μmol/L，总胆汁酸 56.6 μmol/L，谷丙转氨酶 101.1 U/L，谷草转氨酶 98.74 U/L，碱性磷酸酶 637.4 U/L，谷氨酰转肽酶 49.5 U/L；血清甲胎蛋白（AFP）1 020 μg/L；淀粉酶 247.4 U/L。乙肝两对半检查示：小三阳；给予禁食、抗炎、补液等治疗。5 d 前腹痛好转，排出少量大便，无恶心、呕吐。医嘱给予护肝、抗炎、营养支持、提高免疫力等综合治疗，肝功能得到改善。复查血清总胆红素 26.1 μmol/L，直接胆红素 36.6 μmol/L，医嘱继续给予补充维生素 K、营养、保肝等对症治疗。昨日行介入治疗，现为介入治疗后第 1 天，患者阵发性腹痛，遵循三阶梯疗法给予镇痛。留置输液港，患者身体状况一般。目前病情稳定。

在患者各项动态护理评估中，我的困惑主要有以下两点：①肝癌的治疗原则是什么？②什么是肝癌的介入治疗？

病区总带教护万护士：针对第一个疑惑，肝癌的治疗原则是早期发现和早期诊断，强调实施规范化的综合治疗。目前虽然是以手术介入为主的治疗，但综合治疗更为重要。如肝癌术后介入治疗，不仅能发现残存的病灶，而且可以预防术后复发转移，肝癌通过介入治疗使肿瘤缩小。另外，介入治疗结合靶向治疗、生物免疫治疗等多种介入治疗手段的综合运用，配合中药治疗，能够进一步提高疗效。

接下来是第二个疑惑，通常所说的肝癌介入治疗是指肝动脉栓塞，化疗已成为非手术治疗的首选方法。肝癌的介入治疗就是在影像设备如(X射线透视、CT、彩超)的引导下,采用经皮右侧股动脉穿刺,将特制的穿刺针导管插入肝的病变区,在肝动脉内灌注化疗药物和栓塞治疗的一种方法。

(三)现场查体

病区总带教万护士:接下来进行床旁现场查体,查体主要从两个方面进行。由实习同学小方和小李共同完成查体,请各位移步至患者床旁。

实习生小方:常规查体结果如下。患者神志清,精神好,自主体位,皮肤及黏膜无黄染,腹部膨隆,普通饮食,睡眠及大小便正常,心理状况良好,体温 36.5 ℃,心率 96 次/min,呼吸 20 次/min,血压 112/70 mmHg,无疼痛,四肢无肿胀、诉疼痛,疼痛评分 3 分,活动正常。检查输液港周围皮肤无压痛、肿胀、血肿、感染、溃疡或分泌物;注射座无松脱、移位等。

实习生小李:专科查体结果如下。①观察患者皮肤及巩膜无黄染,见陈旧性瘢痕,无腹壁静脉曲张,无胃肠型蠕动波,墨菲征阴性。肝区有压痛,双肾区无叩击痛。②腹部膨隆,有压痛,移动性浊音阴性,肠鸣音 3~5 次/min。股动脉穿刺点敷料干燥,包扎固定好,无渗血及疼痛。

(四)护理程序成果汇报

病区总带教万护士:刚才完成了床旁查体及护理问题评估、护理措施落实情况,接下来进入今天查房汇报的第四部分。

前期带领同学们进行护理评估、列出护理诊断;提出护理目标,并针对性地对患者进行各项护理措施的落实。现在,大家结合患者目前病情、查体结果及护理评估,对该患者的整体护理过程,接下来就以上情况由各位同学按照护理程序逐个进行汇报。

实习生小王:

护理诊断:"疼痛,肝区痛",与肿瘤生长迅速、肝包膜被牵拉或肝动脉化疗栓塞术后有关。

护理目标:疼痛减轻或缓解,正确掌握疼痛的评分。

护理措施:①学会使用疼痛评估工具进行疼痛评分(图 9-1、图 9-2),注意观察患者疼痛的部位、性质、程度、持续时间及伴随症状,及时发现和处理异常情况。②指导并协助患者减轻疼痛,对轻度疼痛者保持环境安静舒适,减少对患者的不良刺激和心理压力。认真倾听患者诉说疼痛的感受,及时做出适当的回应,可以减轻患者的孤独、无助感和焦虑,有助于减轻疼痛。

教会患者一些放松和转移注意力的技巧,如做深呼吸、听音乐、与病友交谈等,有利于缓解疼痛。③采取镇痛措施。对上述措施效果不佳或中、重度疼痛者。可根据WHO疼痛三阶梯镇痛法,遵医嘱使用镇静镇痛药物,并辅以辅助用药,注意观察药物的疗效和不良反应,亦可采用患者自控镇痛法进行镇痛。

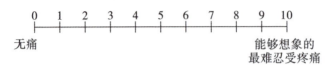

0:无痛;1~3:轻度疼痛;4~6中度疼痛;7~10重度疼痛。

图9-1　数字分级评分法

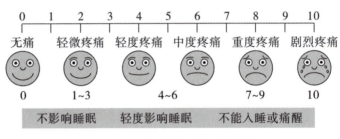

图9-2　面部表情疼痛评分量表法

护理评价:通过评价护理措施是否有效,如体位调整、按摩、呼吸练习等非药物治疗方法是否能减轻疼痛。评估环境舒适度、转移注意力等方法对疼痛缓解的影响。了解患者对疼痛护理的满意度,包括疼痛控制效果、护理服务质量等。患者的反馈有助于改进护理措施。

实习生小高:

护理诊断:"营养失调",与恶性肿瘤对机体的慢性消耗有关。

护理目标:改善营养状况,提高生活质量。

护理措施:①饮食调整。根据患者的具体情况,制订个性化的饮食计划。推荐高蛋白、高热量、高维生素、低脂的饮食,少食多餐,避免油腻、辛辣和刺激性食物,对于有腹水或水肿的患者,应限制钠和水的摄入。有肝性脑病风险的患者应限制蛋白质摄入。②促进食欲。创造良好的进食环境,提供色香味俱佳的饮食,鼓励患者尝试不同的食物以增加食欲。在进食前避免可能引起不适的治疗和护理操作。③营养补充。对于进食不足的患者,可通过口服营养补充剂或管饲等方式进行额外补充,如蛋白质粉、维生素和矿物质补充剂等。在医生指导下,必要时进行静脉营养支持。④监测和评估。定期监测患者的体重、腹围、生化指标等,以评估营养状况和调整营养支持方案。⑤健康教育。对患者和家属进行营养知识教育,指导他们如何选择和准备合适的饮食,以及如何识别和处理营养相关的并发症。⑥心理支持。肝癌患者常伴有焦虑、抑郁等心理问题,这些情绪可能影响食欲和营养摄入。提供心理支持,帮助患者保持良好的心态,有助于改善营养状况。综合运用以上措施,可以有效地改善肝癌患者的营养状况,支持他们更好地应对疾病和治疗,提高生活质量。

护理评价:通过综合的护理措施,改善了肝癌患者的营养状态,增强其对治疗的耐受性,提高生活质量和临床结局。

实习生小方:

护理诊断:"自理能力下降",与患者病情有关。

护理目标:自理能力达到轻度依赖。

护理措施:指导患者循序渐进的按照功能锻炼计划表指导逐步进行锻炼,同时也针对患者实际情况,制定个性化的锻炼方案。鼓励指导患者逐步完成生活自理活动,通过反复多次的指导,对患者鼓励重建信心。

护理评价:经过我们给他制定个性化的锻炼方案,患者可以自行下床活动、进食等基本生活自理活动。

实习生小赵:

护理诊断:"潜在并发症",有输液港港座感染的可能。

护理目标:预防感染,保持导管通畅。

护理措施:①严格无菌操作:使用无损伤针进行穿刺,避免损伤导管和感染。每日评估输液港周围皮肤情况,并记录贴膜,出现卷边、出汗、渗液、渗血及时更换。②冲管与封管:输液前后用生理盐水脉冲式冲管,确保导管内无药物残留。③观察注射部位:检查有无红肿、疼痛或渗液现象。④指导日常活动:告知患者避免剧烈运动和撞击植入部位。⑤导管维护:定期用生理盐水冲管,预防导管堵塞。拔针后3 d穿刺点无菌敷贴覆盖。⑥并发症监测:注意观察感染、导管移位、血栓形成的迹象,及时处理。

护理评价:通过以上护理措施,可以有效管理输液港,减少并发症的发生,确保输液港长期有效使用,提高患者的生活质量。

实习生小李：

护理诊断："潜在并发症"，肝性脑病、消化道出血、腹膜炎。

护理目标：未出现肝性脑病、消化道出血、腹膜炎等并发症。

护理措施：①预防并及时治疗消化道出血。②预防控制各种感染。③进行健康教育。④合理安排饮食。⑤指导患者家属注意观察患者性格及行为是否异常，以便早发现早治疗。

护理评价：患者病情稳定，并未发生其他并发症。

实习生小刘：

护理诊断："悲伤"，与患者知道疾病预后不佳有关。

护理目标：减轻患者的焦虑和恐惧。

护理措施：①评估患者的心理反应。与其他癌症患者一样，肝癌患者往往出现否认、愤怒、忧伤、接受的心理反应阶段。在疾病诊断初期，患者多存在侥幸心理，希望对自己的诊断是错误的。故患者表现为经常提问，十分关心自己的各项检查，焦虑和恐惧的心理反应并存。一旦患者确定自己的诊断，会表现出愤怒或逃避现实，部分患者会出现过激的心理反应。护士应动态评估患者的心理反应，给予正确的心理疏导，使患者逐渐接受疾病诊断的事实，并配合治疗与护理。对于患者注意保持周围环境安全，密切观察患者的各种行为，防止意外的发生。②建立良好的护患关系，对患者进行心理疏导，指导患者保持乐观的态度。③介绍有关肝癌治疗进展信息。提高患者治疗的信心，对心理障碍严重者，请心理医生配合治疗，深入了解其内心活动，鼓励患者说出内心感受，经常给予患者关心与安慰。④社会支持，应给患者家属心理支持和具体指导，取得家属的配合，提高家庭的应对能力。对心理障碍严重者，建议家庭成员多陪伴患者，积极处理患者提出的各种要求，稳定患者的情绪。

护理评价：通过这些护理目标和评价措施，可以有效地帮助肝癌患者缓解悲伤情绪，提高其心理承受能力和生活质量。

 （五）知识拓展

1.肝性脑病的护理

病区总带教万护士：感谢同学们的汇报，今天我们对肝癌这个疾病进行了查房，它的典型症状就是肝区疼痛、黄疸、腹水，除此之外，原发性肝癌后期还有一个较为严重的并发性，那就是肝性脑病，它的临床表现是意识障碍、行为失常和昏迷。大家思考一下,当患者出现肝性脑病时,我们应如何护理呢?肝动脉栓塞化疗术后穿刺部位及肢体的观察和护理要点有哪些?

实习生小高:出现肝性脑病后,首先应指导患者控制饮食总能量和蛋白质,饮食应以碳水化合物、细粮和含纤维少的水果为主。合理饮食,饮食应清淡,易消化,避免暴饮暴食,一旦发现肝性脑病,应该禁蛋白质饮食,保持大便通畅,有便秘者可给予乳果糖口服或者食醋灌肠,合理应用利尿剂,禁用大量镇静药。其次要加强安全防护,部分肝性脑病患者早期常出现性格异常,行为错乱,应及时去除病房内一切不安全因素,当患者躁动不安时,应用于约束性保护措施,不可以滥用镇静剂,否则加重和加速患者进入肝昏迷状态。

实习生小李:肝动脉栓塞化疗术后,股动脉穿刺点压迫 20 min 后加压包扎 24 h,穿刺部位沙袋压迫 6 h,穿刺侧肢体取伸直位,制动 8 h,避免弯曲受压,绝对卧床 24 h 后逐渐增加活动量,以防穿刺部位血栓脱落、皮下血肿及大出血。同时密切观察有无渗血及皮下淤血,保持穿刺点干燥,预防感染。由于穿刺插管时股动脉内膜有不同程度的损伤,术后 24 h 密切观察患者下肢皮肤颜色、皮温及足背动脉波动情况,注意双侧足背动脉波动是否对称。及时发现穿刺部位动脉有无栓塞,并及时对症处理。

2.思考问题

病区总带教万护士:感谢几位同学的演示,以上就是我们今天查房的全部内容,接下来有两道课后作业留给大家。①患者诉腹痛,遵医嘱给予了镇痛,什么是疼痛的三阶梯疗法?②肝动脉栓塞化疗术后患者如何进行饮食调整?

◀ (六)查房总结

护士长总结:本次查房,围绕着肝癌护理展开教学查房,模式采用以学生为中心的教学方式,由学生提出问题,积极查找资料,寻求答案,激发了护生极大的热情和兴趣,变被动为主动,积极性被充分调动,能培养学生独立思考问题、分析问题、解决问题的能力,同学们汇报得都很好,在整个查房过程中的付出都是值得肯定的。整个查房课堂气氛活跃,需要大家注意的一点是:护理程序是一个持续、动态的过程,在执行护理程序的同时,会出现新的护理问题,这时我们就需要重新评估及时修正新的护理计划。

护理部总结:通过这次的教学查房实习护生能应用自己所学理论知识主动发现问题、解决问题,并能学以致用。强调的一点,护理工作不仅仅是为患者提供治疗和护理,更需要关注患者的心理和社会需求。体现人文关怀,使患者获得家庭、社会的心理支持。这就需要我们不断地学习和提高自己的护理技能水平和理论知识,能更好地为患者解决问题,谢谢!

 参考文献

[1]尤黎明,吴瑛.内科护理学[M].7版.北京:人民卫生出版社,2022.
[2]滕皋军,王维.介入放射学[M].5版.北京:人民卫生出版社,2022.

三、乳腺癌患者护理教学查房

查房患者:张××,14床,女,65岁,住院号2032594,诊断为乳腺恶性肿瘤。

查房形式:PPT汇报+现场查体+情景展示。

主持人:护士长。

参加人员:护理部主任、科护士长、护士长、责任护士、实习总带教、各带教老师、实习同学等。

查房流程:

护士长:我们完成了第一、二周教学任务,在第三周确定对14床张××乳腺恶性肿瘤患者进行教学查房,大家在带教老师指导下查阅文献、拓展相关知识;学生通过护理评估,确定患者护理问题及预期目标;针对护理问题由学生主导、老师为辅实施了相应护理措施。

乳腺癌是一种多发于女性的乳腺腺上皮组织的恶性肿瘤,乳腺癌目前是全球女性发病率最高的癌症,同时乳腺癌新发病例增长数和死亡率也位居所有女性癌症前列,乳腺癌是对女性健康威胁比较大的癌症之一。今天我们主要通过14床患者张××的教学查房一起来讨论学习乳腺癌的相关基础知识。下面由病区总带教李护士继续主持。

病区总带教李护士:这次查房我选择的是科室的常见疾病——乳腺癌,希望通过本次查房同学们能够完成以下各项教学目标。

知识目标:①乳腺癌常用的化疗药物(重点)。②掌握乳腺癌化疗后的健康宣教(重点)。

技能目标:了解输液港的维护方法。

素质目标:①尊重并关爱癌症患者心理情况。②了解叙事护理,提高沟通能力。③建立临床护理思维。④保护患者隐私。

病区总带教李护士:本次查房主要从以下6个方面进行。乳腺癌相关知识回顾、病历汇报、现场查体、护理程序成果汇报、知识拓展、查房总结、课后思考。首先进行第一部分,主要通过互动问答的形式对上周业务学习的内容进行回顾,我提出相关问题,由同学进行回答,大家踊跃发言。

(一)相关知识回顾

问题:①乳腺癌的临床表现有哪些? ②确诊乳腺癌的辅助检查有哪些?③乳腺癌发生的高危因素有哪些?

实习生小安:乳腺癌最常见的症状是乳房肿块,表现为乳房触及较硬、形状不规则、边缘不清楚的肿块,大多不伴有疼痛,少数可能出现疼痛,常见部位是外上象限,以及乳头溢液、回缩、疼痛等;皮肤有"橘皮样变"或"酒窝征"的体征。

实习生小孙:我来回答问题"确诊乳腺癌的辅助检查"。确诊乳腺癌的辅助检查有彩超检查、钼靶X射线、核磁共振、活检穿刺4种。彩超检查肿块的大小、形态、边界回声、血流阻力,如果结果显示边界不清,形态不规则,回声不均匀,可进一步用钼靶X射线,适用于40岁以上的女性,可发现肿块钙化。考虑乳腺癌,需保乳及新辅助化疗需要做磁共振。活检穿刺示判断肿瘤良恶性的"金标准"。

实习生小范:老师,我来回答问题"乳腺癌发生的高危因素"。乳腺癌的高危因素有3种。①家族遗传:母亲患有乳腺癌,那么女儿的患癌风险也相对较高,另一种是家族中有乳腺癌患者,其患癌风险也相对较高。②月经因素:初潮年龄早于12岁或绝经年龄晚于50岁。③流产过多,特别是18岁以前多次做过人工流产的女性,也是乳腺癌的高发人群。④过度肥胖、长期过量饮酒、吸烟、高脂肪饮食、长期压力大、睡眠不好、有抑郁情绪等,这些都是乳腺癌的高危因素。

病区总带教李护士:同学们的回答都很正确,也比较全面,相信对上次业务学习的相关内容都有了一定的掌握,接下来进入第二部分,病历汇报。

(二)病历汇报

实习生小安:患者张××,14床,女,65岁。于2023年10月30日以"左乳腺癌术后6年余"为主诉平诊入院。诊疗经过：2017年10月23日行"左乳腺癌改良根治术"，2022年10月08日行静脉输液港置入+颈部淋巴结切除术，术后病理结果符合乳腺浸润性癌转移。化疗4个周期后，复查CT结果回示：肝内多发转移。现出现Ⅳ度骨髓抑制，贫血、粒细胞及血小板减少，给予升白细胞、血小板及改善贫血后好转。在患者动态各项护理评估中，我的困惑主要有以下两点：①输液港的概念及应用范围是什么？②如何判断Ⅳ度骨髓抑制？

通过与老师共同查阅书籍了解到：

1. 完全植入式输液港（TIAP）是一种可植入皮下、长期留置体内的输液装置。TIAP由注射座（又称港体）和硅胶导管两部分组成，为需要长期输液治疗及化疗患者提供可靠的静脉通路，能将各种药物直接输送至中心静脉处，避免高浓度、强刺激性药物刺激外周静脉造成的外周静脉炎、血管硬化，有效防止化疗时药物外渗等原因造成的局部组织坏死。由于是完全植入皮下的装置，体外不暴露任何部件，不需要经常换药和护理，长期留置情况下局部和全身感染率低。此外，患者携带方便，日常活动不受限制，接受药物治疗方便轻松，提高了患者生活质量。

2. Ⅳ度骨髓抑制判定标准：根据世界卫生组织（WHO）标准，血红蛋白低于65 g/L、白细胞计数低于$1.0×10^9$/L或中性粒细胞计数低于$0.5×10^9$/L、血小板计数低于$25×10^9$/L为Ⅳ度骨髓抑制。

3. 乳腺癌患者疾病感知总得分为（49.28±6.92）分。不同受教育程度、职业、家庭月收入的乳腺癌患者疾病感知差异有统计学意义（$P<0.05$）。结论：乳腺癌患者存在着消极疾病感知，患者对于疾病关心、治疗控制、病程的感知最为严重，对于疾病了解的感知相对较轻，其中受教育程度越高、家庭月收入越高的患者消极性疾病感知越少。

（三）现场查体

病区总带教李护士：接下来进行床旁现场查体，由实习生小方和小李共同完成，查体主要从两个方面进行。

实习生小方：常规查体结果如下。患者神志清，精神好，自主体位，普通饮食，睡眠及大小便正常，心理状况良好，生命体征平稳，体温36.4 ℃，心率78 次/min，呼吸18 次/min，血压99/61 mmHg，右胸壁输液港固定好，穿刺处无红肿及渗出，四肢活动可。

实习生小李：专科查体结果如下。左乳腺缺如，左胸壁呈乳腺癌根治术后观，左胸壁可见一陈旧性手术切口瘢痕，长约10 cm，右乳正常。

 （四）护理程序成果汇报

病区总带教李护士：刚才完成了床旁查体及护理问题评估、护理措施落实情况，接下来进入今天查房汇报的第四部分。

前期带领同学们进行护理评估、列出护理诊断；提出护理目标，并针对性地对患者进行各项护理措施的落实。现在，大家结合患者目前病情、查体结果及护理评估，对该患者的整体护理过程按照护理程序逐个进行汇报。

实习生小安：

护理诊断：Ⅳ度骨髓抑制。

护理目标：贫血得到纠正，白细胞、粒细胞、血小板升高，活动耐力增加，食欲增加。

护理措施：每日2次房间消毒，每次30 min。房间内墙面、桌面、地面每日用含氯的消毒液擦拭。保持室内适当的湿度。保持床单位清洁，整齐，定时更换。限制家属探视，做好家属的解释工作。护士应严格无菌技术操作，严格手卫生。监测血常规情况，遵医嘱用药，随时观察有无出血倾向，包括牙龈、鼻腔、皮下瘀斑、血尿或便血等。嘱患者减少活动，防止意外的伤害，必要时绝对卧床休息。嘱患者保持良好的生活习惯，用软毛牙刷刷牙，积极治疗口腔溃疡，嘱患者饭后睡前漱口，不用手挖鼻孔。

护理评价：患者血常规各项指标已明显上升，日常活动量较前增多，饮食较前好转，我也学会了Ⅳ度骨髓移植的判断标准。

实习生小孙：

护理诊断：有导管滑脱、堵塞及感染的风险。

护理目标：导管无滑脱、堵塞及感染，未发生相关并发症。

护理措施：妥善固定导管，呈"S"形或"U"形，每日检查管道有效二次固定，评估输液港周围皮肤情况并记录，贴膜出现卷边、出汗、渗液、渗血及时更换。拔针后3 d穿刺点无菌敷贴覆盖。无损伤针穿刺时应严格按照无菌技术要求操作，正确冲封管，评估留置导管的必要性，尽早拔除导管。使用输液港期间，每7 d规范维护1次，治疗间歇期每28 d维护一次。患者洗澡或擦身时注意对导管的保护，不要把导管放入水中，床上活动或下床活动时，避免压迫、折叠、牵拉管道，防止管路滑脱，保持穿刺处皮肤清洁、干燥。

加强健康教育,提高患者的依从性。

护理评价:通过这次跟患者的交流沟通,该患者在住院期间没有发生导管相关并发症,通过给患者的指导,我也掌握了留置输液港的重要性,知晓了带港期间的护理要点。

实习生小杨:

护理诊断:"营养失调",与化疗后食欲减退有关。

护理目标:营养状态改善,食欲增加。

护理措施:向患者讲述合理饮食的重要性,鼓励患者进食,适当活动,增加营养物质的代谢,增加食欲。根据病情给予营养丰富的清淡饮食,少量多餐,多饮水,必要时遵医嘱提供胃肠外营养,提供良好的就餐环境。监测和记录患者的检验结果和进食量,遵医嘱用药,对症支持治疗。

护理评价:患者进食量较前增加,营养状态改善,我掌握了患者针对性的饮食宣教。

◀ (五)知识拓展

病区总带教李护士:感谢同学们的汇报,今天我们对乳腺癌这个疾病进行了查房,在乳腺癌的化疗中输液港有着非常重要的意义,它可以保护患者的外周血管,下面请实习生小张给大家展示输液港的维护。

实习生小张:首先,物品准备齐全,告知患者操作的目的、方法及配合要点,取舒适卧位,暴露输液港部位皮肤,观察局部皮肤情况,评估输液港座有无翻转、移位。卫生手消毒,打开换药包,戴手套,铺无菌区域,准备消毒棉球(留干棉球1~2个),脱手套,洗手,分别倒75%酒精及0.2%吉尔碘于棉球上,将无损伤针、无菌透明敷料、输液接头、预充式导管冲洗器10 mL 1支放入无菌区。戴手套,75%酒精以输液港注射座圆心为中心,按顺→逆→顺消毒,面积直径大于15 cm,待干。同法0.2%吉尔碘消毒,待干。预充式导管冲洗器连接输液接头及无损伤针并排气,用一手触诊找到注射座位置,确定注射座边缘,拇指、示指和中指呈三角形固定注射座,将输液港拱起(不要过度绷紧皮肤),另一手持无损伤针自三指中心处垂直刺入穿刺,直达底部,有触底感即停止,抽回血,脉冲式冲洗导管,夹闭小夹子。无损伤针下按需垫无菌纱布避免皮肤受压,以穿刺点为中心无张力粘贴透明敷料。

◀ (六)查房总结

护士长总结:本次查房,围绕患者乳腺癌的术后护理展开教学查房,模式采用以学生为中心的教学方式,由学生提出问题,积极查找资料,寻求答案,激发了护生极大的热情和兴趣,变被动为主动,积极性被充分调动,能培养学生独立思考问题、分析问题、解决问题的能力,同学们汇报得都很好,在整个查房过程中的付出都是值得肯定的。整个查房课堂气氛活跃,需要大家注意的一点是:护理程序是一个持续、动态的过程,在执行护理程序的同时,会出现新的护理问题,这时我们就需要重新评估及时修正新的护理计划。

护理部总结:通过这次的教学查房实习护生能应用自己所学理论知识主动发现问题、解决问题,并能学以致用。强调的一点,护理工作不仅仅是为患者提供治疗和护理,更需要关注患者的心理和社会需求。这就需要我们不断地学习和提高自己的护理技能水平和理论知识,能更好地为患者解决问题。谢谢!

◆　**参考文献**　◆

中国抗癌协会乳腺癌专业委员会,中华医学会肿瘤学分会乳腺肿瘤学组,邵志敏.中国抗癌协会乳腺癌诊治指南与规范(2024 年版)［J］.中国癌症杂志,2023,33(12):1092-1186.

四、颅脑肿瘤患者护理教学查房

查房患者:吴××,女,59 岁,住院号 8201737,诊断为后颅窝脑膜瘤。

查房形式:PPT 汇报+现场查体+情景展示。

主持人:护士长。

参加人员:护理部主任、科护士长、护士长、责任护士、病区总带教、各带教老师、实习同学等。

查房流程:

护士长:我们完成了第一、二周教学任务,在第三周确定对 57 床吴×× 后颅窝脑膜瘤患者进行教学查房,大家在带教老师指导下查阅文献、拓展相关知识;学生通过护理评估,确定患者护理问题及预期目标;针对护理问题由学生主导、老师为辅实施了相应护理措施。

脑瘤是颅内肿瘤的俗称，颅内肿瘤是指发生于颅腔内部的神经系统肿瘤，包括起源于神经上皮组织、脑膜、生殖细胞、外周神经等的原发性肿瘤，以及自其他系统颅内转移而来的继发性肿瘤，多见于20～50岁群体。脑瘤主要治疗手段为手术治疗，但绝大多数胶质瘤等恶性肿瘤呈浸润性生长，手术难以全部切除，且术后易复发，术后需行放射治疗。国家数据统计平台统计2020年中国新发脑瘤病例为8.0万人，死亡约6.5万人。现今，在脑瘤治疗中，立体定位放疗应用普遍，能够显著减轻患者病情，取得良好的治疗效果。那么颅内肿瘤患者有哪些临床表现呢？今天我们主要通过57床患者吴××的教学查房一起来讨论学习颅脑肿瘤的相关基础知识。下面由病区总带教宋护士继续主持。

病区总带教宋护士：这次查房我们选择的是科室的常见的疾病——颅脑肿瘤，希望通过本次查房同学们能够完成以下各项教学目标。

知识目标：①熟悉颅脑肿瘤放射治疗的并发症及其护理措施（难点）。②掌握颅脑肿瘤的护理常规（重点）。

技能目标：①颅脑肿瘤患者的体格检查。②掌握放疗期间不良反应的观察。

素质目标：①尊重并关爱癌症患者心理情况。②了解叙事护理，提高沟通能力。③保护患者隐私。④建立临床护理思维。

病区总带教宋护士：本次查房主要从以下6个方面进行。颅脑肿瘤相关知识回顾、病历汇报、现场查体、护理程序成果汇报、知识拓展、查房总结。首先进行第一部分，主要通过互动问答的形式对上周业务学习的内容进行回顾，我提出相关问题，由同学进行回答，大家踊跃发言。

◀（一）相关知识回顾

问题：①颅脑肿瘤发生的危险因素有哪些？②颅脑肿瘤的临床表现有哪些？③确诊颅脑肿瘤的辅助检查有哪些？

实习生小张：接触神经系统致癌物、遗传、过敏性疾病、病毒感染、免疫力低下、胚胎残余等这些都是颅脑肿瘤的发病危险因素。

实习生小高：在跟带教老师日常工作及结合在业务学习中学到的知识对问题"颅脑肿瘤的临床表现"进行总结回答。颅脑肿瘤最常见的症状是头痛，以颅内压增高时常见，晨起时更为明显，并伴有呕吐，呈突然喷射，多在剧烈头痛时发生，呕吐后头痛减轻。其次是定位功能异常和精神异常，会出现意识模糊或昏迷,由肿瘤直接刺激、压迫和破坏脑神经引起。同时由于肿瘤组织刺激脑组织而出现癫痫发作,发病率高达30%~50%。

实习生小李:确诊颅脑肿瘤的辅助检查有脑部 CT 检查、脑部 MRI 检查、病理检查。颅脑肿瘤的诊断通常需要通过影像学检查来确定,MRI 具有高敏性和特异性,能够提供更清晰的脑部结构图像,因此 MRI 检查为首选,其次是强化 CT 扫描。还可通过腰部穿刺获取脑脊液进行检测是否有肿瘤分泌物质或恶性肿瘤细胞。

病区总带教宋护士:同学们的回答比较全面,接下来进入今天的第二部分,病历汇报。

(二)病历汇报

实习生小陈:患者吴××,57 床,女,59 岁,以"后颅窝孤立性纤维瘤术后1 年余,癫痫发作 30 min"为主诉急诊入院。患者入院后各项评估均在正常范围,无疼痛,自理能力轻度依赖,无压疮,跌倒低风险,无过敏史,既往有高血压病史 5 年余,2024 年 5 月先后行"脑动脉瘤夹闭术""颅内占位切除术"。复查头颅增强磁共振提示:后颅窝内脑膜瘤术后复发并窦汇受侵。30 min前突发右侧肢体抽搐,无意识丧失,5 min 后自行缓解。急诊来院,入院完善相关检查,检验结果未见明显异常,后行颅脑占位局部放射治疗,然后给予"贝伐珠单抗注射液 +替莫唑胺"药物应用。目前症状:神志清,精神差,主动卧位,饮食及睡眠好,大小便正常,头晕。在给予患者动态各项护理评估,相应的措施实施过程中,有以下 2 点困惑:①患者行脑部局部放射治疗如何进行定位? ②脑部放射治疗的适应证有哪些?

病区总带教宋护士:①患者行脑部局部放射治疗定位采取舒适固定的体位,在 CT 模拟下进行定位,确保标记点靠近靶区,体中线与矢状位激光线重合,并利用横断面激光线使标记点位于同一层。②脑部放射治疗的适应证有:颅内<3.5 cm 占位性病变;颅内病变手术无法切除或无法耐受手术者;手术后残留或术后、放疗后复发者;不愿手术治疗的患者;良性肿瘤不适合手术者;三叉神经痛等;动静脉畸形等血管性疾病。

(三)现场查体

病区总带教宋护士:由实习同学小张和小高共同完成查体,请各位至患者床旁。

实习生小张:常规查体结果如下。生命体征:T 36.5 ℃ ,P 75 次/min ,R

20 次/min，BP 123/85 mmHg，疼痛 0 分，四肢肌力、肌张力正常，双膝腱反射正常。

实习生小高：专科查体结果如下。①观察有无头痛、恶心、呕吐，血压有无变化。②放疗局部皮肤情况：头部穿刺处皮肤无红肿，无渗液，目前每天一次局部消毒，防止感染。

（四）护理程序成果汇报

病区总带教宋护士：刚才完成了床旁查体及护理问题评估和护理措施落实情况，接下来进入今天查房汇报的第四部分。

根据患者的现状，前期带领同学们进行护理评估、列出护理诊断，提出护理目标，针对性地对患者进行各项护理措施的落实，大家结合患者目前病情，查体结果及护理评估，对该患者的整体护理过程按照护理程序逐个进行汇报。

实习生小苏：

护理诊断：放射性脑水肿。

护理目标：头晕症状减轻。

护理措施：告知患者相关影响因素，避免环境刺激，促进患者舒适；密切观察患者头晕的频率、持续时间及伴随症状，卧床休息，必要时协助生活护理；加强巡视，日常交班时做好查看和交接；给予脱水降颅压药物应用，以缓解头晕症状。

护理评价：通过这次跟患者的交流沟通，该患者在住院期间头晕症状减轻，通过给患者的指导，我也掌握了颅脑肿瘤患者放疗后出现脑部水肿症状的护理注意事项。

实习生小陈：

护理诊断："自理能力下降"，与患者活动耐受性降低有关。

护理计划：自理能力改善达到轻度依赖。

护理实施：指导患者进行渐进性的锻炼，同时也针对患者实际情况，制定个性化的锻炼方案。鼓励指导患者逐步完成生活自理活动，通过反复多次的指导，帮助患者鼓励重建信心；根据患者能力和医生的建议，制订适当的活动计划。

护理评价：经过我们给她制定个性化的锻炼方案，根据患者病情变化，适时调整护理措施，患者平衡和耐力有了一定的提高。

实习生小李：

护理诊断："焦虑"，与担心疾病预后有关。

护理计划:患者焦虑症状减轻,积极配合治疗。

护理实施:做好心理护理,多和患者交流,及时了解患者需求;为缓解患者的不良情绪,我每天下午抽出时间陪患者,试着运用老师教我的"叙事护理"的方法鼓励她倾诉内心的焦虑,关心理解患者,耐心解答患者提出的问题;告诉患者她的病情发现的较早,结果也是很好的,在科室进行健康宣教小课堂时,我鼓励她参与其中,让她能够及时倾诉自身的一些困惑和难言之隐,得到相应的健康教育和及时的心理疏导,以及患者之间的相互鼓励和支持,使得患者有一种认同感和归属感;向患者及家属讲解疾病相关知识;做好家属沟通,支持鼓励陪伴患者;引导她与其他患者之间多交流,让家属也对患者的心理进行安抚;向患者讲解康复成功案例,排除患者心中顾虑,增加康复信心。

护理评价:患者焦虑心理症状较前缓解,交谈中患者面部有了笑容。

实习生小冉:

护理诊断:"潜在并发症",癫痫发作、嗜睡综合征。

护理计划:住院治疗期间未出现癫痫、嗜睡等并发症。

护理实施:检测患者生命体征、意识水平和活动能力等情况,评估癫痫及嗜睡的程度;给予抗癫痫药物应用,观察用药的疗效和不良反应;鼓励患者进行适量的活动,以促进血液循环和提高精神状态;教会患者及家属如何识别和应对癫痫发作及嗜睡的症状;给予患者心理支持和鼓励,帮助患者保持积极心态,应对治疗带来的挑战。

护理评价:患者并未发生并发症。

 (五)知识拓展

1.癫痫发作相关知识

病区总带教宋护士:感谢同学们的汇报,大多数颅脑肿瘤的症状严重程度和表现形式取决于肿瘤的大小、位置、类型和生长速度,今天查房的患者主要存在的是癫痫发作症状,这类患者应做好预防措施避免二次伤害,给予药物预防性用药,加强安全防护,下面请实习生小张给大家普及癫痫发作相关知识。

实习生小张:癫痫发作时,应将患者放至床上或平地面上,取头低侧卧位或平卧位,头偏向一侧,头部放置软枕,预防舌咬伤。

观察法:观察患者意识、瞳孔、癫痫发作持续时间、发作后恢复的速度和质量。

触诊法：检查患者是否有义齿及异物。

2. 思考问题

病区总带教宋护士：今天查房同学们进行了汇报和演示，接下来有两道课后作业留给大家。①头部伽玛刀禁忌证有哪些？②颅脑肿瘤患者局部放射治疗前后的健康宣教有哪些？

◀ (六) 查房总结

护士长总结：本次查房，围绕颅脑肿瘤患者局部放疗护理展开教学查房，采用以学生为中心的教学方式，学生提出问题，查找资料，寻求答案，激发了护生极大的热情和兴趣，变被动为主动，培养学生独立思考问题、分析问题、解决问题的能力，同学们汇报得都很好，在整个查房过程中的付出都是值得肯定的。整个查房课堂气氛活跃，需要大家注意的一点是：护理程序是一个持续、动态的过程，在执行护理程序的同时，会出现新的护理问题，这时我们就需要重新评估及时修正新的护理计划。

护理部总结：通过这次的教学查房实习护生能应用自己所学理论知识主动发现问题、解决问题，并能学以致用。强调的一点，护理工作不仅仅是为患者提供治疗和护理，更需要关注患者的心理和社会需求。这就需要我们不断地学习和提高自己的护理技能水平和理论知识，能更好地为患者解决问题，谢谢！

◇ 参考文献 ◇

[1] 中国疾病预防控制中心，慢性非传染性疾病预防控制中心，国家卫生健康委统计信息中心编著. 中国死因监测数据集 2019[M]. 北京：中国科学技术出版社，2020.

[2] 吴徐超，朱国华，李彦东，等. 新疆单中心 4 645 例成人颅内肿瘤流行病学分析[J]. 中国神经精神疾病杂志，2022，48(10)：577-581.

[3] 狄恒丹. 叙事护理对改善脑肿瘤患者负性情绪和生存质量的研究[J]. 护理与康复，2022(2)：21.

[4] 张莲芳，彭翠清，马廉亭. 癫痫持续状态的急救和护理[J]. 中国临床神经外科杂志，2023，28(4)：279-280.

第十章

疼痛医学中心护理教学查房

实习生在疼痛医学中心轮转四周，根据教学计划开展带教工作，第一周学习计划为各规章制度、基础护理及操作技能；第二周主要是讲解专科疾病及相应疾病专科护理评估并根据评估结果确定护理问题、制定护理措施并给予实施，如带状疱疹、腰椎间盘突出症等疾病的评估及护理措施落实。通过访谈形式了解学生对专科知识掌握情况、对教学查房的理解程度。

一、带状疱疹患者护理教学查房

查房患者：张××，女，66岁，住院号8176510，诊断为带状疱疹神经痛。

查房形式：PPT汇报+现场查体+情景展示。

主持人：护士长。

参加人员：护士长、教育护士、带教老师、实习同学等。

查房流程：

护士长：我们完成了第一、二周教学任务，在第三周选定带状疱疹神经痛患者张××进行教学查房，在老师指导下，大家查阅了文献，拓展了相关知识；学生通过护理评估，确定了护理问题，整个过程由学生主导、老师为辅实施护理措施。

我国≥50岁人群带状疱疹发病率为(2.9～5.8)/1 000人年，>80岁人群发病率高达8.55/1 000人年，且老年带状疱疹年发病率还在逐年增加。此外，带状疱疹的终生罹患风险在普通人群为20%～30%，亦随着年龄增长而增加，85岁时高达50%。带状疱疹后神经痛(PHN)发生率也随年龄增长而增高，有研究显示我国带状疱疹患者中PHN发生率为18.8%，>75岁PHN达31.7%。在我们科室实习期间你们也见到几例带状疱疹患者，今天我们主要通过对患者张××的教学查房来学习带状疱疹的相关知识及护理要点。下面由病区总带教樊护士继续主持。

病区总带教樊护士：带状疱疹在我们科非常常见，希望通过本次教学查房同学们能够完成以下教学目标。

知识目标：①掌握带状疱疹的临床表现及用药管理（难点）。②带状疱疹的护理常规（重点）。

技能目标：①带状疱疹的体格检查。②能准确进行疼痛评估。

素质目标：①了解带状疱疹患者情绪变化，及时给予关心。②初步了解叙事护理，提高共情能力。③查体时注意保护患者隐私。

病区总带教樊护士：本次查房主要从以下5个方面进行。带状疱疹相关知识回顾、实习生病历汇报、现场查体、护理程序成果汇报、查房总结。首先进行第一部分，主要通过互动问答的形式对带状疱疹相关知识进行回顾，我提出相关问题，由同学进行回答，大家踊跃发言。

 （一）相关知识回顾

问题：①带状疱疹的典型皮损表现有哪些？②带状疱疹的一线用药有哪些？③带状疱疹后遗神经痛的概念是什么？④带状疱疹的传播途径有哪些？

实习生小张：带状疱疹典型皮损表现为沿皮节单侧分布的成簇性水疱伴疼痛。患处先出现潮红斑，很快出现粟粒至黄豆大小丘疹，成簇状分布，继而变为水疱，疱壁发亮，疱液澄清，外周有红晕。皮损沿受损神经区域呈带状排列，多发生在身体的一侧，一般不超过正中线。病程一般 2 ~3 周，老年人为 3 ~ 4 周。水疱干涸、结痂脱落后留有暂时性淡红斑或色素沉着。

实习生小赵：带状疱疹的一线用药有普瑞巴林、加巴喷丁、阿米替林、5% 利多卡因贴剂。其中咱们科给患者开的比较多的是加巴喷丁，这个药会引起头晕、嗜睡的不良反应。

实习生小袁：带状疱疹后遗痛是皮疹后持续超过 90 d 的疼痛。

实习生小肖：可经飞沫和（或）接触传播，病毒经上呼吸道或睑结膜侵入人体。

病区总带教樊护士：你们的回答非常全面，接下来进入今天的第二部分，病历汇报。

 （二）病历汇报

实习生小肖：患者张××，15 床，女，66 岁，以"右上肢内侧、右胸壁疼痛

5 d"为主诉入院,患者 5 d 前无明显诱因出现右上肢内侧、右胸壁疼痛,呈跳痛,而后右肘关节内侧出现红斑、水疱,上覆大小不一水疱,呈单侧带状分布,疼痛间断性发作,疼痛呈跳痛,严重影响日常生活,既往有高血压病史,无过敏史。入院后疼痛评估为 6 分,自理能力无依赖,无压疮和跌倒风险。诊疗经过给予药饼灸、超激光等物理治疗;给予加巴喷丁胶囊镇痛,甲钴胺片营养神经,泛昔洛韦片抗病毒等治疗;并给予患者针灸、中药塌渍(炒王不留行籽粉碎后与香油混合)等中医治疗。

 (三)现场查体

病区总带教樊护士:接下来进行床旁现场查体,由实习同学小赵完成,我们一起去患者床旁。

实习生小赵:常规查体结果如下。患者神志清,精神可,自主体位,普通饮食,大小便正常。生命体征:T 36.3 ℃,P 74 次/min,R 17 次/min,疼痛评分 6 分。

专科查体结果如下。①观察疱疹区皮肤情况:右侧肘关节内侧见成簇水疱,部分结痂。②评估患者疼痛性质、发作时间:间歇性跳痛,发作时间不定,发作时疼痛 6 分。③观察患者疼痛敏感性:右上肢内侧触痛阳性,右胸前触痛弱阳性。

 (四)护理程序成果汇报

教育护士樊护士:刚才完成了床旁查体,接下来进入今天查房汇报的第四部分。

前期带领同学们进行护理评估、提出护理诊断,确定护理目标,并有针对性地对患者进行各项护理措施的落实,大家结合患者目前病情、查体结果及护理评估,对该患者护理过程按照护理程序逐个进行汇报。

实习生小张:

护理诊断:"疼痛",与疾病引起的神经损伤有关。

护理目标:疼痛减轻,降至轻度疼痛。

护理实施:①遵医嘱用药。每天定时发放药物,及时查看有无不良反应。②每天观察评估记录疼痛的性质、部位、程度;观察患者疼痛部位是否缩小,疼痛程度是否减轻。③减少对疼痛的应激因素:指导患者穿宽大衣物,防止衣服过小摩擦患处增加疼痛,同时也可通过调整体位或用无菌纱布覆盖患处以减轻疼痛。④科室有书籍、棋类等可以分散或转移患者对疼痛的注意力。

护理评价:患者疼痛得到缓解,目前评估患者为间歇性跳痛、疼痛评分为 2~3 分。

实习生小肖:

护理诊断:"皮肤完整性受损",与疾病引起的皮肤破溃有关。

护理目标:破损皮肤结痂,然后愈合。

护理实施:①局部治疗,中药塌渍,每日一次,红外线治疗、超激光治疗。②多休息,给予清淡饮食、易消化饮食和充足的水分,禁油腻、辛辣刺激食物。③保持床单清洁干净、勤换衣服、穿柔软的衣服,减少摩擦。以防皮肤进一步破溃。

护理评价:实施皮肤护理 4 d 后右侧肘关节内侧成簇水疱部分结痂,未见新发水疱。

实习生小袁:

护理诊断:"睡眠形态紊乱",与患者疼痛有关。

护理目标:患者睡眠质量改善,每晚能睡眠 6 h 左右。

护理实施:①减轻患者的疼痛。②给患者创造安静、舒适的睡眠环境,所有治疗白天完成,夜间减少刺激。③避免饮咖啡和浓茶,20:00 之后不再喝水。④必要时给予助眠和抗焦虑药物应用。

护理评价:经过护理,患者睡眠得到很大改善,夜间清醒次数减少,睡眠时间延长,基本达到护理目标。

实习生小赵:

护理诊断:"焦虑",与疼痛反复、频繁发作有关。

护理目标:患者焦虑缓解,心理状况良好。

护理实施:①关心患者,多陪伴,介绍疾病治疗相关知识。②给患者讲解带状疱疹治疗及恢复的相关知识,介绍治疗目的及注意事项,介绍治疗成功案例,增加患者战胜疾病的信心,提高患者的依从性。③多巡视患者,进行话疗,允许患者表达各种情绪,同时给予安慰及疏导,使患者感到温暖;利用科室书籍和棋类以及音乐,分散注意力;告知家属多陪伴鼓励患者。④让病房治疗效果疗效好的带状疱疹患者与患者及家属进行交流,提升患者治疗信心。

护理评价:患者焦虑情况缓解,对战胜疾病有信心。

（五）查房总结

护士长总结:本次查房,围绕者带状疱疹患者的护理展开教学查房,模式采用以学生为中心的教学方式,由学生提出问题,积极查找资料,寻求答案,激发了同学们的热情和兴趣,变被动为主动,培养学生独立思考问题、分析问题、解决问题的能力,同学们汇报得都很好,在整个查房过程中的付出都是值得肯定的。整个查房气氛活跃,护理程序是一个持续、动态的过程,在按护理程序护理患者的同时,注意患者会出现新的护理问题,这时我们就需要重新评估及时修正新的护理计划。

◇　**参考文献**　◇

[1]中华医学杂志社皮肤科慢病能力提升项目专家组,中国医师协会疼痛科医师分会,国家远程医疗与互联网医学中心皮肤科专委会.带状疱疹相关性疼痛全程管理专家共识[J].中华皮肤科杂志,2021,54(10):841-846.

[2]中华医学会皮肤性病学分会,中国康复医学会皮肤病康复专业委员会,中国中西医结合学会皮肤性病学分会,等.老年带状疱疹诊疗专家共识[J].中华皮肤科杂志,2023,56(2):97-104.

二、腰椎间盘突出症患者护理教学查房

查房患者:许××,男,69 住院号 8159820,诊断为腰椎间盘突出症。

查房形式:PPT 汇报+现场查体+情景展示。

主持人:护士长。

参加人员:护士长、带教老师、实习生。

查房流程:

护士长:我们完成了第一、二周教学任务,第三周选择许××腰椎间盘突出患者进行教学查房,大家在带教老师指导下查阅文献、进行相关知识拓展;学生通过护理评估,确定护理问题及护理目标;针对护理问题以学生为主、老师为辅的方法实施护理措施,学生自行评价落实效果后带教老师给予评价及指导。

　　腰椎间盘突出症指腰椎间盘部分组织局部性移位超过椎间盘的正常边缘，突出的组织可以是软骨终板、纤维环、髓核，或是它们的任意组合，但并不一定引起临床症状。当突出的腰椎间盘组织导致对应的神经支配区域出现无力、麻木、疼痛及功能障碍等临床表现时，称为腰椎间盘突出症。这个疾病在我们科室很常见，今天主要通过患者许××的护理查房，来学习腰椎间盘突出症的相关知识及护理要点，下面由病区总带教樊护士继续主持。

　　病区总带教樊护士：这次查房我选择的是科室的常见疾病——腰椎间盘突出症，希望通过本次查房同学们能够完成以下各项教学目标。

　　知识目标：①掌握腰椎间盘突出症术后的护理常规（重点）。②掌握腰椎间盘突出症患者运动训练方法（难点）。

　　技能目标：①了解腰椎间盘突出症专科查体的方法及判断要点。②掌握腰椎间盘突出症运动训练方法。

　　素质目标：①建立临床护理思维。②提高与患者沟通能力。

　　病区总带教樊护士：本次查房主要从以下6个方面进行。腰椎间盘突出症相关知识回顾、病历汇报、现场查体、护理程序成果汇报、知识拓展、查房总结。首先进行第一部分，主要通过互动问答的形式对上周业务学习的内容进行回顾，我提出相关问题，由同学进行回答，大家踊跃发言。

◀ （一）相关知识回顾

　　问题：①腰椎间盘突出症的临床表现有哪些？②确诊腰椎间盘突出症的辅助检查有哪些？③腰椎间盘突出症发生的高危因素有哪些？

　　实习生小张：腰椎间盘突出症最常见表现如下。①腰痛：疼痛范围主要是在下腰部及腰骶部，多为持久性钝痛。②下肢放射痛：一侧下肢坐骨神经区域放射痛是本病的主要症状，多为刺痛。典型表现为从下腰部向臀部、大腿后方、小腿外侧直至足部的放射痛，伴麻木感。多为单侧疼痛。中央型腰椎间盘突出症可有双侧坐骨神经痛，咳嗽、打喷嚏时因腹压增高，疼痛加剧。高位椎间盘突出时，可出现大腿前内侧或腹股沟区疼痛。③马尾综合征：如果突出的髓核或脱垂的椎间盘组织压迫马尾神经，出现双下肢及会阴部疼痛、感觉减退或麻木，甚至大小便功能障碍。

　　实习生小殷：确诊腰椎间盘突出症的辅助检查有专科查体、腰椎 X 射线、腰椎 MRI 检查。专科查体：患者会有局部压痛及叩击痛阳性。直腿抬高试验阳性、"4"字征阳性等表现。MRI提示:相应阶段腰椎椎间盘突出。

实习生小董:腰椎间盘突出症的高危因素有4种,一是久坐、负重和弯腰等不良行为习惯与姿势。二是腰椎退行性改变,随着年龄增长,椎间盘髓核组织含水量下降,弹性降低,椎间盘开始缩小,椎体间隙变窄,这种自然老化的过程使得椎间盘更容易突出。三是肥胖,肥胖会增加腰椎间盘压力。四是过度劳损。

病区总带教樊护士:同学们的回答比较全面,相信对上次业务学习的相关内容都有了一定的掌握,接下来进入今天的第二部分,病历汇报。

 (二)病历汇报

实习生小张:患者许××,男,69岁。以"腰部疼痛伴双下肢酸困不适4 d"为主诉,入院。患者自诉4 d前无明显诱因出现腰部疼痛,向双下肢放射,左臀部大腿后侧酸困,休息后稍减轻,活动后疼痛加重。入院疼痛评分5分,跌倒高风险,自理能力无依赖,无压力性损伤风险,既往"高血压"30年,口服"替米沙坦片和比索洛尔片,未规律监测血压。13年前在当地医院行"二尖瓣成形术";15年前行"胆囊切除术";"冠心病"1年;"脑梗死"半年,口服"阿司匹林肠溶片、阿托伐他汀钙片"。完善检查腰椎X射线检查:腰1、2椎体向后Ⅰ度滑脱;腰1/2、2/3、4/5椎间盘变性。腰椎CT示:腰椎管狭窄,腰椎多阶段椎间盘突出。颈部动脉血管彩超提示双侧颈动脉内-中膜增厚并多发斑块,右侧锁骨下动脉斑块。诊疗经过:完善相关检查后,给予超声波、微波等物理治疗以促进局部血液循环,消炎镇痛;中药封包、砭石灸、针灸等,辅助中医传统治疗行气活血、消炎镇痛。

 (三)现场查体

病区总带教樊护士:接下来进行床旁现场查体,由实习生小张和小董共同完成,请各位到患者床旁。

实习生小张:常规查体结果如下。患者神志清,精神可,T 36.3 ℃,P 66次/min,R 20次/min,BP 137/84 mmHg。

实习生小董:专科查体结果如下。①臀部有压痛。双下肢直腿抬高试验阳性。②通过评估,患者现疼痛:2分。

 (四)护理程序成果汇报

病区总带教樊护士:刚才完成了床旁查体,接下来进入今天查房汇报的

第四部分。

前期带领同学们进行护理评估、列出护理诊断，提出护理目标，并针对性地对患者进行各项护理措施的落实，现在，大家结合患者目前病情、查体结果及护理评估，对该患者的整体护理过程按照护理程序逐个进行汇报。

实习生小张：

护理诊断：疼痛。

护理目标：患者疼痛减轻，不影响日常生活。

护理实施：尽可能减少应激因素，调整减轻疼痛的体位，避免压迫。遵医嘱实施各种治疗并及时评价患者治疗感受。利用科室书籍、棋类或者交流谈话等分散或转移患者对疼痛的注意力。

护理评价：患者疼痛较前缓解，疼痛由 5 分降至目前 2 分，配合各项治疗，平时交谈中面部有了笑容。

实习生小董：

护理诊断：有跌倒的风险。

护理目标：患者住院期间无跌倒发生。

实施措施：家属 24 h 有效留陪。穿防滑的鞋，不穿拖鞋。保持房间光线适宜，通道畅通，床尾摇把及时收回，保持地面整洁、干燥、无积水。教会患者正确使用卫生间安全扶手及紧急情况按呼叫器。加强巡视，床尾悬挂防跌倒标识。向患者及家属宣教跌倒相关知识。告知患者及家属患者本人跌倒的风险点具体是什么，怎么样防范。如一旦发生患者下肢无力，不能行走站立，应立即手扶墙壁或牢固的物体，就势坐下，避免跌倒造成伤害。

护理评价：患者住院期间无跌倒发生。

实习生小殷：

护理诊断："舒适度减弱"，与患者因疼痛至被动体位有关。

护理目标：患者舒适度一周内得到改善，可自由改变体位。

护理实施：指导患者保持舒适体位。遵医嘱实施各种治疗，并关注患者治疗后疼痛改善情况。询问患者日常有无腰部不良姿势，如久坐、腰部长期负重等，患者久坐较多，指导患者间断站起，避免椎间盘长时间受压。给予腰部肌肉力量训练指导。

护理评价：患者 4 d 后疼痛明显减轻，降至 2 分，体位改变不受影响；1 周左右掌握了腰部及膝关节相应肌群训练，为后期康复打下了基础。

实习生小董：

护理诊断：知识缺乏。

护理目标：让患者熟知腰椎间盘突出症的病因及如何预防。

护理实施：对患者进行健康指导和对相关知识的讲解，为患者提供学习资料（科室的宣教彩页、每月 2 次的健康宣教等）。了解患者对疾病和未来生活方式的顾虑，针对顾虑给予解释或相应功能康复指导。

护理评价：通过这次跟患者的交流沟通，该患者在住院 1 周内知晓了腰椎间盘突出症的病因及预防措施，能自己说出发病原因（不良姿势等）及以后自己要注意的地方。

（五）知识拓展

1. 腰椎间盘突出症康复运动锻炼演示

病区总带教樊护士：感谢同学们的汇报，腰椎间盘突出症疼痛急性期给予治疗后，进入恢复期，我们需要指导患者进行功能康复运动锻炼，下面请实习生小张给大家演示腰椎间盘突出症功能锻炼的动作。

实习生小张：第一个动作腰腹结合。准备动作：取仰卧位，膝盖弯曲，双脚平放，动作要领：深呼吸，呼气时将一侧膝盖慢慢抬起靠近胸前，保持 5 ~ 10 s 后放下；换另一侧，同样保持 5 ~ 10 s。

第二个动作臀桥。准备动作：取仰卧位，蜷膝，双脚分开，与髋关节同宽，双脚踩于床板。动作要领：深呼吸，呼气时，将臀部慢慢抬起直到肩、臀和膝在同一水平线上，吸气时，将臀部放回床板，重复 8 ~ 12 次。

第三个动作婴儿式伸展。准备动作：跪在地板，手放在肩膀下，膝盖在臀部正下方。动作要领：开始慢慢将臀部后移，最终底部靠在脚后跟上，保持 5 ~ 10 s，注意保持脊柱的自然曲线。

2. 思考问题

病区总带教樊护士：今天查房同学们进行了汇报和演示，接下来有两道课后作业留给大家。①腰椎间盘疼痛神经阻滞治疗后的护理要点有哪些？②腰椎间盘突出症患者出院健康教育内容有哪些？

（六）查房总结

护士长总结：本次教学查房，围绕腰椎间盘突出症展开，采用以学生为中心的教学方式，由学生提出问题，积极查找资料，寻求最佳护理措施，激发了护生极大的热情和兴趣，实施过程中老师及时给予纠正及指导，学生积极性被充分调动。而且通过六大护理程序的应用,提升了学生们思考问题、分析问题、解决问题的能力。同学们汇报得都很好,在整个查房过程中的付出都是值得肯定的。但护理程序是一个持续、动态的过程,在实施护理程序的过程中,会出现新的护理问题,这时我们就需要重新评估及时修正新的护理计划。

参考文献

[1]卓蕾菁,陈聪慧.快速康复护理对腰椎间盘突出症患者术后并发症及肢体功能的影响[J].国际护理学杂志,2022,41(22):4153-4156.

[2]赵苏丹,郭运岭,许莉,等.辨证施护对保守治疗腰椎间盘突出症患者病情恢复及护理满意度的影响[J].西部中医药,2023,36(4):126-129.

[3]蒋佩龙,周艳杰,何建国.CT引导下射频消融联合臭氧治疗腰椎间盘突出症患者效果观察[J].中国基层医药,2023,30(3):326-330.

[4]黄明勇,何松,李兆宝,等.椎旁神经阻滞与射频靶点消融术治疗7例复发性腰椎间盘突出症的疗效观察[J].中华疼痛学杂志,2023,19(1):65-70.

第十一章

中医科护理教学查房

学生在中医科学习四周时间。第一周完成了入科宣教、明确了教学计划,熟悉了中医科的护理常规、常见的专科技能操作。第二周进行了常见中医疾病护理措施及中医操作的带教指导,老师们了解了各位学生对专科知识的掌握情况、对教学查房的理解程度。

一、胃脘痛患者护理教学查房

查房患者:张××,女,83 岁,住院号 8163134,中医诊断为胃脘痛,西医诊断为慢性胃炎。

查房形式:PPT 汇报+现场查体+情景展示。

主持人:护士长。

参加人员:护理部主任、科护士长、护士长、责任护士、病区总带教、各带教老师、实习同学等。

查房流程:

护士长:我们完成了第一、二周教学任务,在第三周确定对 29 床张××,胃脘痛患者进行教学查房,大家在带教老师指导下查阅文献、拓展相关知识;学生通过八纲辨证,护理评估;确定患者护理问题及预期目标;针对护理问题由学生主导、老师为辅实施了相应护理措施。下面由病区总带教雷护士继续主持今天的护理教学查房。

病区总带教雷护士:这次查房我们选择的是科室常见疾病——胃脘痛,希望通过本次查房同学们能够完成以下各项教学目标。

知识目标:①掌握胃脘痛中医护理常规(重点)。②熟悉胃脘痛属于八纲辨证的哪一种证型(难点)。

技能目标:掌握胃脘痛的中医特色治疗,如耳穴贴压、穴位贴敷、艾灸、穴位药棒按摩等。

素质目标：①关注患者疾病的主观感受及心理情况。②了解叙事护理，提高沟通能力。③尊重患者、保护患者隐私。

病区总带教雷护士：本次查房主要从以下6个方面进行。胃脘痛相关知识回顾、病历汇报、现场查体、护理程序成果汇报、知识拓展、查房总结。首先进行第一部分，主要通过互动问答的形式对上周业务学习的内容进行回顾，我提出相关问题，由同学进行回答，大家踊跃发言。

 （一）相关知识回顾

问题：①胃脘痛的临床症状有哪些？②胃脘痛合并哪些并发症？③胃脘痛可以给予哪些中医操作？

实习生小李：胃脘痛病的临床症状有胃脘疼痛；胃脘胀满；嗳气、反酸；纳呆、恶心欲呕；身重困倦；舌质红，苔黄腻，脉滑或数。

实习生小苏：胃脘痛病并发症有萎缩性胃炎、胃溃疡、胃糜烂、慢性胃炎、慢性结肠炎、结肠炎等多种疾病。

实习生小贾：根据八纲辨证、脏腑辨证来确诊患者的证型（表11-1）。

表 11-1　患者证型确诊的依据

辨证方法	辨证思路
八纲辨证	一辨阴阳：患者舌质暗红，苔黄厚，脉弦滑，为阳之象，故属阳证
	二辨虚实：舌暗红，脉弦滑，舌脉亦为实证
	三辨表里：脾胃亏虚，运化失常，水湿内聚而生热，湿热内生灼伤胃络，病证在里
	四辨寒热：患者无恶寒、苔黄厚，纳差，损伤脾胃，水湿内聚而生热，湿热内生灼伤胃络，亦为热证
脏腑辨证	患者属祖国医学"胃脘痛"范畴，证属湿热中阻。患者老年女性，脾胃亏虚，运化失常，水湿内聚而生热，湿热内生灼伤胃络，而见疼痛胀满、泛酸不适；舌脉亦为湿热中阻之征

根据该证型患者的治疗原则以清中化湿、健脾和胃为主，给予患者耳穴贴压、中药熏药、中药封包、药棒穴位按摩、药物罐、隔物灸等中医传统治疗。

病区总带教雷护士：同学们的回答比较全面，接下来进入今天的第二部分，病历汇报。

◀ **(二)病历汇报**

实习生小罗:患者张××,29 床,女,83 岁。以"胃脘部胀满、疼痛 5 d,加重 1 d"为主诉入院。5 d 前患者外出游玩时饮食不节出现胃脘部胀满、疼痛,食后加重,恶心、呕吐,呕吐物为胃内容物,乏力,食欲减退,伴大便次数增多,稀溏,2～3 次/d,就诊于医院门诊给予"蒙脱石散、益生菌(具体不详)"大便次数较前减少,仍溏泻。1 d 前无明显诱因胃脘部胀满加重,伴后枕部昏蒙不适,乏力,为求进一步系统诊疗,前来医院,门诊以"胃脘痛病"为诊断收入院。既往"腔隙性脑梗死""阑尾切术后""子宫切除术后"术后恢复良好、无过敏史。无疼痛,自理能力无依赖,无压疮和跌倒风险。

阳性结果:乙肝表面抗体 96.72 mIU/mL,乙肝核心抗体 3.07 PEIU/mL;降钙素原 0.067 ng/mL;胃泌素 1 736.00 pmol/L,胃蛋白酶原Ⅱ 29.78 μg/L,综合建议:存在胃部炎症或萎缩性胃炎可能,消化科随访;粪便隐血试验弱阳性(±);白蛋白 38.3 g/L,钾 2.70 mmol/L。

1.16 层 CT 平扫　①右肺中叶外侧段(IM128)、右肺下叶前基底段(IM134)、左肺上叶上舌段(IM117)细支气管腔内结节,黏液痰栓? 建议复查。②主动脉粥样硬化,请必要时结合 CTA 检查。③肝顶部囊肿? 请结合超声或增强检查协诊。④甲状腺双侧叶结节,请结合超声。

2.磁共振动脉血管成像(MRA)(3.0T)　①双侧基底节区、双侧额顶叶、侧脑室旁、半卵圆中心散在缺血灶,伴脑白质脱髓鞘改变。②脑萎缩。③左侧大脑中动脉 M1 段远端分叉处瘤样扩张,远端分支减少。建议结合 DSA 协诊。④双侧颈内动脉虹吸段硬化。⑤右侧大脑后动脉 P3 及以远分支稀疏。⑥左侧胚胎型大脑后动脉。⑦椎基底动脉迂曲,基底动脉高位,请结合临床。超声心动图+室壁运动分析:二、三尖瓣反流(少量) 左室舒张功能减退;彩色多普勒超声:肝囊肿,胆囊壁毛糙;颈部动脉血管彩超检查:双侧颈动脉内中膜增厚并斑块,左侧椎动脉阻力指数偏高右侧锁骨下动脉斑块。

我在给予患者动态各项护理评估、相应的措施实施过程中,有以下困惑:患者由饮食不节原因引起的胃脘部胀满、疼痛,怎样改变患者的饮食习惯呢?

病区总带教雷护士:胃痛常因过食生冷,寒积于中;或偏嗜辛辣,热郁于胃;或饥饱失常、脾胃受伤、胃气失于和降,特别是空腹又遇过度刺激,更易损伤脾胃，气机阻滞而发胃痛。故注意饮食宜忌是治疗本病的前提，我们在临床中做到饮食护理、病情观察、生活起居护理、用药护理、情志护理、对症护理。

（三）现场查体

病区总带教雷护士：由实习同学小曹和小刘共同完成查体，请各位移步至患者床旁。

实习生小曹：常规查体结果如下。患者神志清，精神欠佳，自主体位，清淡易消化饮食，睡眠差，大便溏，次数增加，小便正常，皮肤完整无破损，心理状况尚可，生命体征平稳，体温 36.1 ℃，心率 76 次/min，呼吸 19 次/min，血压 99/62 mmHg，其余四肢活动正常。

实习生小刘：专科查体结果见表 11-2。

表 11-2　专科查体结果

评估内容	评估结果	
望诊	望神：神志清晰、精神欠佳、表情无特殊	
	望形：面色正常，形体适中，两目有神，未见黄染、潮红，未见特殊面容。	
	望态：查体合作，肢体活动自如，未见异常姿态	
	望舌：伸舌居中，舌质暗红，苔黄厚	
闻诊	声音：语音清晰，呼吸正常，近身未闻及频繁咳嗽声	
	气味：无异常气味闻及	
问诊	一问寒热	无恶寒、发热
	二问汗	无自汗、盗汗
	三问头身	有后枕部昏蒙
	四问二便	大便稀溏，日 2~3 次，小便正常
	五问胸腹	有恶心、呕吐
	六问饮食	纳差
	七问聋	无耳鸣、耳闷
	八问渴	无口干、口渴
	九问睡眠记忆	入睡困难，需药物辅助睡眠
	十问月经	已绝经
切诊	脉诊	脉弦滑
	按诊	手足、脘腹、肌肤按诊无明显异常

（四）护理程序成果汇报

病区总带教雷护士：刚才完成了床旁查体及护理问题评估、护理措施落实情况，接下来进入今天查房汇报的第四部分。

前期带领同学们进行护理评估、列出护理诊断；提出护理目标，并针对性地对患者进行各项护理措施的落实。现在，大家结合患者目前病情、查体结果及护理评估，对该患者的整体护理过程按照护理程序逐个进行汇报。

实习生小温：

护理诊断："胃脘部胀满"，与生活习惯有关。

护理目标：缓解患者胀满症状。

护理措施：①安慰患者使其性情开朗，避免精神刺激或情绪激动，善于克制情志，郁怒、悲伤时应注意避免进食。②宜清淡饮食，避免过饱，忌食南瓜、芋头、红薯、土豆等淀粉类壅阻气机的食物及辛辣、燥热之品。③有热者饮食宜清凉、多饮水，忌食煎炸、肥厚甘腻之物。④可配合针刺足三里、中脘、内关，或按摩上腹以疏经通络，通腹消胀。⑤适当进行锻炼，如气功、慢跑，既能增强体质，又能分散患者对病痛的注意力。

护理评价：根据辨证施护，中西医联合治疗，患者胀满症状得到明显改善。

实习生小刘：

护理诊断："胃脘部疼痛"，与饮食习惯有关。

护理目标：患者胃脘部疼痛改善。

护理措施：①药食同源制定个性化饮食指导。嘱患者应按时进食，勿过饥过饱或过冷过热。痛剧或兼呕吐时嘱其暂禁食，或进少量粳米汤，疼痛缓解后逐渐进食半流或软食，少食多餐，忌烟酒、辛辣油腻生冷硬固食物；对胃脘灼痛者嘱其少食甜黏食物，保持大便通畅；对胃脘部隐痛者则鼓励其多吃水果，如梨、甘蔗汁、橘子等并用石斛、麦冬煎汤代茶饮。②疼痛明显时，应卧床休息，避免剧烈运动。③中医疗法：药棒穴位按摩，取足三里、合谷、天突、中脘、内关等穴位，以舒筋通络止痛。药物罐，取背俞穴，以推动罐体沿背俞穴来回滑动，作用于柔筋止痛，调补肝肾，疏通经络，祛风除湿。隔物灸，取肝俞、胃俞、足三里、中脘、神等穴位，以温阳散寒、健脾和胃。耳穴贴压，取脾、胃、交感、神门、肝胆、内分泌等穴位，以温经止痛。避免负重运动，避免背重物,可以进行中医养生操,如八段锦、散步等,循序渐进,每天30 min左右。

护理评价:根据辨证施护,中西医联合治疗,患者疼痛症状较前明显改善。

实习生小弓:

护理诊断:"头部昏蒙不适",与疾病有关。

护理目标:缓解患者头部昏蒙症状。

护理措施:①昏蒙发作时立即告知医生卧床休息,闭目养神,保持床椅稳定不晃动,不做立即旋转低头久蹲等动作,防止头晕加重。②密切观察神志、呼吸、脉搏、血压的变化,如发现血压持续升高、视物模糊、肢体麻木恶心呕吐,及时报告医生并配合处理。③饮食以清淡易消化为宜,多吃蔬菜、水果,少食肥甘厚腻、生冷荤腥。身体肥胖者适当控制饮食,高血压患者饮食不宜过饱,忌烟酒、油腻辛辣食品,眩晕虚症者应适当增强营养。④中医技法治疗。手指点穴、刮痧治疗(头颈):取穴太阳、百会、头维、印堂、上星等,以疏通经络、行气活血、解毒透痧。中药封包:以活血逐瘀、温经通络止痛、散寒通痹的药物制成药包,放置患病部位,发挥活血化瘀、疏通经络、祛风除湿、消肿止痛、强筋壮骨、行气止痛的作用。耳穴贴压:取神门、肝、脾、肾、降压沟、心、交感等穴位,以平肝潜阳。放血疗法:取耳尖位置(左右耳尖交替),先用手指按摩耳郭使其充血,左手固定耳郭,右手持一次性采血针对准耳尖穴迅速刺入1～2 mm,随即出针,轻轻挤压针孔周围耳郭,使其自然出血,以清脑明目为主要目的。⑤情志护理。关心体贴患者,调畅情志。对肝火亢盛情绪易激动者,讲明激动对疾病的不良影响使之能自我调控。对症状较重易心烦、焦虑者,介绍有关疾病知识和治疗成功的经验,增强其信心。

护理评价:患者头部昏蒙症状得到明显改善。

实习生小张:

护理诊断:"睡眠形态紊乱",与患者年龄有关。

护理目标:睡眠质量改善。

护理措施:①心理。合理规划时间,减少白天睡眠时间,睡前可以喝牛奶,听轻音乐帮助睡眠。②运动。白天适量运动,睡前可以按摩涌泉穴。③遵医嘱给予失眠贴穴位贴敷。取双足涌泉穴,以引火下行。④中药熏药。将中药煎汤,取双下肢,借助药力及热力,通过皮肤、黏膜作用于机体,促使腠理疏通、脉络调和、活血化瘀、气血流畅。⑤睡前避免多饮水,睡前可按揉百会穴、涌泉穴。

护理评价:患者睡眠质量得到改善。

实习生小殷:

护理诊断:"知识缺乏",与疾病了解程度有关。

护理目标:加强患者对疾病的了解。

护理措施:①为患者提供所需的学习材料,如病房设有相关疾病知识二维码,通过手机扫描即可获取疾病的相关知识,并设有纸质相关疾病书籍。②通过交谈确认患者对疾病和未来生活方式的顾虑,针对顾虑给予解释和指导。③患者提出问题耐心给予解答。④向患者介绍有关疾病知识和治疗成功的经验,增强其信心。

护理评价:根据患者实际情况,制定个性化的施护方案,患者基本掌握疾病相关知识。

(五)知识拓展

1.慢性胃炎护理

病区总带教雷护士:慢性胃炎是常见消化道疾病,属中医"胃脘痛"范畴。胃脘痛病以胃脘疼痛为主要症状,泛指胃脘近心窝处疼痛。历代文献中所谓"心痛""心下痞痛"多指胃脘痛。其临床发病率较高,多因饮食失节,饥饱劳倦,脾胃虚寒,情志郁结所致。中医护理有整体护理和辨证施护两个特点,前面从辨证施护方面着手,对本病的中医护理做了总结。感谢同学们的汇报,胃脘痛病典型症状就是胃脘部胀满、疼痛,食后加重,恶心、呕吐,乏力,食欲减退,现在请实习生小王给大家做一下健康指导。

实习生小王:①生活起居。病室安静、整洁、空气清新,温湿度适宜。生活规律,劳逸结合,适当运动,保证睡眠。急性发作时宜卧床休息。指导患者养成良好的饮食卫生习惯,制定推荐食谱,改变以往不合理的饮食结构。指导患者注意保暖,避免腹部受凉,根据气候变化及时增减衣服。②饮食指导。饮食以质软、少渣、易消化、定时进食、少量、多餐为原则;宜细嚼、慢咽,减少对胃黏膜的刺激;忌食辛辣、肥甘、过咸、过酸、生冷之品,戒烟酒、浓茶、咖啡。进食清热除湿的食物,如荸荠、百合、马齿苋、赤小豆等。食疗方:赤豆粥等。③情志护理。责任护士多与患者沟通,了解其心理状态,指导其保持乐观情绪。针对患者忧思恼怒、恐惧紧张等不良情志,指导患者采用移情相制疗法,转移其注意力,淡化甚至消除不良情志;针对患者焦虑或抑郁的情绪变化,可采用暗示疗法或顺情从欲法。鼓励家属多陪伴患者,给予患者心理支持。鼓励病友间多沟通交流疾病防治经验,提高认识,增强治疗信心。指导患者和家属了解本病的性质,掌握控制疼痛的简单方法,减轻身体痛苦和精神压力。

2. 思考问题

病区总带教雷护士:今天查房同学们进行了汇报和演示,接下来有两道课后作业留给大家。①胃脘痛病的护理要点是什么? ②胃脘痛病分为哪几种证型?

(六)查房总结

护士长总结:本次查房,围绕胃脘痛病患者护理展开教学查房,模式采用以学生为中心的教学方式,学生提出问题、查找资料、寻求答案,激发了护生极大的热情和兴趣,变被动为主动,培养了学生独立思考问题、分析问题、解决问题的能力,同学们汇报得都很好,在整个查房过程中的付出都是值得肯定的。大家又从中医角度了解一遍胃脘痛病的概念,通过中西医联合治疗,大家又有了新的认知,整个查房课堂气氛活跃,需要大家注意的一点是:护理程序是一个持续、动态的过程,在执行护理程序的同时,会出现新的护理问题,这时我们就需要重新评估及时修正新的护理计划。

护理部总结:这次的查房大家准备很充分,效果很好,实习护生能够通过自己的努力,一点一点地发现问题,解决问题,积极主动地和患者沟通、交流,把平时老师教的疾病知识与中医操作学以致用运用到本次查房当中,也希望同学们保持初心,秉着一颗热忱的心投入护理事业中,谢谢!

◇ 参考文献 ◇

[1]吴莹,王惠,李敏俐,等.手指点穴联合雷火灸用于胃脘痛患者的护理效果[J].中西医结合护理(中英文),2023,9(12):45-48.

[2]廖秀雯,朱妙芬,欧阳月合.手指点穴内关、合谷、中脘穴治疗胃脘痛病恶心、嗳气的疗效观察[J].现代诊断与治疗,2020,31(2):189-191.

二、眩晕患者护理教学查房

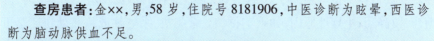

查房患者:金××,男,58 岁,住院号 8181906,中医诊断为眩晕,西医诊断为脑动脉供血不足。

查房形式:PPT 汇报+现场查体+情景展示。

主持人:护士长。

参加人员:护理部主任、科护士长、护士长、责任护士、病区总带教、各带教老师、实习同学等。

查房流程:

护士长:我们完成了第一、二周教学任务,在第三周确定对 20 床金××眩晕病患者进行教学查房,大家在带教老师指导下查阅文献、拓展相关知识;学生通过八纲辨证,护理评估;确定患者护理问题及预期目标;针对护理问题由学生主导、老师为辅实施了相应护理措施。下面由病区总带教雷护士继续主持今天的护理教学查房。

病区总带教雷护士:这次查房我们选择的是科室常见疾病——眩晕,希望通过本次查房同学们能够完成以下各项教学目标。

知识目标:①掌握眩晕的中医护理常规(重点)。②熟悉眩晕属于八纲辨证的哪一种证型(难点)。

技能目标:掌握眩晕的基础中医操作,如耳穴贴压、头部刮痧。

素质目标:①关注患者疾病的主观感受及心理情况。②了解叙事护理,提高沟通能力。③尊重患者、保护患者隐私。

病区总带教雷护士:本次查房主要从以下 6 个方面进行。眩晕相关知识回顾、病历汇报、现场查体、护理程序成果汇报、知识拓展、查房总结。首先进行第一部分,主要通过互动问答的形式对上周业务学习的内容进行回顾,我提出相关问题,由同学进行回答,大家踊跃发言。

(一)相关知识回顾

问题:①引起眩晕发作的高危因素有哪些? ②眩晕病的临床表现有哪些? ③眩晕可以给予哪些中医操作?

实习生小陈:眩晕高危因素有以下几点,眩晕分为周围性眩晕和中枢性眩晕两大类。中枢性眩晕是由脑部疾病引起的眩晕,最常见的是椎基底动脉循环不全症。周围性眩晕是由内耳迷路或前庭部分、前庭神经颅外段(在内听道内)的病变引起,包括急性迷路炎、梅尼埃病等;有高血压、低血糖、癌性病变或营养不良等疾病引起的眩晕;某些药物的不良反应,如降压药、降糖药、镇静药;生理性原因,如乘车、乘船、乘飞机、乘电梯或从高处快速落下等环境因素;中医通常与气血虚弱、劳伤过度、恣食厚味、忧思恼怒有关,主要涉及虚、痰、风等方面。

实习生小田:老师,西医眩晕的临床表现有发病突然,四大主要症状是发作性眩晕、站立不稳、耳鸣耳聋、恶心呕吐、眼球震颤。其他症状有面色苍白、出冷汗、头痛等,持续数分钟至数小时不等。发作后中、低音听力减退,冷热水刺激反应低下等。中医体现:头如裹,胸闷,呕吐痰涎,胸痛(刺痛、痛有定处或拒按),或脉络瘀血,皮下瘀斑肢体麻木或偏瘫,口淡食少。舌胖苔腻脉滑,或舌质紫暗有瘀斑、瘀点,脉弦。

实习生小王:根据八纲辨证、脏腑辨证来确诊患者的证型(表11-3)。

表11-3 患者证型确诊的依据

辨证方法	辨证思路
八纲辨证	一辨阴阳:患者舌质红,苔白厚,脉弦滑,为阳之象,故属阳证
	二辨虚实:舌红,脉弦滑,舌脉亦为实证
	三辨表里:眩晕病多有痰湿,病久可出现虚劳表现,病证在里
	四辨寒热:患者无恶寒,苔白厚,纳差,损伤脾胃,脾失健运,水湿内停聚而成痰,亦为热证
脏腑辨证	患者老年男性,肝肾气血亏虚,气虚无力推动血液运行,瘀血阻络,加之脾胃虚弱,脾失健运,水湿内停,聚湿生痰,痰阻中焦,痰瘀互结,清阳不升,清窍失养,故发为头晕、头懵;舌脉亦为痰瘀互结之征

根据该证型患者的治疗原则以清中化湿、健脾和胃为主,给予患者耳穴贴压、头部刮痧、颈部中药封包、耳尖放血疗法等中医传统治疗。

病区总带教雷护士:同学们的回答比较全面,接下来进入今天的第二部分,病历汇报。

 (二)病历汇报

实习生小张:患者金××,20床,男,58岁。以"头晕半月,加重伴乏力

2 d"为主诉入院。半月余前患者无明显诱因突然出现头晕、头懵,头部昏沉,未重视诊疗。2 d前无明显诱因患者头晕等症状再次发作,持续性头晕、头懵,伴乏力,间断心慌,偶有胸闷,休息后症状持续不缓解,为求进一步系统诊疗,前来我院,门诊以"眩晕病"为诊断收入院。既往"高血压""高脂血症",无过敏史。无疼痛,自理能力无依赖,无压疮和跌倒风险。

阳性结果:乙肝 e 抗体 0.91 PEIU/mL,乙肝核心抗体 10.60 PEIU/mL,乙肝表面抗体 192.24 mIU/mL。尿常规自动分析:隐血±。肝功能:天冬氨酸氨基转移酶 13 U/L,总蛋白 60.6 g/L,白蛋白 39.8 g/L。甘油三酯 1.78 mmol/L,总胆固醇 5.45 mmol/L,非高密度脂蛋白胆固醇 4.38 mmol/L,载脂蛋白 B 1.17 g/L。血常规、肾功能、电解质、心肌酶谱、同型半胱氨酸、血糖、糖化血红蛋白等检验结果均未见异常。动态心电图示窦性心律。平均心率 75 次/min,最慢心率 47 次/min,最快心率 134 次/min。共分析心搏总数 109 208 次,房性期前收缩有 10 个,室性期前收缩有 1 个。

我在给予患者动态各项护理评估、相应的措施实施过程中,有以下困惑:患者由高血压引起的头晕,那么,是什么原因引起的高血压? 患者的血压需要维持在什么水平才能预防头晕?

病区总带教雷护士:高血压一般分为两类。一类是原发性高血压,占高血压患者的95%,发病原因可能与遗传、情绪等因素有关,需要长期服用降压药;另一类是继发性高血压,是由某些疾病引起的,治好了原发疾病血压即恢复正常。如果病根不除,单用降压药血压是很难降下来的。继发性高血压原发疾病或病因涉及病种多,范围广。继发性高血压患者的血压波动大,难以控制。除高血压本身对机体的影响外,继发性高血压原发疾病或病因伴随的内分泌紊乱、低钾血症、肾功能不全、低氧血症等可导致更严重的靶器官损害和心血管疾病,故及时、有效、全程治疗继发性高血压尤为重要。高血压病是一种常见的,以体循环动脉压增高为主的临床症候群,正常血压≤18.6/12 kPa(140/90 mmHg)。成人收缩压≥21.3 kPa(160 mmHg)和(或)舒张压≥12.6 kPa(95 mmHg)为高血压,18.6/12~21.3/12.6 kPa(140/90~160/95 mmHg)为临界高血压。

◀ (三)现场查体

病区总带教雷护士:由实习同学小莫和小吴共同完成查体,请各位移步至患者床旁。

实习生小莫:常规查体结果如下。患者神志清,精神好,自主体位,低盐低脂饮食,睡眠欠佳,大小便正常,皮肤完整无破损,心理状况良好,生命体征平稳,体温 36.5 ℃,心率 69 次/min,呼吸 17 次/min,血压 136/95 mmHg,其余四肢活动正常。

实习生小吴:专科查体结果见表11-4。

表 11-4　专科查体结果

评估内容	评估结果	
望诊	望神:神志清晰、精神尚可、表情无特殊	
	望形:面色正常,形体适中,两目有神、未见黄染、潮红,未见特殊面容。	
	望态:查体合作,肢体活动自如,未见异常姿态	
	望舌:伸舌居中,舌质红,苔白厚	
闻诊	声音:语音清晰,呼吸正常,近身未闻及频繁咳嗽声	
	气味:未闻及异常气味	
问诊	一问寒热	无恶寒、发热
	二问汗	无自汗、盗汗
	三问头身	有头晕、头懵、头部昏沉
	四问二便	二便正常
	五问胸腹	偶有胸闷、心慌
	六问饮食	纳差
	七问聋	无耳鸣、耳闷
	八问渴	无口干、口渴
	九问睡眠记忆	夜间睡眠欠安
	十问阳痿早泄	正常
切诊	脉诊	脉弦滑
	按诊	手足、脘腹、肌肤按诊无明显异常

(四)护理程序成果汇报

病区总带教雷护士:刚才完成了床旁查体及护理问题评估、护理措施落实情况,接下来进入今天查房汇报的第四部分。

前期带领同学们进行护理评估、列出护理诊断;提出护理目标,并针对性地对患者进行各项护理措施的落实。现在,大家结合患者目前病情、查体结果及护理评估,对该患者的整体护理过程按照护理程序逐个进行汇报。

实习生小李:

护理诊断:"眩晕",与血压变化有关。

护理目标:缓解患者眩晕症状。

护理措施:①眩晕发作时立即告知医生卧床休息,闭目养神,保持床椅稳定不晃动,不做立即旋转低头久蹲等动作,防止头晕加重。②密切观察神志、呼吸、脉搏、血压的变化,如发现血压持续升高、视物模糊、肢体麻木恶心呕吐,及时报告医生并配合处理。③饮食以清淡易消化为宜,多吃蔬菜、水果,少食肥甘厚腻、生冷荤腥。身体肥胖者适当控制饮食,高血压患者要定时测量血压,饮食不宜过饱,禁烟酒、油腻辛辣食品,眩晕虚证者应适当增强营养。④给予刮痧治疗(头颈):取穴太阳、百会、头维、印堂、上星等,以疏通经络、行气活血、解毒透痧。⑤中药封包(颈):以活血逐瘀、温经通络止痛、散寒通痹的药物制成药包,放置患病部位,发挥活血化瘀、疏通经络、祛风除湿、消肿止痛、强筋壮骨、行气止痛的作用。⑥耳穴贴压:取神门、肝、脾、肾、降压沟、心、交感等穴位,以平肝潜阳。⑦情志护理:关心体贴患者,调畅情志。对肝火亢盛、情绪易激动者,讲明激动对疾病的不良影响使之能自我调控。对眩晕较重易心烦、焦虑者,介绍有关疾病知识和治疗成功的经验,增强其信心。

护理评价:经过辨证施护,中西医联合治疗后,患者头晕症状得到明显改善。

实习生小刘:

护理诊断:"血压异常",与生活起居有关。

护理目标:血压维持正常范围。

护理措施:药食同源制定个性化饮食指导,给予低盐低脂,每日限盐量6 g,忌食辛辣刺激、肥腻、生冷、烟酒等;宜清淡饮食、粗纤维饮食,保持大便通畅。嘱患者卧床休息保证充足的睡眠,劳逸结合避免剧烈运动。保持情绪平稳心情愉悦,避免情绪激动,注意培养良好的饮食习惯和生活习惯,家属24 h有效留陪。遵医嘱规律用药,不可私自停药、减量或加量,密切观察病情,监测生命体征。放血疗法:取耳尖位置(左右耳尖交替),先用手指按摩耳郭使其充血,左手固定耳郭,右手持一次性采血针对准耳尖穴迅速刺入1~2 mm,随即出针,轻轻挤压针孔周围耳郭,使其自然出血,以清脑明目为主要目的。耳穴贴压:取穴神门、交感、额、颞、枕、降压沟、皮质下、心等,两耳交管进行,以疏导气血。

护理评价:经过辨证施护,中西医联合治疗后,患者住院期间血压相对稳定。

实习生小方:

护理诊断:"知识缺乏",与疾病了解程度有关。

护理目标:加强患者对疾病的了解。

护理措施:为患者提供所需的学习材料,如病房设有相关疾病知识二维码,通过手机扫描即可获取疾病的相关知识,并设有纸质相关疾病书籍。通过交谈确认患者对疾病和未来生活方式的顾虑,针对顾虑给予解释和指导。患者提出问题耐心给予解答。向患者介绍有关疾病知识和治疗成功的经验,增强其信心。

护理评价:根据患者实际情况,制定个性化的施护方案,患者入院 1 周后可了解疾病相关知识。

实习生小吉:

护理诊断:"有跌倒坠床的风险",与头晕有关。

护理目标:患者无跌倒坠床发生。

护理措施:体位变换时,动作缓慢,起床时遵循起床三部曲,即静卧 30 s、坐立 30 s、站立 30 s、活动时及如厕时由家属搀扶。对患者及家属进行防跌倒知识健康宣教,讲解发生跌倒坠床后的危害性,从而起到有效依从性。加强巡视,床头及腕带悬挂防跌倒标识。保持室内光线充足,通道通畅,无障碍物,地面清洁干燥,无积水,穿合适衣物,裤子不可过松、过长,穿防滑拖鞋,拖鞋宜穿裹全脚的。

护理评价:住院期间未发生跌倒坠床。

(五)知识拓展

1.眩晕中医护理

病区总带教雷护士:感谢同学们的汇报,眩晕典型症状就是头晕、头懵、视物旋转、站立不稳、面色苍白、出汗、呕吐和恶心,或合并听力障碍和耳鸣,所以预防眩晕,要从生活起居开始预防,现在请实习生小王给大家做一下健康指导。

实习生小王:

(1)生活起居:病室保持安静,舒适,空气新鲜,光线不宜过强,保持充足的睡眠时间,指导患者戒烟限酒。眩晕轻者可适当休息,不宜过度疲劳。眩晕急性发作时,应卧床休息,闭目养神,减少头部晃动,切勿拨动床架,症状缓解后方可下床活动,动作宜缓慢,防止跌倒。住院期间需家属陪护,发现眩晕发作及时通知医护人员。为避免强光刺激,外出时佩戴变色眼镜,不宜从事高空作业。观察眩晕发作的时间、程度、诱发因素、伴随症状及血压变化,指导患者自我监测血压,如实做好记录,以供临床治疗参考。

(2)饮食指导:指导患者正确选择清淡、高维生素、高钙、低脂肪、低胆固醇、低盐饮食,素体肥胖者适当控制饮食,高血压患者饮食不宜过饱,急性发作呕吐剧烈者暂时禁食,呕吐停止后可给予流质或半流饮食。高血压、高血脂给予低盐低脂,清淡饮食,少吃辛辣刺激、肥腻厚味食物,禁烟酒,多吃绿色蔬菜,尤其是粗纤维的蔬菜,比如芹菜、菠菜、苋菜、橄榄菜等。少吃肥腻是指患者少吃猪肉、羊肉等红肉,多吃鱼肉、虾肉等优质蛋白。同时要减少淀粉类的摄入,淀粉主要包括日常生活中米饭、稀饭、面食等。

(3)情志护理:多与患者沟通,了解其心理状态,进行有效针对指导。肝阳上亢情绪易激动者,讲明情绪激动对疾病的不良影响,指导患者学会自我情绪控制。眩晕较重、心烦焦虑者,减少探视人群,给患者提供安静的休养空间,鼓励患者听舒缓音乐,分散心烦焦虑感。多与患者介绍有关疾病知识及治疗成功经验,增强患者信心,鼓励患者积极面对疾病。

(4)功能锻炼护理:根据患者病情,在医师指导下可选择降压操或眩晕康复操进行功能锻炼。

1)降压操

预备动作:坐在椅子或沙发上,姿势自然端正,正视前方两臂自然下垂,双手手掌放在大腿上膝关节呈 90°角,两足分开与肩同宽,全身肌肉放松,呼吸均。

按揉太阳穴顺时针旋转一周为 1 拍,共做 32 拍。

按摩百会穴:用手掌紧贴百会穴旋转,一周为 1 拍,共做 32 拍。

按揉风池穴:用双手拇指按揉双侧风池穴,顺时针旋转,一周为 1 拍,共做 32 拍。

摩头清脑:两手五指自然分开,用小鱼际从前额向耳后按摩,从前至后弧线行走 1 次为 1 拍,约做 32 拍。

擦颈:用左手掌大鱼际擦抹右颈部胸锁乳突肌,再换右手擦左颈,1 次为 1 拍,共做 32 拍。

揉曲池穴:按揉曲池穴,先用右手再换左手,旋转一周为 1 拍,共做 32 拍。

揉关宽胸:用大拇指按揉内关穴,先揉左手后揉右手,顺时针方向按揉一周为 1 拍,共 32 拍。

引血下行:分别用左、右手拇指按揉左右小腿的足三里穴,旋一周为 1 拍,共做 32 拍。

扩胸调气:两手放松下垂,然后握空拳,屈肘抬至肩高,向后扩胸,最后放松还原。

2)眩晕康复操

预备动作:两脚分开与肩同宽,两臂自然下垂,全身放松,两眼平视,均呼吸,站坐均可。

双掌擦颈:十指交叉贴于后颈部,左右来回摩擦 100 次。

左顾右盼:头先向左后向右转动 30 次,幅度宜大,以自觉酸胀为好。

前后点头:头先前再后,前俯时颈项尽量前伸拉长 30 次。

旋臂舒颈:双手置两侧肩部,掌心向下,两臂先由后向前旋转 20 ~ 30 次,再由前向后旋转 20 ~ 30 次。

颈项争力:两手紧贴大腿两侧,两腿不动,头转向左侧时,上身旋向右侧,头转向右侧时,上身旋向左侧 10 次。

摇头晃脑:头向左一前一后旋转 5 次,再反方向旋转 5 次。

头手相抗:双手交叉紧贴后颈部,用力顶头颈,头颈应向后用力,相互抵抗 5 次。

翘首望月:头用力左旋、并尽量后仰,眼看左上方 5 s,复原后,再旋向右,看右上方 5 s。

双手托天:双手上举过头,掌心向上,仰视手背 5 s。

放眼观景:手收回胸前,右手在外,劳宫穴相叠,虚按膻中,眼看前方,5 s,收操。

2.思考问题

病区总带教雷护士:今天查房同学们进行了汇报和演示,接下来有两道课后作业留给大家。①眩晕发作时保护措施有哪些？②如眩晕时发生跌倒的处理流程是什么？

 (六)查房总结

护士长总结:本次查房,围绕眩晕患者护理展开教学查房,模式采用以学生为中心的教学方式,学生提出问题、查找资料、寻求答案,激发了护生极大的热情和兴趣,变被动为主动,培养了学生独立思考问题、分析问题、解决问题的能力,同学们汇报得都很好,在整个查房过程中的付出都是值得肯定的。整个查房课堂气氛活跃,需要大家注意的一点是:护理程序是一个持续、动态的过程,在执行护理程序的同时,会出现新的护理问题,这时我们就需要重新评估及时修正新的护理计划,希望同学们能静下心来,踏踏实实地迈好每一步,学以致用,把所学到的知识运用到临床当中。

护理部总结:这次的查房大家准备很充分,效果很好,实习护生能够通过自己的努力,一点一点地发现问题,解决问题,积极主动地和患者沟通、交流,把平时老师教的疾病知识与中医操作学以致用运用到本次查房当中,也希望同学们保持初心,秉着一颗热忱的心投入护理事业中,谢谢!

◇　**参考文献**　◇

[1]林蕙凝,罗菁,张瀛. 耳穴埋豆联合按摩足三里穴治疗痰湿中阻型眩晕的疗效[J]. 中国卫生标准管理,2020,11(1):113-115.

[2]崔秀卿,王志刚,王素玉,等. 耳穴贴压联合涌泉穴按摩对老年原发性高血压患者血压变异性的影响[J]. 陕西中医,2020,41(7):878-881.